Diagnóstico por Imagem da Mama

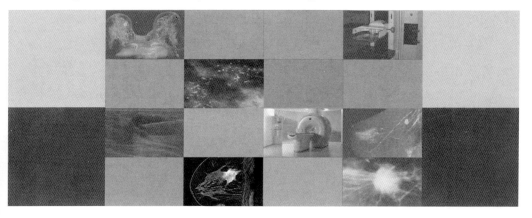

Uma Abordagem Integrada

Diagnóstico por Imagem da Mama

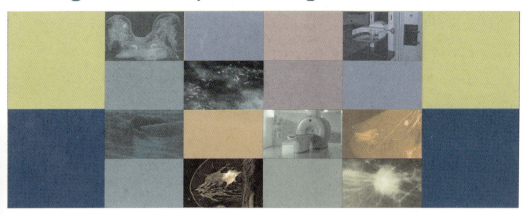

Uma Abordagem Integrada

Hélio S. A. Camargo Jr.
Especialista em Imagenologia Mamária
Títulos de Especialista em Radiodiagnóstico (CBR), Mastologia (TEMA – SBM) e
Ginecologia e Obstetrícia (TEGO – Febrasgo)
Diretor do CDE *Breast Center* (Departamento de
Diagnóstico Mamário do CDE Diagnóstico por Imagem, Campinas, SP)

REVINTER

Diagnóstico por Imagem da Mama – Uma Abordagem Integrada
Copyright © 2008 by Livraria e Editora Revinter Ltda.

ISBN 978-85-372-0197-8

Todos os direitos reservados.
É expressamente proibida a reprodução
deste livro, no seu todo ou em parte,
por quaisquer meios, sem o consentimento
por escrito da Editora.

Contato com o autor:
h.camargo@uol.com.br

A precisão das indicações, as reações adversas e as relações de dosagem para as drogas citadas nesta obra podem sofrer alterações.
Solicitamos que o leitor reveja a farmacologia dos medicamentos aqui mencionados.
A responsabilidade civil e criminal, perante terceiros e perante a Editora Revinter, sobre o conteúdo total desta obra, incluindo as ilustrações e autorizações/créditos correspondentes, é do(s) autor(es) da mesma.

Livraria e Editora REVINTER Ltda.
Rua do Matoso, 170 – Tijuca
20270-135 – Rio de Janeiro – RJ
Tel.: (21) 2563-9700 – Fax: (21) 2563-9701
livraria@revinter.com.br – www.revinter.com.br

Dedicatória

À minha esposa Márcia, colega e companheira de todas as horas, que me deu os melhores momentos da minha vida.

Aos meus filhos.

AGRADECIMENTOS

À minha esposa Márcia, pelo estímulo, inspiração e tolerância.

Ao meu pai, cuja dolorosa ausência em nada diminui o meu afeto, pelos exemplos de dedicação, humanidade e profundo amor à medicina.

À minha mãe, exemplo de força, perseverança e generosidade.

À Sandra, colega do Departamento de Mama, essencial não só nas lides cotidianas como nas tão necessárias reflexões humanas e científicas.

Ao Maurício, por sua ajuda e sempre estimulante troca científica.

Ao meu filho Caio, pela inestimável ajuda desenhando a maior parte das figuras do livro.

Ao Cabello e Renato, pela amizade e colaboração científica sempre tão importantes.

Ao Alfredo, por tudo que me tem ajudado.

A todos os amigos da minha instituição, CDE, sem os quais meu trabalho não poderia frutificar.

Em especial, às pacientes, que me honram com a sua confiança, e cujo bem-estar é o objetivo deste trabalho.

PREFÁCIO

O câncer de mama é a segunda neoplasia mais freqüente nas mulheres brasileiras e a principal causa de mortalidade por câncer entre as mesmas. Segundo o Instituto Nacional de Câncer, estima-se, para 2008, a ocorrência de 49.400 novos casos com 9.000 mortes. Como a prevenção primária está restrita às mulheres portadoras de mutação genética ou com alto risco familiar, a detecção precoce é a principal arma disponível na população geral para se tentar diminuir a morbidade e mortalidade por esta nefasta doença. Neste contexto, o ginecologista tem grande responsabilidade na prevenção secundária, pois é ele, por excelência, o médico da mulher. Um dos principais focos da consulta ginecológica é a procura por neoplasias ainda assintomáticas. A ausência de atenção ou o atraso no diagnóstico do câncer de mama poderão, atualmente, acarretar ao profissional problemas importantes com a indústria do erro médico.

O Dr. Hélio Camargo fez residência em ginecologia e obstetrícia entre 1981 e 1983 (HC – FMUSP) e, após dez anos praticando esta especialidade com a de ultra-sonografia, começou a dedicar-se ao diagnóstico por imagem das doenças das mamas. Obteve título de especialista em radiologia (CBR) e mastologia (SBM).

Neste livro, o autor coloca a sua experiência com visão integrada da clínica, imagem e diagnóstico citológico/histológico das alterações mamárias, buscando compartilhar conhecimentos e auxiliar os colegas no dia-a-dia da prática clínica.

Boa leitura!

Ivo Carelli Filho
Presidente da SBM
Regional São Paulo

Capítulo 13

ACOMPANHAMENTO A CURTO PRAZO. 173

Situação emocional frente ao acompanhamento a curto prazo. 175

Prazos de acompanhamento. 176

Como avaliar o crescimento das lesões 177

Tamanho do nódulo e idade da paciente importam?. 178

Custos. 178

Acompanhar com ultra-sonografia ou mamografia? 179

Mamografia unilateral? 179

Ressonância magnética e outras formas para esclarecer lesões BI-RADS®3. 180

BI-RADS®3 da ressonância magnética 180

Lesões de baixo risco em pacientes de alto risco 181

Qualidade da ultra-sonografia na análise dos nódulos 182

A paciente que foi biopsiada por algum motivo precisa de acompanhamento semestral? 182

Adesão às recomendações 182

Conclusão 183

Referências bibliográficas 183

Capítulo 14

CISTOS MAMÁRIOS 185

Cistos simples. 185

Cistos complexos. 187

Cistos complicados 190

Nódulos hipoecóides 191

Indicações para punção de cistos mamários. 192

Alguns aspectos técnicos da punção de cistos mamários 193

Referências bibliográficas 197

Capítulo 15

AVALIAÇÃO IMAGENOLÓGICA DOS LINFONODOS 199

Mamografia. 199

Ultra-sonografia 202

Ressonância magnética 205

Biópsias 207

Linfonodo sentinela. 207

Referências bibliográficas 207

Capítulo 16

PRÓTESES, IMPLANTES E MAMOPLASTIA REDUTORA. 209

Sensibilidade dos métodos de diagnóstico por imagem 209

Risco de ruptura do implante 212

Pesquisa de ruptura das próteses e dos implantes. 212

Tipos de próteses e implantes 213

Biópsias 216

Contraturas capsulares. 216

Exames pré-operatórios 217

xii

Infecções 218
Nódulos palpáveis. 219
Mamoplastia redutora 219
Referências bibliográficas 222

Capítulo 17
FLUXO PAPILAR 223
Referências bibliográficas 231

Capítulo 18
ESTIMATIVA DE RISCO PARA CÂNCER DE MAMA E OUTRAS CONSIDERAÇÕES GENÉTICAS 233
César Cabello dos Santos — Hélio S. A. Camargo Jr.
Introdução. 233
Risco para câncer de mama 233
Fatores de risco. 235
Hereditariedade e outras considerações genéticas. 236
Abordagem da paciente de alto risco 236
Referências bibliográficas. 238

Capítulo 19
A QUESTÃO EMOCIONAL COM RELAÇÃO AO DIAGNÓSTICO POR IMAGEM 239
Negação 239
Agendamento de biópsias 241
Dor na mamografia. 242
Aspectos relacionados com a idade 242
Difusão de informações 242
Angústia frente a exames adicionais, desde uma simples radiografia adicional até uma biópsia 243
Primeiros dias após um diagnóstico de câncer de mama 244

Capítulo 20
PERSPECTIVA HISTÓRICA DA IMAGENOLOGIA MAMÁRIA E O QUE VEM PELO FUTURO. 247
Passado e presente 247
Futuro. 251

Capítulo 21
ESTRUTURA MÍNIMA DE UM SERVIÇO QUE UMA CIDADE PEQUENA DEVE TER. 255
Recursos humanos 255
Recursos materiais de implantação 257
Conclusão 260

Capítulo 22
QUESTÃO DOS CUSTOS. 263
Aspectos financeiros de um programa de rastreamento 263
Componentes dos custos dos programas de rastreamento. 264
Questão do controle de qualidade 264
Treinamento profissional 265
Campanhas de divulgação 265
Periodicidade dos exames mamográficos. 265

xiii

Movimento do serviço 267
Equipamentos 267
Custo das biópsias mamárias 268
Quanto custa um diagnóstico de câncer de mama feito em um programa de rastreamento? 269
Uma contrapartida no problema do custo 269
Referências bibliográficas 270

Capítulo 23
IATROGENIA NO DIAGNÓSTICO MAMÁRIO 271
Introdução 271
Falsos negativos 271
Falsos positivos 271
Indução de sofrimento por preocupação 271
Escolha de biópsias excessivamente agressivas 272
Cirurgias em nódulos benignos 272
Mamotomias e biópsia de fragmento em nódulos benignos 272
Não-adesão a protocolos 272
Falibilidade na amostragem e na análise de biópsias 273

Capítulo 24
DOR NA MAMOGRAFIA 275

Capítulo 25
O QUE O RADIOLOGISTA GOSTARIA QUE O CLÍNICO SOUBESSE 279
Introdução 279
Exames anteriores 279
Tipos de biópsias 280
Acompanhamentos semestrais 280
Coordenação da localização radiológica (agulhamento) com a cirurgia 280
Entrevistas pré-procedimento 281
Condutas recomendadas/adotadas 281
Segundas opiniões radiológicas 282
Avisar quando o exame for solicitado para avaliar nódulos palpáveis 282

Capítulo 26
MAMA AXILAR, GINECOMASTIA, PAGET, TRAUMAS, FILÓIDES, MONDOR, INFECÇÕES MAMÁRIAS E CARCINOMA DA MAMA MASCULINA 283
Mama axilar 283
Ginecomastia 283
Paget 284
Mondor 287
Traumas 288
Filóides 290
Infecções mamárias 290
Carcinoma da mama masculina 294
Referências bibliográficas 294
ÍNDICE REMISSIVO 295

Prancha em Cores

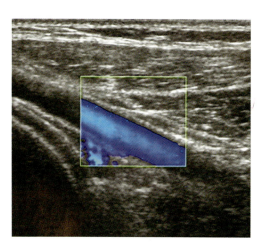

Fig. 6-9.

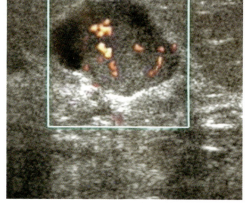

Fig. 14-4.

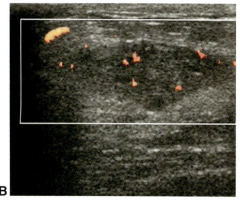

Fig. 26-12.

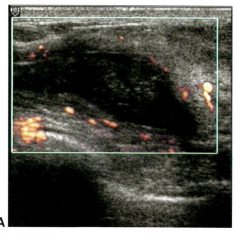

Fig. 26-14.

Capítulo 1

INTRODUÇÃO

É difícil exagerar quando falamos do papel das mamas na vida da mulher. Sua representação estética relaciona-se com a própria feminilidade. Não é por acaso a enorme popularidade das cirurgias plásticas de mama, sejam essas cirurgias para reduzir ou aumentar as mamas. A função nutriz das mamas lhes confere um papel fundamental na criação dos filhos. Não menos importante é o potencial erógeno delas, potencializado nessa era midiática.

O envelhecimento progressivo da população mundial, e em particular em nosso país, como demonstrou o senso Brasil 2000, vai incrementando a parcela da população na faixa de risco para câncer de mama.

A ampliação do uso da terapia de reposição hormonal impõe uma responsabilidade com as precauções a serem tomadas com a propedêutica mamária.

Os sintomas mamários estão entre as queixas ginecológicas mais comuns. A mastalgia pré-menstrual é um evento quase que onipresente das mulheres. Em alguma fase da vida, praticamente todas as mulheres já experimentaram a sensação de dor ou desconforto acentuado nas mamas.

O câncer de mama é o que mais mata as mulheres no Brasil hoje, a despeito de grandes progressos no seu tratamento e no seu diagnostico. Sem que saibamos exatamente porque, sua incidência vem aumentando.

A mamografia, nossa maior ferramenta de diagnóstico precoce, não detecta todos os casos de câncer de mama. O uso da ultra-sonografia mamária contorna parte desse problema, mas ainda não conseguimos diagnosticar todos os cânceres. A ressonância magnética mamária é por demais dispendiosa, e é um método ainda em consolidação. É preciso conhecer as limitações dos métodos e manter a mente aberta ao aparecimento de novas formas de tratamento e diagnóstico.

Capítulo 1 ◆ Introdução

Cerca de 70 a 90% das lesões encontradas à mamografia não são câncer. Essa falta de especificidade da mamografia causa situações de angústia e exige procedimentos invasivos. Há grandes progressos também nessa área, que aos poucos vêm sendo incorporados à prática clínica. A ultra-sonografia mamária pode discriminar entre nódulos benignos e malignos em muitas ocasiões, evitando a realização de biópsias. As próprias biópsias estão tornando-se procedimentos mais rotineiros e confortáveis.

Há muitas linhas de pesquisa. Quando elas vêm a público, às vezes chegam com muito alarde, mas devem ser encaradas com muito cuidado. As chances são de que, quando muito, beneficiem apenas parte das mulheres que estão vivendo um problema específico. O progresso agora é pontual, tende a caminhar mais devagar e tem que ser avaliado com uma consciência crítica.

A atitude tão simples de dizer a uma paciente: "está tudo bem com a sua mama" está calcada em uma complexa rede de escolha de técnicas radiológicas sofisticadas. Hoje, se a imagenologia mamária é uma ciência madura, embasada em extensos estudos epidemiológicos multicêntricos e metanálises, ela também é uma ciência em pleno desenvolvimento, fértil território de pesquisas, e seu aperfeiçoamento tecnológico é muito necessário. Mamografia digital, ultra-sonografia com Doppler, ressonância magnética, mamotomia e sistema BI-RADS® são técnicas rapidamente divulgadas ao público geral, principalmente pelo fácil acesso às informações na internet.

A crescente complexidade da propedêutica mamária traz dificuldade de atualização aos médicos que se dedicam à saúde da mulher, e pode ser notavelmente confusa. Há uma grande diversidade de técnicas e freqüentes lançamentos de novos recursos pela indústria. Como realizar uma análise crítica dos novos métodos que surgem? Algumas vezes, as informações são paradoxais. Em certa ocasião, um conferencista afirmou em um congresso médico que a mamografia digital melhorava a análise das microcalcificações, e, logo em seguida, no mesmo evento, o próximo conferencista mencionou exatamente o contrário, que a mamografia digital não melhorava a análise das microcalcificações. Na verdade, não havia realmente uma contradição nesse caso, apenas uma mesma situação vista sob ângulos diferentes. Enquanto a mamografia digital facilita a manipulação da imagem das calcificações, essa melhora técnica não resultou, pelo menos até essa data, em uma melhora no resultado da análise dessas calcificações.

Paralelamente a essas complexidades, está o fator custo. A medida que as técnicas se sofisticam, o custo cresce. O ginecologista fica na situação de expor a sua paciente, ou o sistema de saúde, a gastos consideráveis, muitas vezes dentro apenas de uma situação de rastreamento. É imperativo utilizar os recursos de forma racionalizada para seu aproveitamento máximo.

Como ficam, nesse cenário, o ginecologista, o mastologista, o cirurgião plástico e os outros colegas que atendem a saúde das mamas? Já não pode mais ignorar os benefícios da radiologia mamária. As próprias pacientes exigem cada vez mais que seus médicos as encaminhem aos serviços radiológicos. Interpretam o não-atendimento de seus anseios como uma desconsideração à sua saúde.

Este livro é o resultado de uma prática de atendimento à saúde mamária diversificada. São 10 anos de prática de ginecologia clínica e mais de 20 anos de radiologia mamária, com títulos de especialista em ginecologia (TEGO), mastologia (TEMA) e radiodiagnóstico. São cerca de 20.000 mamografias ao ano, cerca de 10.000 ultra-sonografias mamárias, além de um grande número de todos os tipos de biópsias.

O propósito é descrever a radiologia mamária do ponto de vista das necessidades do médico de consultório. São abordadas de maneira objetiva e prática as bases científicas que norteiam os principais paradigmas do diagnóstico mamário, para que o médico navegue entre os métodos diagnósticos aplicados à mama com conforto e se sinta seguro ao indicar um exame, interpretar um laudo, julgar a qualidade do trabalho do radiologista e aplicar a conduta à sua paciente baseado em tal laudo.

Trazemos uma visão prática das técnicas propedêuticas em uso ou em perspectiva de incorporação próxima na mastologia. O objetivo é que o médico possa oferecer à sua paciente o máximo que a tecnologia permite, sem desperdício de recursos econômicos, que são sempre limitados.

O leitor irá perceber que há poucos colaboradores nesse livro, apenas os Drs. César Cabello e Renato Torrezan. A intenção foi de dar um enfoque uniforme e integrado, com a maioria dos capítulos escritos por um único autor.

Capítulo 2

EPIDEMIOLOGIA DO CÂNCER DE MAMA

Renato Z. Torresan

O câncer de mama é o segundo tipo de câncer mais freqüente no mundo e o mais comum na população feminina. Estima-se 1.200.000 novos casos anualmente, o que corresponde a 22% de todos os casos de câncer. Estimativas globais mostram aumento da incidência em torno de 0,5 a 1,0% ao ano desde 1990.[1] Aproximadamente, 1/3 destas mulheres morre, tendo como causa básica o câncer de mama.[2] Isto faz desta doença um importante problema de saúde pública em todo o mundo.

No Brasil, dados do Instituto Nacional do Câncer (INCA) estimam que cerca de 49.400 novos casos sejam diagnosticados em 2008. No ano de 2003, as estimativas apontaram para 41.610 casos, o que significa um aumento de 15% na estimativa de incidência nos últimos 5 anos. A taxa de incidência no Brasil é de 51 casos por cada 100.000 mulheres/ano, sendo no Sudeste, 68/100.000 mulheres/ano. Este aumento no número de casos tem sido observado em todas as faixas etárias. Quando a curva de incidência é analisada por faixa etária, o aumento é mais expressivo na faixa entre 50 – 54 anos, coincidindo com a faixa etária média da menopausa.[2,3]

Nos Estados Unidos, a incidência é 2,5 vezes maior que no Brasil (127/100.000 mulheres/ano) e, entre 2000 e 2004, a idade média ao diagnóstico foi de 61 anos. Não foram registrados casos abaixo dos 20 anos. Na faixa etária entre 20 e 34 anos foram diagnosticados 1,9% dos casos; entre 35 e 44 anos, 10,6%; entre 45 e 54 anos, 22,2%; entre 55 e 64 anos, 22,9%; entre 65 e 74 anos, 20,2%; entre 75 e 84 anos, 16,7% e após 85 anos, 5,4% de todos os casos. Portanto, 65% dos casos ocorrem após os 55 anos de idade.[3]

Na Europa, 370.000 mulheres foram acometidas pelo câncer de mama em 2004, correspondendo a cerca de 27,4% de todos os casos de câncer na população feminina. Representou também a causa mais comum de morte por câncer, com 179.200 óbitos, ou seja, 13,25% do total.[4]

Entre as décadas de 1950 e 1990, observou-se importante aumento nas taxas de mortalidade nos países desenvolvidos; no entanto, após os anos 1990, pela primeira vez na história, a tendência observada é de queda. Nos Estados Unidos, entre 1990 e 2004 a queda na taxa de mortalidade foi de 2,2%.[3] Este fenômeno também é observado nos países da Europa ocidental. Estudos epidemiológicos com 200.000 mulheres de 17 países europeus mostram que a sobrevida de 5 anos após o diagnóstico era de 66% para os casos diagnosticados entre 1978–1980, 72 e 79% para os diagnosticados entre 1987–1989 e 1993–1995, respectivamente.[5]

Os fatores que mais contribuíram para o declínio na taxa de mortalidade foram a disseminação do rastreamento mamográfico, os diagnósticos mais precisos e as atitudes preventivas, como, por exemplo, o uso de tamoxifeno como quimioprevenção, que tem sido adotado nas mulheres de risco, principalmente, após o estudo norte-americano (NSABP – P1) que demonstrou, após 4 anos de uso da droga, redução do risco em desenvolver câncer de mama de cerca de 50%.[4,6] Os programas de rastreamento mamográfico, quando bem realizados, têm proporcionado redução nas taxas de mortalidade em torno de 25 a 30%. A maioria destes programas foi realizada a partir de 1975 e adotou como faixa etária para o rastreamento dos 40 aos 69 anos, com intervalos entre os exames que variou de 12 a 33 meses.[5,7]

No Brasil e nos países em desenvolvimento, a taxa de mortalidade ainda é crescente, sem expectativa de queda a curto prazo. Nestes países, mais da metade dos casos são diagnosticadas em estádios III e IV, o que reflete a falta de programas de rastreamento mamográfico.

Vários fatores têm sido associados ao risco aumentado para o desenvolvimento do câncer de mama, como história familiar e fatores hormonais. No entanto, não existe um fator verdadeiramente determinante no desenvolvimento da doença.

Os fatores de risco mais associados ao desenvolvimento do câncer de mama são apresentados a seguir.

IDADE

A idade é, isoladamente, um fator de risco importante. Cerca de 70% dos casos ocorrem na população acima dos 50 anos. O centro de epidemiologia do *National Cancer Institute (Surveillance Epidemiology and End Results –*

SEER) nos Estados Unidos estima que 12,7% (1 em cada 8) da população feminina naquele país desenvolverá câncer de mama, considerando-se uma expectativa de vida de mais de 80 anos.[8]

Dados da mesma instituição mostram a probabilidade crescente em desenvolver a doença conforme a faixa etária:

- 30 aos 39 anos . . . . 0,43% (1 em 233)
- 40 aos 49 anos . . . . 1,44% (1 em 69)
- 50 aos 59 anos . . . . 2,63% (1 em 38)
- 60 aos 69 anos . . . . 3,65% (1 em 27)

HISTÓRIA DE DOENÇA MAMÁRIA PRÉVIA

A história pregressa de doença mamária é importante, principalmente quando há o diagnóstico de lesões proliferativas com atipias. Entre as lesões de mama, aquelas que não apresentam aumento de risco são: fibroadenoma, ectasia ductal, adenose, fibrose, cisto, papiloma intraductal, hiperplasia epitelial leve, mastite e esteatonecrose. As hiperplasias sem atipias (ductal e lobular) conferem risco levemente aumentado de até 2 vezes. As hiperplasias atípicas (ductal ou lobular) conferem risco moderadamente aumentado de até 5 vezes, e o carcinoma lobular *in situ*, risco alto de 8 a 10 vezes, o que significa que 20 a 30% das pacientes que apresentaram este diagnóstico vão desenvolver carcinoma de mama. Este risco aumentado refere-se a ambas as mamas.[9] Quando existe associação de lesão proliferativa com e sem atipia e história familiar para câncer de mama, o risco é ainda maior em ambos os grupos.[10]

HISTÓRIA FAMILIAR

A grande parte das mulheres acometidas por câncer de mama não tem histórico familiar positivo, no entanto, quando presente, deve ser levada em consideração. Uma mulher que tem algum parente de 1º grau com câncer de mama tem um risco praticamente dobrado em desenvolver a doença em comparação à população feminina de maneira geral (risco relativo – RR – igual a 2,1). Este risco aumenta com maior número de parentes afetados, idade ao diagnóstico destes parentes abaixo dos 45 anos, bilateralidade, caso(s) de câncer de mama em homens e/ou caso(s) de câncer de ovário na família.

O câncer de mama hereditário representa 5 a 10% do total de casos e, na maior parte, é decorrente de mutações germinativas nos genes supressores BRCA 1 e BRCA 2. Indivíduos com a predisposição familiar herdam dos pais a mutação de um dos alelos do gene, com padrão dominante de transmissão, independente do sexo. Se no decorrer da vida ocorrer uma mutação no outro alelo, o risco em desenvolver câncer torna-se grande. Pode ser estimado em 3% aos 30 anos, 19% aos 40, 50% aos 50, 54% aos 60 e 85% aos 70 anos. A probabilidade no desenvolvimento de câncer de ovário também é grande, variando de 15 a 45% no decorrer da vida.[11]

Estima-se que na população norte-americana haja 3 a 5% de portadores destas mutações. Quando consideramos a população com câncer de mama em idade menor que 50 anos, a porcentagem aumenta para cerca de 8%. Nas mulheres com câncer de mama e de ovário, esta porcentagem chega a 40%.[12]

FATORES HORMONAIS

Há muitos anos a literatura mostra a associação entre estrogênios e câncer de mama, onde os seguintes fatores ou indicadores de risco foram detectados: menopausa tardia, menarca precoce, idade mais avançada na primeira gestação, número de gestações e amamentação. Também de forma bastante direta, existe a presença de receptores hormonais no câncer de mama e a resposta tumoral à manipulação hormonal.

O processo de carcinogênese é complexo, em que participam oncogenes, genes supressores tumorais, fatores de crescimento, fatores inibidores do crescimento e os hormônios sexuais. Parece que a ação hormonal não ocorre no processo de transformação neoplásica em si, mas na fase de progressão da doença.[13,14]

Dentre os fatores epidemiológicos, o efeito protetor mais forte é conferido pela idade mais jovem na primeira gestação de termo, seguido pelo número de gestações e, por último, ao tempo de amamentação. Estes fatores provavelmente estão associados a períodos menores de exposição aos estrogênios endógenos.[15]

A administração exógena de estrogênios e/ou de progestogenos também tem sido associada ao maior risco de desenvolver o câncer de mama. Em relação aos anticoncepcionais hormonais, uma abrangente e importante revisão mostra que há um pequeno aumento do risco relativo durante o uso e nos 10 anos subseqüentes à interrupção dos medicamentos. Não parece haver aumento de risco após estes primeiros 10 anos de uso. Os tumores diagnosticados nestas mulheres geralmente se encontram em fase menos avançada do que nas não-usuárias.[16]

Com relação à terapia hormonal nas mulheres na pós-menopausa e risco de câncer de mama, há várias evidências ressaltando o aumento do risco, que geralmente é diretamente proporcional ao tempo de uso da medicação. Em uma revisão sistemática seguida de metanálise com 51 estudos epidemiológicos, envolvendo 52.705 mulheres com câncer de mama e 108.411 controles, observou-se risco relativo de 1,02 por ano de uso para as mulheres em tratamento, atingindo 1,35 após 5 anos de uso, sendo que o efeito desapareceu após 5 anos de interrupção.[17]

Outros 2 estudos merecem destaque: um pela magnitude da amostra (*Million Women Study*) e outro pelo desenho randomizado e prospectivo (*WHI*).

O *WHI (Women's Health Initiative)*, estudo multicêntrico publicado em 2002, prospectivo e randomizado, incluiu mais de 27.000 mulheres norte-americanas na pós-menopausa em 2 braços principais. Um deles comparando mulheres histerectomizadas em uso de estrogênios conjugados 0,625 mg ao dia *versus* placebo e outro comparando o uso diário de estrogênios conjugados 0,625 mg e acetato de medroxiprogesterona 2,5 mg *versus* placebo. Este último braço foi interrompido após 5,2 anos (tempo previsto era de 8,5 anos), pois a incidência de câncer de mama ultrapassou os limites de segurança pré-estipulados, com risco relativo de 1,26. O primeiro braço foi continuado, e revisões atuais não mostram aumento do risco com uso de estrogênio conjugado isolado.[18]

O estudo *Million Women Study*, publicado em 2003, foi realizado no Reino Unido através de questionários aplicados às mulheres que participaram do programa de rastreamento mamográfico. Foram avaliadas 1.084.110 mulheres entre 50 e 64 anos com 3 esquemas de reposição hormonal: estrogênios isolados (E), estrogênios com progestógenos (EP) e tibolona (T). Após 2,6 anos de uso, foram observados aumentos de risco com os 3 esquemas, sendo E = 1,3, EP = 20 e T = 1,45.[19]

Em 2001 e 2004, nos Estados Unidos, comparando-se taxas de incidência de câncer de mama ajustadas pela idade, observou-se queda de 8,6% na faixa etária acima dos 50 anos e dos casos de pacientes com neoplasia que expressavam receptores hormonais positivos. Neste mesmo período, após os dados publicados no estudo *WHI*, o número de prescrições dos medicamentos mais utilizados naquele país caiu de 61 milhões em 2001 para 21 milhões em 2004. É provável que esta queda abrupta na prescrição de reposição hormonal tenha influenciado a queda nas taxas de incidência do câncer de mama, no entanto, seria necessário um estudo clínico randomizado para comprovar esta relação.[20]

ÍNDICES ANTROPOMÉTRICOS

Vários estudos têm mostrado relação entre índice antropométrico e câncer de mama. Em estudo de revisão englobando mais de 330.000 mulheres e 4.300 casos de câncer de mama, o índice de massa corporal mostrou relação significativa inversa na pré-menopausa e positiva na pós-menopausa. A altura maior também associou-se de maneira significativa ao risco aumentado na pós-menopausa.[21]

FATORES AMBIENTAIS

Existem evidências amplamente aceitas que associam o risco de desenvolver câncer de mama à exposição à radiação ionizante. Estas evidências provêm de estudos retrospectivos que analisaram populações expostas à radiação de acidentes nucleares, pacientes submetidas à radioterapia torácica por linfoma de Hodgkin e casos de radioterapia utilizados no passado para o tratamento de tuberculose e mastites. Em geral, o risco é aumentado em 3 vezes, dose e idade dependentes, sendo mais importantes nas pacientes expostas à radiação entre os 15 e 18 anos.

Alguns estudos têm relatado risco aumentado com a exposição a produtos químicos, como pesticidas organofosforados e bifenilpoliclorados, no entanto, ainda são relatos isolados. Em relação ao tabaco, os dados também são conflitantes, não sendo possível nenhum consenso até o momento.[22,23]

HÁBITOS DE VIDA

A atividade física tem sido associada à diminuição do risco para desenvolver câncer de mama, principalmente na pré-menopausa. No entanto, o grande fator confundidor destes estudos é a obesidade, muito mais prevalente na população sedentária.[24]

A associação entre o risco de câncer de mama e a dieta rica em gorduras é motivo de inúmeros estudos, mas as conclusões ainda são muito díspares. No estudo do *Nurses Health*, com mais de 80.000 mulheres avaliadas, a ingestão de gordura animal, principalmente da carne vermelha e dos laticínios, esteve associada a um risco aumentado nas mulheres na pré-menopausa. Não houve, neste estudo, associação de risco com ingestão de carboidratos e de fibras, índice glicêmico.[25]

Em outro estudo de revisão, diferentes tipos de gordura (poliinsaturadas, monoinsaturadas e saturadas) e a ingestão de carboidratos foram avaliados, e os resultados mostram não haver diferença entre consumo de gordura animal ou vegetal, além de pequena associação significativa na diminuição de risco quando houve substituição de gordura saturada por carboidrato.[26]

O consumo diário de álcool (mais de 1 dose/dia) tem sido associado a um aumento de risco, em vários estudos retrospectivos, que mostram risco relativo de 1,4 a 1,7.[27]

DENSIDADE MAMOGRÁFICA

A maior densidade mamográfica dificulta o diagnóstico do câncer de mama, pois diminui a acurácia da mamografia. No entanto, independente deste fato, vários estudos têm associado mamas densas a um risco aumentado em desenvolver câncer de mama. Em trabalho recente, em que se avaliou mulheres canadenses de um programa específico de rastreamento, mamas densas associaram-se a um risco relativo de 4,7 quando comparadas a mamas lipossubstituídas. Este aumento de risco manteve-se por todo o seguimento do estudo, de pelo menos 8 anos.[28]

REFERÊNCIAS BIBLIOGRÁFICAS

1. Parkin MD *et al.* Global cancer statistics, 2002. *CA Cancer J Clin* 2005;55:74-108.
2. INCA – Instituto Nacional do Câncer. Disponível em: http://inca.gov.br. Acessado em: 10/02/2008.
3. SEER Surveillance Epidemiology and end Results. Disponível em: http://seer.cancer.gov. Acessado em: 10/02/2008.
4. Boyle P. Ferlay J. (2004) Cancer incidence and mortality in Europe. *Ann Oncol* 2005;16:481-488.
5. Sant M *et al.* The Eurocare Working Group: Survival of women with breast cancer in Europe: variation with age, year of diagnosis and country. *Int J Cancer* 1998;77:679-683.
6. Fischer B *et al.* Tamoxifen for prevention of breast cancer: report of the National Surgical Adjuvant Breast and Bowel Project P-1 Study. *J Natl Cancer Inst* 1998;90:1371-78.
7. Elmore JG *et al.* Screening for breast cancer. *JAMA* 2005;293:1245-56.
8. Ries LAG, Harkins D *et al.* SEER Cancer Statistics Review, 1975-2003. Bethesda, MD: National Cancer Institute, 2006.
9. Hutter RVP. Is fibrocystic disease of the breast precancerous? *Arch Pathol Lab Med* 1986;110-71.
10. Dupond WD, Paget DL. Risk factors for breast cancer in women with proliferative breast disease. *N Engl J Med* 1985;312:146.

11. Davis JG. Predictive genetic testes: problems and pitfalls. *Ann N Y Acad Sci* 1997;833:42-6.
12. Lynch HT *et al.* Cancer genetics in the new era of molecular biology. *Ann N Y Acad Sci* 1997;833-1-28.
13. Yager JD, Liehr JG. Molecular mechanisms of estrogen carcinogenesis. *Annu Rev Pharmacol Toxicol* 1996;36:203-32.
14. Pike MC *et al.* Estrogens, progestogens, normal breast cell proliferation and breast cancer risk. *Epidemiol Rev* 1993;15(1):17-35.
15. Collaborative Group on Hormonal Factors in Breast Cancer. Breast cancer and breastfeeding: collaborative reanalysis of individual data from 47 epidemiological studies in 30 countries, including 50.302 women with breast cancer and 96.973 women without the disease. *Lancet* 2002;360:187-95.
16. Collaborative Group on Hormonal Factors in Breast Cancer. Breast cancer and hormonal contraceptives: collaborative reanalisys of individual data on 53.297 women with breast cancer and 100.239 women without breast cancer from 54 epidemiological studie. *Lancet* 1996;347:1713-27.
17. Collaborative Group on Hormonal Factors in Breast Cancer. Breast cancer and hormone replacement therapy: collaborative reanalysis of data from 51 epidemiological studies of 52.705 women with breast cancer and 108.411 women without breast cancer. *Lancet* 1997;350:1047-59.
18. Writing Group for the Women's Health Initiative Investigators. Risks and benefits of estrogen plus progestin in healthy postmenopausal women: principal results From the Women's Health Initiative randomized controlled trial. *JAMA* 2002;288:321-333.
19. Million Women Study Collaborators. Breast cancer and hormone-replacement therapy in the Million Women Study. *Lancet* 2003;362:419-427.
20. Berry DA. The decrease in breast-cancer incidence in 2003 in the United States. *N Engl J Med* 2007;356(16):1670-4.
21. Van den Brandt PA *et al.* Pooled analysis of prospective cohort studies on height, weight, and breast cancer risk. *Am J Epidemiol* 2000;152:514-27.
22. Calle *et al.* Cigarette smoking and risk of fatal breast cancer. *American J Epidemiol* 1994;139:1001-7.
23. Falck *et al.* Pesticides and polychlorinated biphenyl residues in human breast lipidsand their relation to breast cancer. *Arch Environ Health* 1992;47:143.
24. IARC Handbook on Cancer Prevention. Weight control and physical activity. V6. Lyon, France. IARC Press, 2002.
25. Cho E *et al.* Premenopausal fat intake and risk of breast cancer. *J Natl Cancer Inst* 2003;95:1079-85.
26. Smith-Warner SA *et al.* Types of dietary fat and breast cancer: a pooled analysis of cohort studies. *Int J Cancer* 2001;92:767-74.
27. Longnecker MP *et al.* Risk of breast cancer in relation to lifetime alcohol consumption.
J Nat Cancer Inst 1995;87:923-29.
28. Boyd NF *et al.* Mammographic density and the risk and detection of breast cancer. *N Engl J Med* 2007;356(3):227-36.

Capítulo 3

Como Avaliar a Prática da Imagenologia Mamária – Equipamentos e Controle de Qualidade

INTRODUÇÃO

O principal objetivo da mamografia é o diagnóstico precoce do câncer de mama não palpável, pois quanto mais precoce o diagnóstico, mais eficaz, menos mutilante e menos desconfortável será o tratamento. Para obter esses resultados, dependemos de uma técnica apurada, pois as lesões mamográficas são muito parecidas com o parênquima mamário normal. Os tumores óbvios aparecerão em mamografias realizadas com qualquer técnica, mas os tumores menores e mais difíceis de serem discriminados do parênquima mamário adjacente só serão demonstrados se a mamografia for realizada com alto padrão técnico.

Diferentemente de uma indústria, cuja qualidade pode ser aferida imediatamente ao final da linha de produção, o controle de qualidade em diagnóstico mamário requer controles técnicos e epidemiológicos sofisticados. Temos que conhecer nossos falsos positivos e falsos negativos. Esse controle só será possível por um observador atento e organizado, com um cuidadoso sistema de compilação de dados para auditoria.

Este capítulo discorre sobre como reconhecer uma prática radiológica de alta qualidade. Descrevemos, em linhas gerais, as técnicas de controle de qualidade e mostramos uma maneira prática de saber, no dia-a-dia, como avaliar um serviço de radiologia mamária.

SELO DO COLÉGIO BRASILEIRO DE RADIOLOGIA

O Colégio Brasileiro de Radiologia é a instituição que zela pela qualidade técnica da mamografia no Brasil. A ferramenta técnica desenvolvida para esse fim foi um selo de controle de qualidade (Fig. 3-1). Em geral, as clínicas que o possuem exibem tal selo em seus relatórios. A outorga desse selo exige que a clínica cumpra uma série de requisitos técnicos exigidos pelo Colégio Brasileiro de Radiologia, que incluem radiografias feitas na clínica. Esses requisitos não incluem, porém, uma aferição direta do controle de qualidade, apuração de dados epidemiológicos ou mesmo visitas ao local. Dessa forma, a auditoria realizada sobre o serviço é limitada. Não obstante, a iniciativa do Colégio Brasileiro de Radiologia é um enorme passo dado na direção de uma padronização e uma certificação da qualidade técnica da mamografia no Brasil.

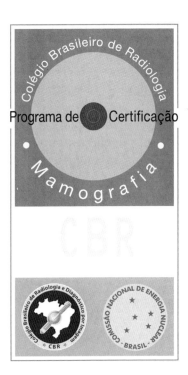

Fig. 3-1. O selo do Colégio Brasileiro de Radiologia.

PARÂMETROS TÉCNICOS DO CONTROLE DE QUALIDADE

Há uma estrutura mínima de aparelhos que uma clínica radiológica deve ter. Normalmente, descreve-se o processo da mamografia como uma seqüência (ou cadeia) de eventos. Para um bom resultado final, é necessário um bom aparelho de raios X (mamógrafo), com controle de exposição automático e grade antidifusora, um bom posicionamento, uma boa revelação (ou captação de imagem na mamografia digital), uma análise das radiografias feita com um radiologista experiente, contando com um negatoscópio de alta luminescência em um ambiente apropriado (sala escura, sem distrações) e um relatório que seja bem compreendido pelo médico que solicitou o exame. Todos os itens (elos) dessa cadeia de qualidade podem e devem ser testados individualmente.

Cadeia de eventos

Feixe de Raios X → Posicionamento → Grade antidifusora → Qualidade do filme e do sistema de chassi-écran → Câmara escura → Revelação (ou captação da imagem) → Negatoscópio (ou estação de trabalho em mamografias digitais) → Análise médica do radiologista → Relatório (ver Diagrama na página 16).

Quando o olho humano consegue julgar uma mamografia como inapropriada, como quando enxergamos bem nosso dedo por trás da área enegrecida da radiografia (Fig. 3-2) ou quando o parênquima mamário está excessivamente esbranquiçado (Fig. 3-3), já faz muito tempo que o diagnóstico mamográfico está abaixo do ideal. O desejável é que testes de controle de qualidade sejam realizados diariamente, antes da realização da primeira mamografia do dia, para assegurar que nesse dia os parâmetros estão no seu melhor desempenho antes de expor uma paciente à radiação.

Raios X. Devem gerar radiação na faixa que produza o contraste desejado. Em seguida, os raios são colimados e filtrados para expor a mama apenas aos fótons de energia no espectro ideal. Pode-se escolher o ponto focal (usam-se pontos focais menores nas técnicas de magnificação). A qualidade da radiação é testada através de aparelhos que conferem se a dose nominal do aparelho é a realmente dispensada, a qualidade do feixe de raios X, o tamanho do ponto focal e a qualidade da colimação.

Grade antidifusora. É um sistema que exclui os raios não paralelos entre si, aumentando a nitidez da imagem.

Controle de Qualidade – Etapas

Raios X

Compressão, posicionamento

Grade antidifusora (linear, HTC)

Filme-chassi ou detector digital

Controle automático da exposição, fotocélulas

Reveladora

Negatoscópio/monitor de interpretação

Orientação, anamnese bem-feita, comparação com exame anterior

Médico, interpretação

Relatório, BI-RADS®

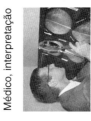
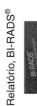
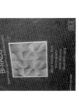
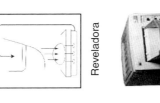

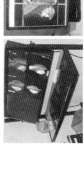
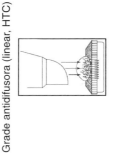
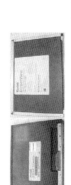

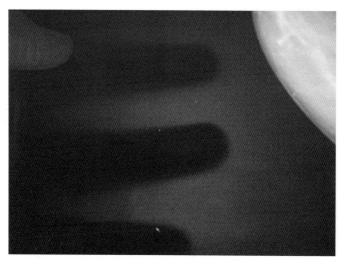

Fig. 3-2. Dedo visível atrás da área enegrecida da radiografia, indicando problemas na revelação.

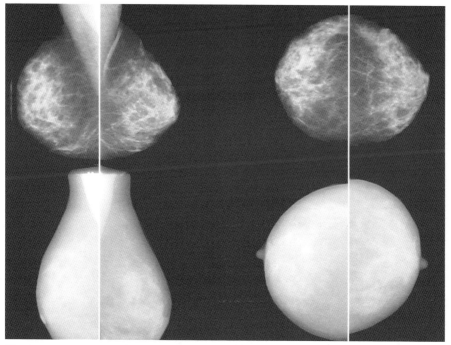

Fig. 3-3. Compare as radiografias de cima com as de baixo, que têm qualidade muito precária.

Controle automático de exposição. A dose de radiação dispensada é ajustada automaticamente ao tamanho e à densidade da mama por meio das fotocélulas, que captam a radiação distal à mama e informam ao aparelho se já passou uma quantidade adequada de radiação.

Posicionamento. A qualidade do posicionamento é avaliada de imediato pelo radiologista (veja o Capítulo 5 para detalhes sobre o posicionamento).

Sistema chassi-écran. Uma boa imagem mamográfica depende muito da qualidade do filme, do écran e de um bom contato do filme com o écran (Fig. 3-4). A qualidade do contato écran–filme é avaliada por uma radiografia de uma tela de teste.

Câmara escura. Deve ser testada com freqüência para limpeza e luz parasita.

Qualidade da revelação. Esse é um dos pontos mais críticos. Ela é verificada por meio de testes de densitometria. Um aparelho chamado sensitômetro (Fig. 3-5A) provoca uma exposição padronizada da radiografia (Fig. 3-5B). Essa radiografia é submetida a uma análise também padronizada por um aparelho chamado densitômetro (Fig. 3-5C), gerando um gráfico que informa sobre a qualidade da revelação (Fig. 3-5D). O técnico de raios X deve também monitorar cuidadosamente a temperatura da processadora.

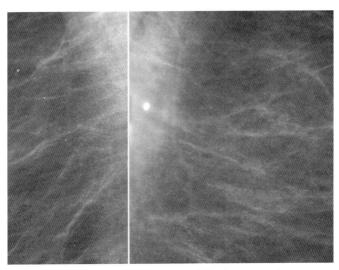

Fig. 3-4. Deterioração da imagem por falta de contato do chassi-écran causada por pequeno grão de poeira.

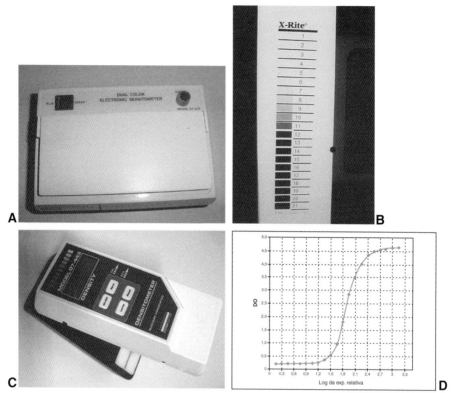

Fig. 3-5. (A) Sensitômetro, que faz uma sensibilização padronizada do filme. (B) Radiografia exposta ao sensitômetro. (C) Densitômetro, que lê e quantifica cada degrau do filme sensibilizado. (D) Gráfico gerado pelas medidas de sensitometria e densitometria.

Captação digital da imagem. No caso da mamografia digital, o controle da qualidade da captação da imagem pela tela de fósforo é feito eletronicamente por *softwares* especializados. Apenas recentemente a ANVISA tornou obrigatória a inclusão desses *softwares* nos sistemas de mamografia digital.

Negatoscópio. Tem que ser de alta luminescência, especial para mamografia, e deve haver freqüente verificação se existem lâmpadas queimadas, pois isso afeta diretamente a homogeneidade da luminosidade. Até mesmo em clínicas que trabalham com mamografias digitais e analisam as mamografias em estações de trabalho, há necessidade de negatoscópios para as comparações com exames anteriores.

Monitores. No caso de estações de trabalho (mamografia digital), os monitores têm que ser compatíveis com a leitura de mamografias. A especificação técnica desses monitores varia em diferentes países. Nos Estados Unidos, o FDA exige monitores de 5 *megapixels* e autocalibrantes; outros países exigem 3 *megapixels*.

Radiografia de fantomas *(phantoms)*. O fantoma (Fig. 3-6) é um simulador de lesões mamárias, dispostas em pontos conhecidos. Para que uma mamografia seja considerada de boa qualidade, um número mínimo dessas lesões simuladas deve ser visto à radiografia. É um teste excelente, pois mede o resultado final de vários parâmetros, e deve ser aplicado com freqüência.

Análise médica. Deve ser feita por um radiologista com interesse específico em diagnóstico mamário, envolvido na cadeia de qualidade e no acompanhamento das pacientes. Mede-se a qualidade desse trabalho pelos parâmetros epidemiológicos.

Não é escopo desse livro descrever com minúcias todos os passos técnicos. É importante mencioná-los aqui para que o ginecologista saiba a quantidade de detalhes que deve ser gerenciada para obter um resultado satisfatório em mamografia.

PARÂMETROS EPIDEMIOLÓGICOS DO CONTROLE DE QUALIDADE

Os parâmetros epidemiológicos testam o resultado final da mamografia, o que realmente interessa. Para possibilitar essa aferição, é preciso que se colete os dados, e, portanto, a clínica deve manter um registro cuidadoso de suas pacientes.

Existem parâmetros muito bem definidos para a aferição da prática da imagenologia mamária, especialmente da mamografia. Embora os conceitos sejam intuitivos, há necessidade de uma rigorosa definição matemática dos parâmetros, para permitir a comparação adequada dos resultados. O sistema BI-RADS® descreve com minúcias esses parâmetros,[1] e listamos, a seguir, os principais índices utilizados para essa finalidade. Veja o Capítulo 4 para maiores detalhes sobre o sistema BI-RADS®.

Exame positivo. Exige que a paciente seja reconvocada, ou seja, categorias zero, 4 e 5 (há instituições que consideram positivos apenas os exames que levam à indicação de biópsia, ou seja, categorias 4 e 5).

Exame negativo. Categorias 1, 2 e 3.

Verdadeiro-positivo (VP). Biópsia positiva (mostrando câncer) até 1 ano após a atribuição das categorias zero, 4 ou 5. Biópsia positiva inclui casos de carcinoma ductal *in situ*, mas não de carcinoma lobular *in situ*.

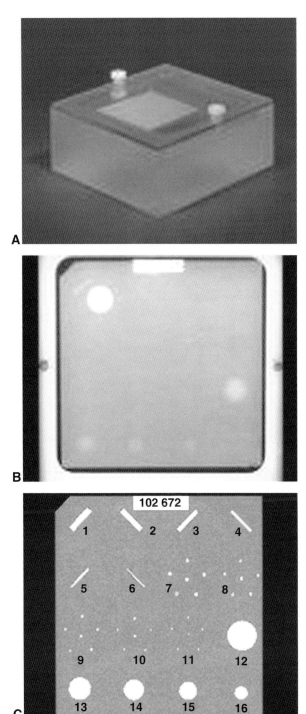

Fig. 3-6. (**A**) Fantoma simulador de lesões mamárias. (**B**) Radiografia do simulador. (**C**) Mapa das lesões a serem procuradas.

Verdadeiro-negativo (VN). Não ocorrência de biópsia positiva até 1 ano após a atribuição das categorias 1, 2 ou 3.

Falsos negativos (FN). Biópsia positiva (mostrando câncer) até 1 ano após a atribuição das categorias 1, 2 ou 3.

Falsos positivos (FP). Não ocorrência de biópsia positiva até 1 ano após a atribuição das categorias zero, 4 ou 5, ou após 1 ano de uma recomendação de biópsia ou biópsia negativa após a atribuição de categoria 4 ou 5.

Valor preditivo-positivo (VPP). Tem 3 definições diferentes (deve-se dar atenção a isso quando valorizar um trabalho científico): porcentagem de biópsias positivas até 1 ano após a atribuição das categorias zero, 4 ou 5, ou entre as pacientes que receberam recomendação de biópsia (categorias 4 e 5), ou ainda entre as pacientes que foram submetidas à biópsia. Note que a primeira definição inclui a categoria zero e tem a ver não só com a sensibilidade e especificidade do método, mas também com a metodologia de trabalho e a taxa de reconvocação. A 2ª definição é a que mede melhor a qualidade do trabalho radiológico realizado, e leva em conta também as pacientes para as quais a biópsia foi recomendada mas não foi realizada (o cálculo desse índice pode ser um desafio para a assistente social, em saber o que aconteceu com essas pacientes, que, em geral, perdem o contato com o serviço). A 3ª definição tem mais a ver com a qualidade do procedimento de biópsia e também é conhecida como taxa de positividade das biópsias.

Sensibilidade. Probabilidade de se diagnosticar um câncer quando ele existe, ou número de câncer diagnosticado pelo método em 1 ano sobre o número total de cânceres diagnosticados nessa população no mesmo período. O cálculo desse índice exige acompanhamento de toda a população em questão, e é um grande desafio epidemiológico. Sensibilidade = VP/(VP + FN).

Especificidade. Probabilidade de se interpretar um exame como negativo quando não há câncer. Especificidade = VN/(VN + FP).

Taxa de detecção do câncer. Número de cânceres detectados por 1.000 pacientes examinadas. Para esse cálculo, é necessário separar pacientes sintomáticas (nódulos palpáveis) de assintomáticas (pacientes de rastreamento). A detecção de cânceres prevalentes é a detecção na 1ª mamografia da paciente, enquanto a de cânceres incidentes é a detecção em pacientes que vêm sendo rastreadas aproximadamente nos intervalos recomendados. Taxa de interpretação anormal de exames: Porcentagem de exames que atribuem categorias zero, 4 e 5 aos achados.

Capítulo 3 ◆ Como Avaliar a Prática da Imagenologia Mamária — Equipamentos e Controle de Qualidade | **23**

COMO RECONHECER A BOA PRÁTICA NO DIA-A-DIA

O ideal seria que cada clínica fosse obrigada a compilar os parâmetros descritos anteriormente e torná-los públicos. Sabendo a taxa de detecção de uma clínica, sua taxa de falsos-positivo e negativos etc., podemos aferir com segurança a qualidade do seu trabalho. Em nosso meio, estamos muito longe de que isso se torne uma realidade.

Também não é comum que os ginecologistas tenham acesso ao controle dos parâmetros técnicos da clínica, como as fitas de sensitometria e densitometria. Mesmo que tivessem acesso, seria difícil para o ginecologista interpretar esses resultados.

Mas há maneiras de se julgar a qualidade do trabalho de uma clínica de mamografia. Todo o trabalho de imagenologia mamária culmina em detectar lesões e indicar ou não biópsia para essas lesões (veja Capítulo 10). Assim, a taxa de recomendação e positividade das biópsias, o valor preditivo positivo e os cânceres de intervalo (falsos negativos) são parâmetros que refletem bem a qualidade de um serviço[2] e imediatamente acessíveis ao ginecologista. Basta conhecer o risco de câncer de cada categoria do BI-RADS® (veja o Capítulo 4), pois esses parâmetros são diferentes para cada categoria do sistema.

Uma classificação BI-RADS®3 deve ser positiva para câncer apenas ocasionalmente, em menos de 2% dos casos. Como esses casos não devem merecer biópsia imediata, na maioria das vezes a biópsia irá acontecer em uma situação na qual houve crescimento da lesão ao longo do tempo. Caso se observem vários casos de BI-RADS®3 que resultem em câncer em um serviço, deve-se suspeitar que esteja ocorrendo erros na análise das lesões (falsos-negativo), por insuficiência dos equipamentos ou erros na análise média propriamente dita.

As lesões classificadas como BI-RADS®4 e 5 devem sempre ser biopsiadas, por definição. Assim, a auditoria fica mais fácil, pois um bom observador logo terá acumulado uma quantidade de casos que lhe permite um julgamento sobre a qualidade da clínica.

As taxas de positividade das diversas faixas do BI-RADS®4 variam muito de acordo com a metodologia dos trabalhos,[3] portanto apresentamos aqui estimativas para cada faixa baseadas na nossa experiência pessoal e em alguns estudos.[4,5]

- No BI-RADS®4A, a taxa de positividade adequada deve ir de 2 a 15%.
- No BI-RADS®4B, a taxa de positividade adequada deve ir de 15 a 60%.
- No BI-RADS®4C, a taxa de positividade adequada deve ir de 60 a 95%.

Índices muito fora dessas faixas indicam baixa sensibilidade ou especificidade dos resultados do serviço. Essa estratificação da categoria 4 ainda é muito recente e está em fase de implantação. As clínicas devem observar seus resultados e ajustar seus pontos de corte. É pouco importante, do ponto de vista de aferição de qualidade, diferenciar entre categorias 4B e 4C. A categoria 4A é muito importante, pois é muito comum. Nessa categoria, cerca de 90% das biópsias devem ser negativas e, 10%, positivas, e isso pode e deve ser dito à paciente enquanto ela vive o processo de aguardar a biópsia e o resultado.

As lesões classificadas como BI-RADS®5 devem quase sempre mostrar câncer na biópsia (acima de 95%). Se uma clínica tiver muitos casos classificados como BI-RADS®5 que se mostram benignos à biópsia, ela tem um índice muito alto de falsos-positivo.

Não deve haver abuso de lesões classificadas como BI-RADS® zero, que mostraria insegurança do serviço e tendência a gerar exames adicionais desnecessários. Uma taxa de BI-RADS® zero entre 4 e 5% é o que se espera.[2,6] É interessante apontar que mamas densas sem achados adicionais não devem ser classificadas como BI-RADS® zero.

Outro parâmetro prático: em um bom serviço, de cada 10 biópsias realizadas por microcalcificações, 2 ou 3 deverão ser positivas e 7 a 8, negativas. O serviço que tem 20 biópsias negativas para uma biópsia positiva é um serviço que indica biópsias em demasia, ou seja, com uma alta taxa de falsos-positivo. Um serviço que tem mais do que 4 ou 5 biópsias positivas em cada 10, provavelmente está indicando biópsias apenas em casos muitos característicos e pode estar deixando de diagnosticar alguns, aumentando a sua taxa de câncer em intervalo (falsos-negativo).

QUALIDADE DA ULTRA-SONOGRAFIA MAMÁRIA

O Capítulo 6 descreve os equipamentos de ultra-sonografia mamária e seus aspectos técnicos.

Como podem os médicos não radiologistas julgar a qualidade do exame apresentado em ultra-sonografia mamária? Como a ultra-sonografia mamária é um exame realizado e analisado em tempo real, pode ser difícil avaliá-lo pelas imagens estáticas das fotografias.

Da mesma forma que na mamografia, a confiança no serviço radiológico que oferece ultra-sonografia mamária deve ser construída com a observação cuidadosa da qualidade dos resultados. Observar particularmente a análise de nódulos BI-RADS®3, que são comuns e oferecem uma oportunidade de aferir a qualidade do trabalho do ultra-sonografista. Apenas excepcionalmente (menos de 2% das vezes) deveremos ter um câncer em uma lesão classificada como BI-RADS®3.

COMO JULGAR NOVOS MÉTODOS QUANDO INTRODUZIDOS

Nada mais comum na prática da radiologia mamária do que o lançamento de um novo recurso tecnológico pela indústria. Muitas vezes, a agregação desses novos métodos resulta em uma qualidade melhor de atendimento, com um diagnóstico mais preciso ou mais conveniente ou mais confortável. Novas tecnologias, porém, não estão isentas de problemas e nem sempre trazem os resultados esperados. Um problema comum nas novas tecnologias é o seu alto custo. Outro problema básico é julgar se o benefício de novas tecnologias realmente compensa a sua aplicação.

Muitas vezes, fica a impressão que o tempo necessário para conhecer bem as novas tecnologias lançadas no mercado é maior do que o tempo que podemos dispor, e ficamos reféns da propaganda da empresa fabricante do método.

Densitometria óssea, captura híbrida, amniocentese e biópsia de vilo corial, PCR do líquido amniótico, ultra-sonografia com Doppler colorido, ultra-sonografia morfológica, translucência nucal, ducto venoso, plexo coróide, tridimensional, níveis 1, 2 e 3, Doppler contrastado em nódulos mamários, medicina nuclear de nódulos mamários, ressonância magnética na mama, mamotomia, biópsia de fragmento e biópsia de agulha fina de mama, mamografia digital, mamografia digital de campo total. Deu pra ficar confuso? Eu, pessoalmente, fiquei. É fácil entender que precisamos racionalizar o uso desses recursos, isto é, saber usá-los na quantidade adequada e na indicação correta ou então corremos o risco de confundirmos a nós mesmos e as pacientes e levarmos o sistema de saúde à falência, sem talvez obter um benefício real para nossas pacientes.

Vamos começar afirmando o que não se deve fazer para aprender sobre novos métodos propedêuticos: não se deve aprender sobre novos métodos propedêuticos apenas a partir de publicações de um fabricante, como folhetos promocionais. Claro que é importante lê-los; eles vão nos mostrar o que há de disponível. Porém a consciência crítica de indicação de uso de determinada tecnologia deve vir de outra fonte que não o seu fabricante. Uma outra atitude a não ser tomada é dar crédito exagerado a publicações ou exposições científicas, quando se perceber nas disposições ou nas publicações que pode haver conflito de interesses em quem expõe aquela técnica (patrocínio de fabricantes ou trabalho publicado por médicos empresários da área). O conflito de interesses existe se um cientista que está assinando aquela pesquisa tem interesse financeiro em determinado resultado daquela pesquisa ou da aceitação mais ampla daquele método.[7] Não estou dizendo que tais publicações não mereçam credibilidade. Os pioneiros em determinadas técnicas são as pessoas que têm interesse financeiro em que a técnica progrida e são os maiores conhecedores da técnica, e muito podemos nos beneficiar ao ler suas publicações. O que é necessário ao ler tais publicações é ter um pensamento crítico e saber separar as informações valiosas contidas nessas publicações.

Tomar cuidado com publicações que contenham expressões como: "não se demonstrou ainda o valor de determinada tecnologia, porém o futuro irá mostrar esse valor." Em ciência, vale o que está demonstrado no presente, supor que algo será demonstrado no futuro não é correto e muitas vezes essas suposições não se concretizam. Todos nós conhecemos métodos que eram grandes promessas e que hoje estão esquecidos (lembra-se do Doppler colorido, que causaria um grande impacto no diagnóstico precoce do câncer do ovário, e do estudo Dopplervelocimétrico das artérias uterinas na gestação, que teria um grande impacto na eclâmpsia? Esses métodos jamais conquistaram a prática cotidiana e hoje voltaram ao campo experimental, que é o fórum ao qual nunca deixaram realmente de pertencer).

Agora que já falamos como não se deve proceder, falemos um pouco de como se deve proceder. Inicialmente, ao analisar um novo método propedêutico, procure estabelecer qual o benefício que se deseja obter. Estabeleça uma hipótese diagnóstica e use o método propedêutico para testar essa hipótese. A partir daí, julgue a capacidade desse método principalmente pelas suas sensibilidade e especificidade em resolver uma dúvida clínica específica.

Enquanto um método não tiver valor incontestavelmente demonstrado por meio de um estudo bem controlado e de relevância estatística, ele é uma promessa, uma experiência, uma pesquisa, e não uma ferramenta propedêutica para uso clínico.

REFERÊNCIAS BIBLIOGRÁFICAS

1. Reston VA. American college of radiology (ACR). ACR BI-RADS®. 4 th. *American College of Radiology*, 2003.
2. Azevedo AC, Koch HA, Canella EO. Auditoria em centro de diagnóstico mamário para detecção precoce do câncer de mama. *Radiologia Brasileira* 2005;38:431-434.
3. Kestelman FP, de Souza GA, Thuler LC *et al.* Breast imaging reporting and data system – BI-RADS®: valor preditivo positivo das categorias 3, 4 e 5. Revisão sistemática da literatura. *Radiologia Brasileira* 2007;40:173-177.
4. Melhado VC, Alvares BR, de Almeida OJ. Correlação radiológica e histológica de lesões mamárias não-palpáveis em pacientes submetidas a marcação pré-cirúrgica, utilizando-se o sistema BI-RADS. *Radiologia Brasileira* 2007;41:9-11.
5. Kestelman FP CE. Subdivisão da categoria 4 da quarta edição do BI-RADS: aplicabilidade nas lesões não palpáveis no Hospital do Câncer III. *Revista da Imagem* 2004;26:97.
6. Hauth EA, Khan K *et al.* Evaluation of the results after using of the BI-RADS categories in 1,777 clinical mammograms. *Radiologe* 31-1-2007.
7. Lotufo PA. Uma ética para o check-up 2001. *Diagn Tratamento* 2001;6:3-4.

Capítulo 4

Sistema BI-RADS®

> *O sistema BI-RADS® baseia-se no risco estatístico que uma determinada lesão tem de ser maligna, por isso tem grande sentido clínico, o que é o seu principal mérito.*

INTRODUÇÃO

A comunicação entre o radiologista mamário e o ginecologista é fundamental para o bom atendimento às pacientes. São tantas as complexidades do diagnóstico mamário, as novidades tecnológicas e os avanços do conhecimento que não é difícil nos perdermos na integração entre essas duas especialidades. O sistema BI-RADS® é, justamente, uma interface para essa comunicação.[1] Trata-se de uma forma de padronização da classificação dos achados imagenológicos mamários. Inicialmente, foi aplicado apenas em pacientes de rastreamento, fazendo mamografia. Posteriormente, seu uso se expandiu para pacientes sintomáticas e, na sua quarta edição,[1] para ultra-sonografia, ressonância magnética e pacientes sintomáticas.

A comunidade da ginecologia já estava bem acostumada a trabalhar com um tipo de classificação de resultados semelhantes ao BI-RADS®, dividindo os achados em categorias, com o sistema criado por George Papanicolaou.[2] Esse fato certamente ajudou a rápida popularização do BI-RADS®.

O acrônimo BI-RADS® significa, em inglês, *Breast Imaging and Reporting and Data System,* ou seja, Sistema de Relatórios e de Arquivamento de Dados em Imagenologia Mamária. O sistema, portanto, não tem apenas intenção de ajudar na atividade assistencial, padronizando os relatórios, mas também na parte de arquivamento dos dados, que é uma ferramenta para auditoria e pesquisa científica.

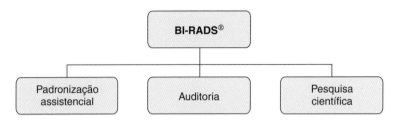

Em 19 de abril de 1998 ocorreu, no Brasil, a 1ª Reunião de Consenso para a Padronização dos Laudos Mamográficos,[3] que contou com a participação de vários especialistas, representando o Colégio Brasileiro de Radiologia, a Sociedade Brasileira de Mastologia e a Federação Brasileira das Associações de Ginecologia e Obstetrícia (FEBRASGO). Essa reunião gerou uma série de recomendações com a finalidade de uniformizar os laudos mamográficos, inclusive a adoção de um sistema baseado no BI-RADS®. A reunião de consenso foi mais além, determinando que deva fazer parte obrigatória do laudo radiológico uma recomendação de conduta clínica, que basicamente se resume a acompanhamentos habitual e a curto prazo ou biópsia.

FUNDAMENTOS

O sistema BI-RADS® baseia-se no risco estatístico que uma determinada lesão tem de ser maligna. Cada categoria do sistema corresponde a uma conduta clínica ideal, ou a um pequeno leque de condutas clínicas ideais, daí o seu grande mérito, que é ser uma classificação *com grande sentido clínico*. O ginecologista, ao receber um laudo que inclui a categoria BI-RADS®, tem maior compreensão da descrição dos achados.

O risco estatístico mencionado anteriormente foi determinado por muitos estudos de acompanhamento epidemiológico rigorosamente desenhados e executados, que determinaram as taxas de risco das diferentes lesões mamárias.

PROBLEMAS

Como qualquer padronização, a necessária generalização deixa de fora algumas considerações individualizadas que podem ser de muita importância clínica. São exemplos disso a condição emocional da paciente, seus antecedentes hereditários e o ambiente cultural em que ela vive. Por isso, a palavra final sobre a assistência médica é sempre do médico-titular do caso (ginecologista ou mastologista).

Além disso, nem todas as lesões podem ser enquadradas com facilidade nas categorias. Para as lesões incomuns a literatura demora mais para acumular dados em que se baseia a classificação.

Como qualquer ferramenta de trabalho, o BI-RADS® pode ser mal utilizado pelo radiologista. Um exemplo disso é a possibilidade de abuso de classificações inconclusivas, como a classificação zero. Felizmente, a própria auditoria que o sistema BI-RADS® proporciona irá demonstrar esse abuso. No Brasil, essas auditorias não são feitas rotineiramente, mas o ginecologista pode ter uma percepção subjetiva da qualidade do trabalho de um radiologista através do BI-RADS® (veja o capítulo 3, sobre controle de qualidade).

CATEGORIAS DO BI-RADS® E CONDUTAS CORRESPONDENTES

Categorias 1 e 2

Ambas são negativas para achados suspeitos. Na categoria 1, temos mamografia, ultra-sonografia ou ressonância magnética mamária totalmente normais, enquanto na categoria 2 temos mamografia, ultra-sonografia ou ressonância magnética mamária com achados benignos (risco zero para câncer). Nesses casos, recomenda-se apenas acompanhamento habitual.

	Achados	Conduta
Categoria 1	Nenhum achado	Acompanhamento habitual para a faixa etária
Categoria 2	Achados certamente benignos	Acompanhamento habitual para a faixa etária

A Figura 4-1 mostra vários exemplos de achados benignos.

32 | Capítulo 4 ◆ Sistema BI-RADS®

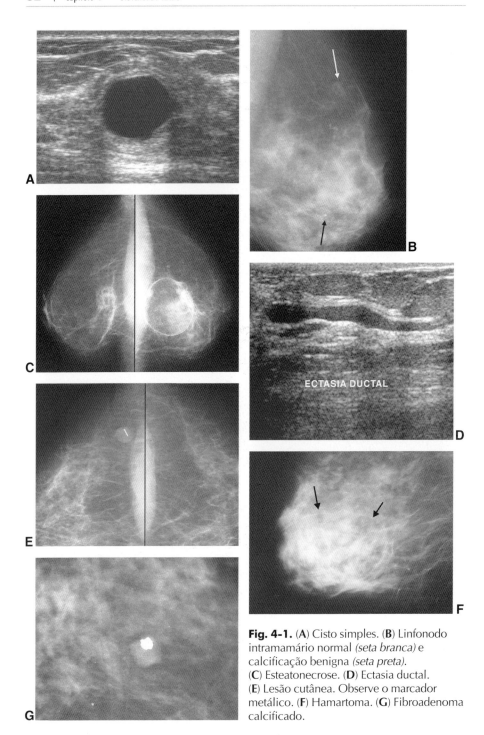

Fig. 4-1. (**A**) Cisto simples. (**B**) Linfonodo intramamário normal *(seta branca)* e calcificação benigna *(seta preta)*. (**C**) Esteatonecrose. (**D**) Ectasia ductal. (**E**) Lesão cutânea. Observe o marcador metálico. (**F**) Hamartoma. (**G**) Fibroadenoma calcificado.

Categoria 3

Nessa categoria, o risco de câncer é definido como menor que 2%. Esse risco foi definido como a linha de corte para a indicação de biópsia. Pressupõe-se (a partir de sólidas evidências científicas) que não é seguro realizar biópsias nessas pacientes, adotando uma abordagem de acompanhamento semestral. O Capítulo 13 descreve minuciosamente a base científica do acompanhamento semestral, além de suas implicações cultural, emocional e assistencial.

Classicamente, os resultados que se enquadram nessa classificação são descritos como provavelmente benignos. Embora essa seja uma tradução literal do inglês *probably benign*, ela deixou de representar fielmente a conotação da expressão, pois enquanto em inglês transmite mais a idéia de uma lesão que quase certamente é benigna, em português transmite uma impressão de incerteza, que, não raro, causa insegurança desnecessária às pacientes. Em minha prática, gosto de usar a expressão quase certamente benigno.

Nos casos em que o acompanhamento semestral mostra crescimento da lesão, ela deve ser reclassificada como BI-RADS®3, e uma biópsia deve ser feita. A maioria dessas biópsias resultará negativa, pois as lesões benignas também crescem. O que fornece segurança para essa conduta é o fato que, nas séries estudadas, as lesões que mostraram ser malignas foram diagnosticadas, mesmo após a demora de 6 meses, em um estádio inicial do câncer de mama.[4] Essa categoria carrega algum grau de confusão. A cultura em nosso meio pode aceitar mal a estratégia de acompanhamento semestral, que é identificada como uma indefinição do caso. Em minha prática, tenho observado uma mudança nessa cultura à medida que o rastreamento se torna mais freqüente. A aceitação das pacientes a essa recomendação está claramente aumentando.

A 1ª Reunião de Consenso postulou que nessa categoria deve-se realizar "acompanhamento mamográfico em menos espaço de tempo (6 meses), ou a critério clínico considerar outra conduta de acordo com cada caso". Essa recomendação pode parecer confusa ou ambígua, mas ela faz sentido, pois, embora dê ao radiologista a responsabilidade da classificação da lesão, preserva ao ginecologista a última palavra a respeito da conduta. O ginecologista, naturalmente, não pode definir a conduta apenas com base eminentemente técnica, mas tem que levar em conta parâmetros individuais das pacientes, condições emocionais etc.

	Risco de câncer	Conduta
Categoria 3	Até 2%	Acompanhamento semestral

A Figura 4-2 mostra exemplos de achados quase certamente benignos.

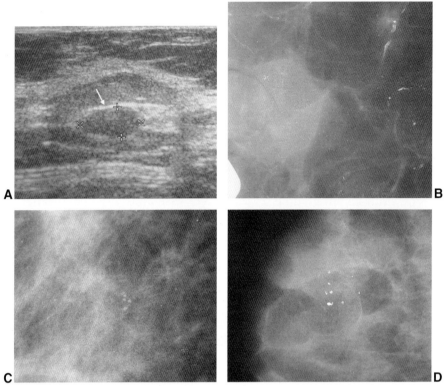

Fig. 4-2. (**A**) Nódulo BI-RADS®3. (**B**) Microcalcificações puntiformes classificadas como BI-RADS®3. (**C**) Microcalcificações arredondadas dispostas em roseta (moldando lóbulos mamários). (**D**) Microcalcificações BI-RADS®3.

Categoria 4

Nessa categoria, o risco de câncer vai de 2 a 95%, e recomenda-se realizar biópsia. Já salta os olhos a amplitude dessa faixa, que naturalmente engloba uma heterogeneidade de lesões (ou seja, lesões com baixíssimo e com altíssimo risco de câncer). Por esse motivo, na última edição do BI-RADS® foi realizada uma subclassificação em categorias A, B e C.

No **BI-RADS®4A**, o risco de câncer é bastante baixo, de 2 a 15%. Gosto de descrever às pacientes essa categoria como uma situação em que o câncer é muito improvável, mas eu não tenho coragem de aguardar 6 meses para realizar uma biópsia. Em nossa região há uma expressão que descreve muito bem a situação do BI-RADS®4A, que é "tirar da cisma". Às vezes, é melhor usar uma expressão desse tipo, que transmite bem à paciente o grau de preocupação real que temos.

No **BI-RADS®4B**, o risco de câncer é intermediário, girando em torno de 50% ou pouco menor que 50%. Minha abordagem geral com a paciente é ter uma postura realista, dando-lhe apoio emocional e deixando claro que há uma chance bastante grande de que a lesão não seja maligna.

No **BI-RADS®4C**, a chance de que a lesão seja maligna é definitivamente maior do que a chance de que ela seja benigna. Também adoto nesses casos uma postura realista, deixando claro, porém, que há chance considerável de que a lesão não seja maligna.

Para os médicos que estão atendendo a paciente, não faz diferença, de certo ponto de vista, se a categoria 4 for A, B ou C, uma vez que todas elas deverão ser submetidas à biópsia. Por esse motivo, eu já vi conferencistas dizerem, em congressos, que não vêem motivo para essa substratificação da categoria 4. Para o lado emocional da paciente, porém, é muito importante saber se ela está se submetendo a uma biópsia apenas para esclarecer uma lesão de risco muito baixo ou se a situação envolve uma lesão de risco muito alto. Além disso, embora minha abordagem técnica da lesão não mude nas diversas subcategorias do BI-RADS®4, minha forma de conversar com a paciente muda. Além do apoio emocional do momento que conseguimos dar, estratificando melhor as lesões, podemos transmitir às pacientes uma atitude mais condizente com seu real estado. A paciente percebe essa coerência, e essa percepção irá favorecer a criação de um vínculo durante o longo relacionamento médico–paciente futuro (a paciente, com resultado benigno ou maligno, volta à clínica radiológica pelo menos anualmente a vida toda, e o estabelecimento de uma sólida base de confiança vai incrementar para sempre a qualidade desse relacionamento). No caso de uma lesão maligna, cada volta ao radiologista traz uma angústia muito grande à paciente, além de obrigá-la a reviver o processo do diagnóstico do seu câncer (em geral, tudo começa na clínica radiológica).

Categoria	Risco de câncer	Conduta
4A	De 2% a cerca de 15%	Biópsia
4B	De cerca de 15% a cerca de 60%	Biópsia
4C	De cerca de 60% a 95%	Biópsia

A Figura 4-3 mostra exemplos de alterações BI-RADS®4.

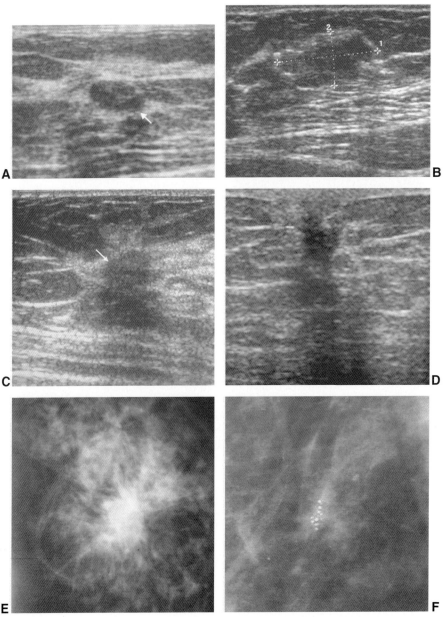

Fig. 4-3. (**A**) Nódulo hipoecóico, BI-RADS®4A, pode ser abordado com punção aspirativa, pois pode tratar-se de um nódulo sólido ou de um cisto com conteúdo espesso. (**B**) Nódulo sólido BI-RADS®4A. (**C**) Nódulo sólido BI-RADS®4B. (**D**) Nódulo sólido BI-RADS®4C. (**E**) BI-RADS®4C na mamografia. (**F**) Microcalcificações BI-RADS4®A.

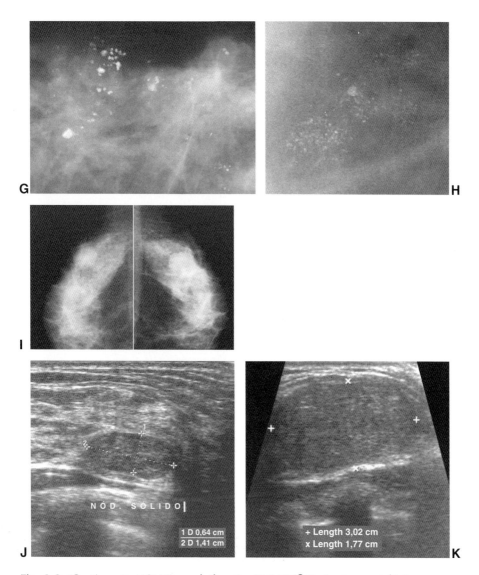

Fig. 4-3. *(Continuação.)* (**G**) Microcalcificações BI-RADS®4B. Anatomopatológico mostrou mucocele, fibrose, hiperplasia ductal típica e hiperplasia pseudo-angiomatosa. (**H**) Microcalcificações BI-RADS®4C. Anatomopatológico mostrou carcinoma ductal *in situ*. (**I**) Esse nódulo, inicialmente BI-RADS®3, foi na seqüência chamado de BI-RADS®4A, pois aumentou no exame de seguimento. (**J**) Nódulo inicialmente BI-RADS®3. (**K**) Aumento no acompanhamento; anatomopatológico mostrou filóides.

Categoria 5

Nessa categoria, 95% ou mais das lesões são malignas e, assim como na categoria 4, a biópsia é indispensável. Quando o sistema BI-RADS® foi concebido, era popular, nos Estados Unidos (onde o sistema foi criado), abordar uma lesão suspeita da mama com biópsia de congelação. A categoria 5 foi criada justamente por esse motivo. Nesses casos, o risco de malignidade é tão grande que a abordagem de biópsia poderia ser feita por congelação. A vantagem desse tipo de biópsia é que ela evita um procedimento de biópsia prévio à cirurgia, com redução de custos e de desconforto à paciente. A opção pela congelação, porém, tem perdido sua popularidade. O motivo é que a paciente, e possivelmente o mastologista, sentem-se mais confortáveis discutindo opções de cirurgia oncológica quando já há um resultado histológico. Além disso, o custo e o grau de desconforto das biópsias percutâneas diminuíram muito. Também diminuiu o tempo de execução dessas biópsias, de modo que elas podem ser encaixadas com facilidade na programação de uma clínica, não causando retardo à realização da cirurgia oncológica.

	Risco de câncer	Conduta
Categoria 5	95%	Biópsia

A Figura 4-4 mostra exemplos de alterações BI-RADS®5.

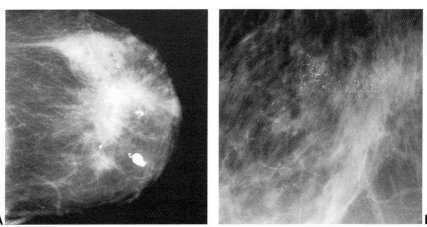

Fig. 4-4. (**A**) Nódulo sólido BI-RADS®5. (**B**) Microcalcificações BI-RADS®5.

Categoria 6

Nessa categoria, já se sabe que a paciente tem câncer de mama. Essa categoria não tem nenhuma importância para o atendimento da paciente, e existe apenas para atender às funções de estatística e auditoria do BI-RADS®. Em certas circunstâncias, uma paciente que tem diagnóstico de câncer de mama é submetida à quimioterapia neo-adjuvante (antes do tratamento cirúrgico), e volta a fazer mamografia após a quimioterapia para avaliar a resposta da lesão. Nesse caso, classifica-se a mamografia como BI-RADS®6. Algumas pacientes já biopsiadas são encaminhadas para outros exames, como a ressonância magnética mamária, para avaliar a extensão da lesão. Essa ressonância também deve ser classificada como BI-RADS®6.

Se classificássemos as lesões descritas anteriormente como BI-RADS®4 ou 5, aumentaríamos artificialmente a taxa de detecção da mamografia ou do método em questão, uma vez que um mesmo câncer seria contado duas vezes. O resultado de uma auditoria seria falso.

Categoria Zero

Essa categoria significa que há um achado na mama, mas para sua análise definitiva são necessários estudos imagenológicos adicionais. Nessa categoria, não é emitida uma opinião final do radiologista, que entende que a avaliação radiológica não está completa. É necessária a aplicação de algum recurso adicional: incidências radiológicas especiais, compressão radiológica localizada, magnificação, ultra-sonografia ou até mesmo comparação com exames anteriores.

É importante que não haja abuso dos radiologistas em classificar os laudos nessa categoria, pois a reconvocação de pacientes para exames adicionais pode causar estresse psicológico à paciente, além de ser onerosa para o sistema. É perfeitamente possível, mesmo que o médico radiologista não esteja presente no momento em que a paciente está sendo radiografada, que uma técnica de raios X seja treinada para identificar um bom número das alterações que indiquem estudos especiais e já os faça, diminuindo o número de retornos para a realização de magnificação ou outros estudos especiais. No caso da identificação de nódulos bem delimitados, a ultra-sonografia é de indicação formal.

Note que a classificação zero deve ser dada frente a um achado de uma lesão radiológica. No caso de mamas densas sem lesões radiológicas, no entanto, a classificação não deve ser zero, e sim 1 ou 2. Dessa forma, o laudo pode (e deve) conter uma observação, alertando para a redução da sensibilidade radiológica em mamas densas, mas não deve ter classificação zero, pois não há achado radiológico inconclusivo. O Capítulo 6 descreve o uso da ultra-sonografia como ferramenta adicional de rastreamento em mamas densas.

Tipo de alteração encontrada	Providência complementar indicada
Microcalcificações	Magnificação microfocal
Nódulo	Ultra-sonografia, compressão seletiva para estudo das bordas
Assimetria focal	Compressão seletiva, incidências com rotação de 15 graus
Várias situações (nódulos, microcalcificações e assimetrias)	Comparação com exames anteriores, quando considerada essencial ao diagnóstico final
Alterações que aparecem em apenas uma incidência	Incidências especiais, como craniocaudal com exagero lateral (CCX), incidência craniocaudal

A Figura 4-5 mostra exemplos de alterações BI-RADS® zero.

Uma observação prática deve ser feita a propósito da classificação BI-RADS® zero. Quando se trata de lesão particularmente suspeita, convém que o radiologista, caso opte por atribuir BI-RADS® zero, comunique ao ginecologista que se trata de um caso com uma suspeita maior. É comum que a classificação zero não cause a mesma impressão que as classificações 4 e 5, e eventualmente o médico ou a paciente postergam as

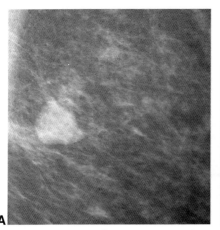
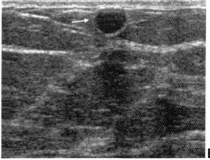

Fig. 4-5. (**A**) BI-RADS® zero à mamografia. Ultra-sonografia mostrou nódulo BI-RADS®3. (**B**) BI-RADS® zero à ultra-sonografia. Mamografia mostrou cisto oleoso, que é classificado como BI-RADS®2.

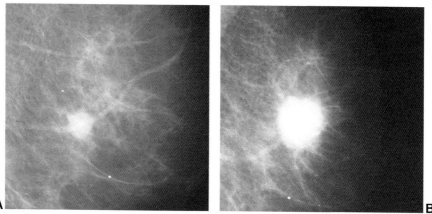

Fig. 4-6. (A) BI-RADS® zero. Cuidado a tomar. (B) Esta é a lesão 1 ano e meio depois, um BI-RADS® 5.

providências a serem tomadas, criando um potencial para que aquela lesão não receba a atenção devida, com resultados potencialmente catastróficos (Fig. 4-6).

DESCRIÇÃO DO TIPO DE MAMA

Como é conhecido, as mamas variam com relação à proporção de tecido glandular/fibroso e gorduroso. O sistema BI-RADS® recomenda que faça parte do laudo imagenológico uma descrição do tipo de mama. Isso tem importância, pois mamas com maior proporção de tecido glandular/fibroso são mais densas à mamografia, enquanto mamas com maior proporção de tecido adiposo são mais radiotransparentes. Sabe-se que a sensibilidade da mamografia diminui à medida que a mama fica mais densa. Assim, o BI-RADS® orienta que a mama seja classificada em 1 das 4 categorias: mamas extremamente densas, mamas densas e heterogêneas, mamas com algumas densidades de distribuição esparsa e mamas quase totalmente substituídas por gordura (Fig. 4-7). A sensibilidade da mamografia, que é em média de 85%, está diminuída nos 2 primeiros tipos de mamas descritos anteriormente, podendo chegar a 50%.

Gosto de informar à paciente que, quando falamos em mamas densas, estamos falando de mamas pouco transparentes aos raios X. O conceito de transparência das mamas aos raios X e como isso afeta a sensibilidade do método não é tão fácil para um leigo entender. Quanto mais explicarmos às pacientes, mais essa informação será difundida.

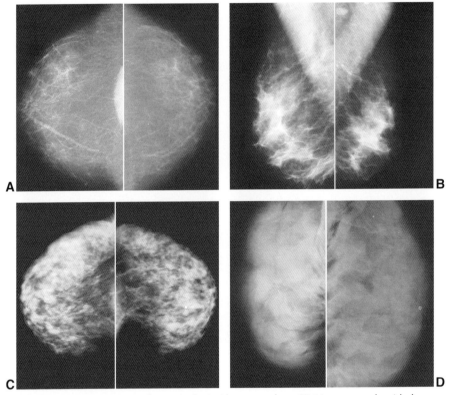

Fig. 4-7. (**A**) Mama quase totalmente substituída por gordura. (**B**) Mama com densidades esparsamente distribuídas. (**C**) Mama densa e heterogênea. (**D**) Mama extremamente densa.

No caso da ultra-sonografia, o BI-RADS® também recomenda que se descreva o tipo de mama, nesse caso quanto à sua ecotextura de base. As mamas devem ser classificadas em: heterogêneas, homogeneamente fibroglandulares e homogeneamente gordurosas (Fig. 4-8). Como o tipo de mama afeta a qualidade da ultra-sonografia não foi totalmente definido por estudos, mas, na minha experiência, mamas heterogêneas dificultam o exame, trazendo o risco de falsos negativos e também de falsos positivos. Essa experiência está de acordo com o observado por uma autora que pesquisou o valor preditivo-negativo da ultra-sonografia e da mamografia em portadoras de nódulos palpáveis, e o único falso-negativo ocorreu exatamente em uma paciente com mamas heterogêneas.[5] As mamas com predomínio gorduroso podem oferecer mais dificuldade ao se encontrar estruturas que contenham gordura, como certos linfonodos intramamários, mas na minha experiência não dificultam a identificação de nódulos sólidos.

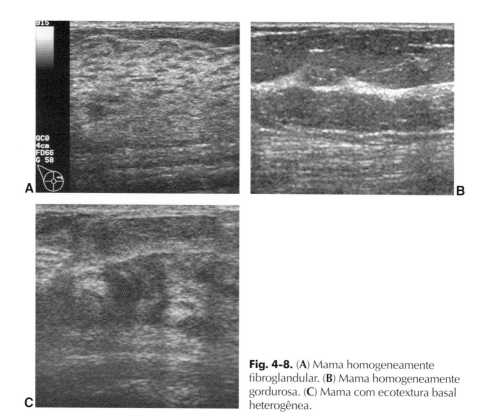

Fig. 4-8. (A) Mama homogeneamente fibroglandular. (B) Mama homogeneamente gordurosa. (C) Mama com ecotextura basal heterogênea.

Na ressonância magnética, a descrição das mamas é a seguinte: quase completamente gordurosas, tecido fibroglandular de distribuição esparsa, tecido fibroglandular heterogêneo e gordura, e predomínio do tecido fibroglandular. No caso da ressonância magnética, a característica que pode afetar a interpretação do exame é a quantidade de tecido glandular. Especialmente se o exame for realizado na segunda fase do ciclo menstrual, o próprio tecido glandular pode apresentar realce ao contraste, causando falsos positivos.

TERMINOLOGIA

O sistema BI-RADS® define todos os termos descritivos que devem ser usados nos relatórios de exames. Termos não definidos pelo BI-RADS® não devem ser usados nos laudos. Essas definições são importantes para não haver confusão do uso da terminologia. Não é escopo desse livro listar todos os termos definidos no sistema BI-RADS®, mas apenas para exemplificar, seguem alguns termos:

- *Mamografia*: nódulos, forma, margem, densidade, regular, calcificações, distorção de arquitetura, distribuição, assimetria focal.
- *Ultra-sonografia*: nódulos, forma, orientação paralela ou não-paralela, circunscrito, anecóico, hipoecóico, cisto, simples, complexo, complicado, sombra acústica.
- *Ressonância magnética*: foco, realce nodular, realce não nodular, forma, margens, distribuição, curva cinética.

Talvez o mais importante na definição da terminologia seja o veto ao se usar termos não listados. Assim, não se deve usar termos que antes foram populares entre radiologistas, como densidade pseudonodular, displasia e outros. A descrição radiológica tem que ser clara, até mesmo frente às suas limitações, mas o radiologista não se deve esquivar da sua responsabilidade, usando termos mal definidos.

AUDITORIA

A avaliação da qualidade da prática do diagnóstico mamário é descrita com detalhes no Capítulo 3, que inclusive apresenta uma lista das principais definições que o sistema BI-RADS® e a comunidade científica utilizam, como falso-positivo, falso-negativo e taxa de detecção, entre outros parâmetros.

Para a utilização correta desses parâmetros, é fundamental uma adesão rigorosa aos princípios do BI-RADS®, analisando as alterações de forma homogênea e mantendo um registro dos resultados dos exames.

O departamento de arquivamento de uma clínica pode ser interpretado como uma despesa que não gera uma receita direta, mas o arquivamento dos dados e a forma de consultá-lo são extremamente importantes para o controle de qualidade.

APERFEIÇOAMENTO DO SISTEMA – POR QUE O SISTEMA BI-RADS® ESTÁ CONSTANTEMENTE APERFEIÇOANDO-SE, LANÇANDO SEMPRE NOVAS EDIÇÕES?

Da mesma forma que a colpocitologia oncótica, o BI-RADS® vem sendo aperfeiçoado ao longo do tempo, justamente porque novos conhecimentos científicos vão se acumulando. Assim, o sistema BI-RADS® já está na sua 4ª edição, publicada em 2003. À medida que aparecem mais dados sobre as lesões menos freqüentes ou mais recursos tecnológicos, o BI-RADS® tem que ser atualizado.

O sistema BI-RADS® se baseia no valor preditivo-positivo para câncer de uma determinada lesão. O sistema tem uma concepção muito simples: catalogar todas as lesões mamárias em suas variações e nuances e obter um número estatisticamente significativo de cada uma dessas lesões, estudando sua correspondência histológica e/ou seu comportamento biológico. Com os dados disponíveis na época, foi elaborada a 1ª edição do BI- RADS® para mamografia, o que foi um grande progresso. Com o passar do tempo, novos dados começam a se tornar disponíveis, permitindo um conhecimento melhor do valor preditivo-positivo de cada lesão, resultando no aperfeiçoamento do BI-RADS® e o lançamento de novas edições. Em 2003, chegamos à 4ª edição do BI-RADS®, e o comitê está permanentemente reunido.

Uma evolução contida na 4ª edição do BI-RADS® foi a subdivisão da categoria 4 em 3 subcategorias: A, B e C, descritas anteriormente.

Outras modernizações do BI-RADS® dizem respeito mais à sua função de auditoria e de compilação científica, como a recente inclusão da categoria 6.

BI-RADS® E INTUIÇÃO CLÍNICA

A classificação dos achados em uma categoria do sistema BI-RADS® baseia-se no conhecimento prévio do comportamento habitual daquele tipo de lesão. Isso poderia deixar um papel pequeno para a subjetividade do radiologista e sua intuição e experiência. Bastaria conhecer todas as lesões e o seu comportamento para atuar de forma ideal na imagenologia mamária. A rotina é diferente. Nem todas as lesões podem ser classificadas de uma maneira precisa. Freqüentemente, pegamo-nos perguntando a nós mesmos: isso é um nódulo ou uma assimetria focal? Essa parede de cisto é apenas um pouco espessada ou contém uma área sólida? Nesse momento, acho útil assumir uma atitude que reporta à experiência e à intuição do radiologista, essas qualidades menos ponderáveis.

Em vez de perguntar:

- Essa lesão tem determinada característica, assim, recebe classificação 3, portanto é abordada com acompanhamento semestral?

O radiologista pode se perguntar:

- Fico mais confortável propondo um acompanhamento semestral para essa lesão?
- Então vou classificá-la como BI-RADS®3.

Essa forma de proceder respeita a experiência do radiologista e a sua intuição, que nada mais é que os conhecimentos não-classificáveis.

REFERÊNCIAS BIBLIOGRÁFICAS

1. American College of Radiology (ACR). ACR BI-RADS®, 4th ed. Reston, VA, American College of Radiology, 2003.
2. Papanicolaou GN. A new procedure for staining vaginal smears. *Science* 1942 Apr 24;95(2469):438-439.
3. Sociedade Brasileira de Mastologia. I Reunião de Consenso para a Padronização dos Laudos Mamográficos. *Boletim da Sociedade Brasileira de Mastologia* 1998;9.
4. Sickles EA. Periodic mammographic follow-up of probably benign lesions: results in 3,184 consecutive cases. *Radiology* 1991;179:463-468.
5. Soo MS, Rosen EL, Baker JA, Vo TT, Boyd BA: Negative predictive value of sonography with mammography in patients with palpable breast lesions. *AJR Am J Roentgenol* 2001;177:1167-1170.

Capítulo 5

MAMOGRAFIA

EQUIPAMENTOS

Mamografia convencional. A mamografia é uma radiografia da mama. A primeira demonstração que os raios X mamários poderiam discriminar entre tecido canceroso e tecido normal foi feita em aparelhos de raios X genéricos em uma peça de mastectomia. Logo foi percebido que a resolução dos aparelhos genéricos de raios X era insuficiente para um bom diagnóstico na mama. Os vários componentes da mama apresentam uma diferença muito pequena de densidade radiológica entre si. Enquanto, por exemplo, os raios X ortopédicos em geral devem discriminar entre osso e partes moles, estruturas de densidades radiológicas muito distintas, a mamografia deve discriminar entre câncer e tecido fibroglandular, que tem densidade radiológica semelhante. Para atender a essa necessidade, foram criados aparelhos de raios X desenhados especificamente para radiografar a mama, os mamógrafos (Fig. 5-1), ou mamógrafos dedicados, como são chamados na literatura americana (por serem desenhados exclusivamente para o estudo das mamas). Esse foi o primeiro grande progresso técnico da mamografia (veja o Capítulo 20 sobre o desenvolvimento histórico da propedêutica radiológica mamária).

Os mamógrafos incorporaram tubos de raios X com alvo de molibdênio ou ródio, ao invés de tungstênio, além de filtros que produzem fótons que melhor trabalham na faixa de densidade da mama, discriminando melhor entre gordura, tecido glandular e calcificações. Além disso, os mamógrafos possuem dispositivo de compressão (Fig. 5-2) e grade antidifusora (Fig. 5-3). O Capítulo 3 descreve mais a fundo esses recursos técnicos.

Outro grande passo tecnológico da mamografia foi o desenvolvimento dos sistemas de chassi-écrans. O chassi é aquela peça onde se coloca o filme radiológico. Ele não é apenas um porta-filmes ou um protetor contra a luz ao sair da câmara escura. Dentro do chassi, há uma membrana fluorescente, que se chama écran (Fig. 5-4). O écran, ao ser atingido pelos raios X, excita-se e produz uma grande quantidade de luz que irá impres-

Fig. 5-1. Mamógrafo dedicado, assim chamado por ser um aparelho de raios X desenhado para ser usado apenas para as mamas.

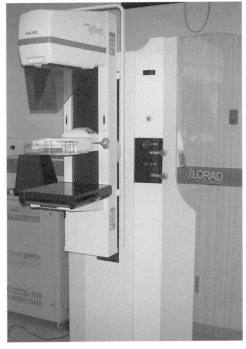

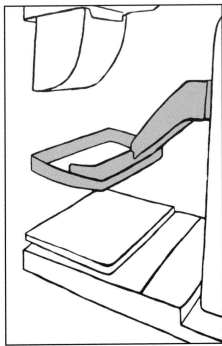

Fig. 5-2. A placa compressora melhora a qualidade da mamografia.

Capítulo 5 ◆ MAMOGRAFIA | 49

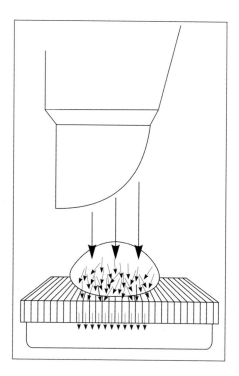

Fig. 5-3. A grade antidifusora impede que o detector receba raios de dispersão.

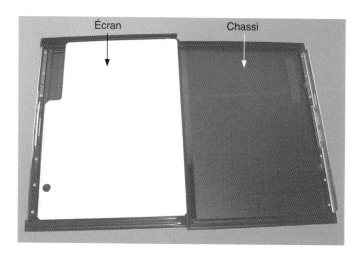

Fig. 5-4. O sistema chassi-écran reduz a dose de radiação sobre a mama.

sionar o filme radiológico. Dessa forma, é possível reduzir substancialmente a quantidade de radiação sobre a mama.

O desenvolvimento de filmes e reveladoras específicos para a mamografia também incrementou a qualidade e o resultado da mesma.

Mamografia digital. O mais recente progresso tecnológico foi o da mamografia digital, em que o filme é substituído por um sistema de captação com telas de fósforo e detectores que transformarão a energia dos fótons em cargas elétricas, que serão transformadas em *pixels* ao serem lidas e digitalizadas. A imagem digital pode ser analisada em monitores apropriados ou impressa em filmes radiológicos. São muitas as diferenças técnicas com a mamografia tradicional (que seria mais bem denominada mamografia de filme, e não analógica, como às vezes é mencionada). Existem vantagens como a manipulação e o armazenamento da imagem, a separação entre o tempo de aquisição e o tempo de impressão da imagem e a possibilidade de leitura a distância (telemedicina), facilitando a obtenção de 2ª opinião. Mais importante é que ficou demonstrado um incremento de cerca de 15% na taxa de detecção do câncer de mama em mulheres portadoras de mamas densas e na perimenopausa (Fig. 5-5).[1] Outras vantagens são o potencial de pós-processamento, como a tomossíntese e as técnicas de subtração, ainda em fase experimental, e a possibilidade de se utilizar um sistema de detecção auxiliada por computador (sis-

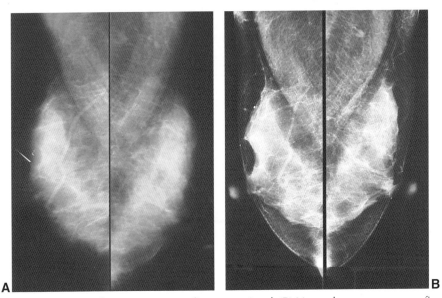

Fig. 5-5. (**A**) Mama densa em mamografia convencional. (**B**) Mama densa em mamografia digital.

temas CAD), que mostram um aumento da sensibilidade, embora com queda da especificidade.

Há dois sistemas de mamografia digital: CR (computadorizada) e DR (direta). No sistema CR, aproveita-se o mamógrafo convencional e troca-se o filme pela placa detectora. No sistema DR, todo o mamógrafo é construído exclusivamente para a detecção digital, sendo a placa detectora parte do aparelho. Ambos são chamados de sistemas de campo total, para diferenciar dos detectores digitais aplicados apenas a uma janela da mama com a finalidade de orientar biópsias.

O leitor deve ficar atento à grande variação de qualidade da mamografia digital de fabricantes distintos. O Colégio Brasileiro de Radiologia deve iniciar um programa de controle de qualidade das mamografias digitais em breve.

ASPECTOS GERAIS DA TÉCNICA MAMOGRÁFICA

Não é objetivo desse livro fazer uma descrição extensa da técnica mamográfica. Porém, é útil à prática do ginecologista que ele conheça alguns dos detalhes que a técnica envolve.

Compressão mamária. A compressão diminui o espalhamento da radiação pela mama, melhorando a nitidez da mamografia e diminuindo a dose de radiação aplicada. Além disso, uma compressão bem aplicada diminui artefatos por movimento da paciente. O desconforto causado pela compressão é discutido no Capítulo 24. A quantidade certa de compressão pode ser definida como o máximo tolerado pela paciente, e lidar adequadamente com a paciente nesse momento é uma arte que deve ser dominada pelo profissional técnico que realiza o exame.

Agendamento. A mamografia pode ser consideravelmente mais confortável após a menstruação. A paciente deve evitar o uso de desodorantes e, especialmente, talco.

Posicionamento. Não é possível fazer o diagnóstico de um câncer de mama se ele não estiver na radiografia. Há duas incidências usadas na rotina:

- *Mediolateral oblíqua (MLO):* assim chamada pois não é uma radiografia feita em 90°, e sim, em geral, entre 45° e 60°, dependendo do tipo físico da paciente, mais especificamente da orientação do músculo peitoral, que é mais vertical nas pacientes longelíneas e mais horizontal nas pacientes brevelíneas. É a incidência mais importante, pois abrange mais tecido mamário, e a mobilidade da pele e a orientação paralela ao mús-

culo peitoral nessa posição permitem uma compressão mais eficaz. Praticamente toda a mama é incluída se essa incidência for bem executada, com um potencial ponto cego na porção medial da mama.
- *Craniocaudal (CC)*: é a incidência que fornece a orientação sagital ao radiologista. Serve também para comparar eventuais achados em um ângulo de visão distinto. Entretanto, tem 2 pontos cegos grandes: a porção mais cranial da mama e uma porção relativamente extensa na região mais lateral da mama. Essa segunda porção pode ser atingida, quando necessário, pela incidência craniocaudal com exagero lateral (CCX), em que a porção medial da mama deixa de ser radiografada para permitir a inclusão da porção lateral.

O bom posicionamento estará garantido se:

1. O músculo peitoral chegar até a altura do mamilo na incidência oblíqua (Fig. 5-6, *setas pretas*).
2. O músculo peitoral aparecer na radiografia craniocaudal (Fig. 5-7, *setas pretas*).
3. O músculo se apresentar convexo (paciente relaxada) (Fig. 5-6, *setas brancas*).
4. O mamilo for radiografado de perfil (Fig. 5-6, *cabeças de seta*).

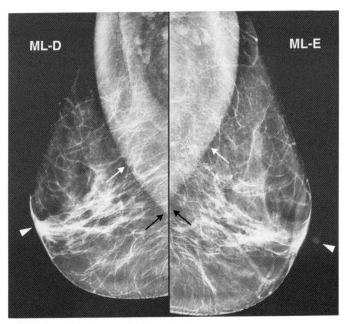

Fig. 5-6. Incidência mediolateral oblíqua.

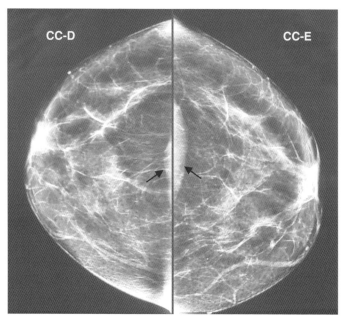

Fig. 5-7. Incidência craniocaudal.

As radiografias contralaterais nas respectivas incidências são colocadas lado a lado para comparação (Figs. 5-6 e 5-7), e as radiografias do exame anterior são colocadas imediatamente abaixo, também pareadas. As alterações que procuramos são sutis, e sua discriminação é ajudada pela procura de assimetrias nas mamas.

Identificadores. A identificação da incidência utilizada, por convenção, é sempre colocada no lado da axila, portanto, indica a porção lateral da mama na incidência craniocaudal e a porção cranial da mama na incidência mediolateral oblíqua (Figs. 5-6 e 5-7).

Anamnese. A informação mais importante é sobre nódulos palpáveis (pela paciente ou pelo médico). Caso haja um nódulo ou uma suspeita de nódulo, marcar sua posição com um artefato radiopaco. Informações sobre antecedentes familiares, cirurgias prévias (cicatrizes também devem ser marcadas com artefato radiopaco) e tratamentos oncológicos são fundamentais.

Dose administrada de radiação. A dose de radiação é controlada por um sensor posicionado distalmente à mama, chamado de fotocélula (Fig. 5-8). Há algumas opções de posicionamento da fotocélula, que deve ser feito pela técnica. É necessário que a fotocélula receba os feixes de raios X

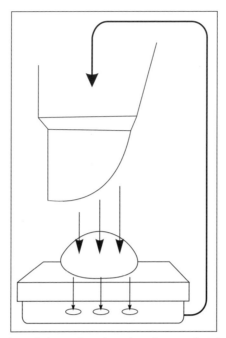

Fig. 5-8. A fotocélula regula a dose de radiação administrada.

que passaram por uma área representativa do parênquima mamário daquela paciente. Um dos erros mais comuns é relacionado com a posição da fotocélula, causando radiografias sub ou superpenetradas. Em mamas pequenas, posicioná-la na posição mais próxima à parede torácica, para evitar que a fotocélula receba feixes dos raios X que sequer atingiram a mama. Em mamas maiores, posicioná-la mais distante da parede torácica, para evitar que a fotocélula receba feixes de raios X que passaram pela gordura retromamária.

Revelação. É uma das fases mais sensíveis de toda a mamografia, sujeita a erros por variações de temperatura, mistura ou reposição inadequada do fluido revelador ou contaminação do fluido revelador com o fluido fixador. Em clínicas sem um controle de qualidade rigoroso, podem ocorrer radiografias sub-reveladas. Elas podem ser identificadas por serem mais claras, e mostrar a pele da mama com mais nitidez (Fig. 3-3). O enegrecimento da porção da radiografia em torno da mama também é menor, de modo que, segurando a radiografia contra a luz, vemos com facilidade um de nossos dedos posicionado atrás da radiografia (Fig. 3-2). Na mamografia digital, porém, a pele é sempre bem demonstrada, e isso não indica erro técnico (Fig. 5-6).

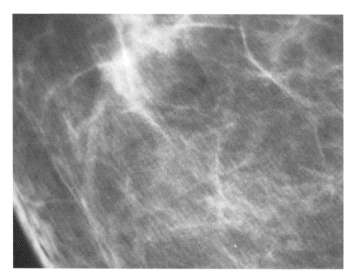

Fig. 5-9. Quando a grade antidifusora não funciona bem, aparecem finas linhas paralelas na imagem.

Gradeamento. Quando a grade antidifusora não vibra, ou vibra em freqüência inadequada, ocorre um artefato composto de finos riscos paralelos na radiografia, que necessitará que ser refeita (Fig. 5-9).

Compressão seletiva. É uma radiografia realizada com uma placa de compressão de menor diâmetro, que permite comprimir mais a área de interesse (e assim espalhar mais as estruturas). É usada para avaliar melhor contornos de nódulos e tentar diferenciar nódulos de tecido mamário normal com distribuição assimétrica. Com essa técnica, a compressão será maior naquele local, realçando as margens e a densidade de lesões verdadeiras ou espalhando melhor as estruturas e, potencialmente, desfazendo as lesões falsas formadas por somação de estruturas normais da mama sobrepostas ou realçando as margens e a densidade de lesões verdadeiras (Fig. 5-10).

Comparação com exames anteriores. Pode ajudar a detectar lesões sutis (Fig. 5-11) e evitar a recomendação de exames em curto prazo ao se demonstrar que lesões de baixa suspeita já apresentam mais de 1 ano de estabilidade.

Magnificação microfocal. São radiografias ampliadas através do distanciamento entre a mama e o filme ou placa detectora. Como esse distanciamento diminui a nitidez da imagem (imagine a sombra de uma das mãos causada pela luz de uma lanterna e projetada na parede), diminui-se

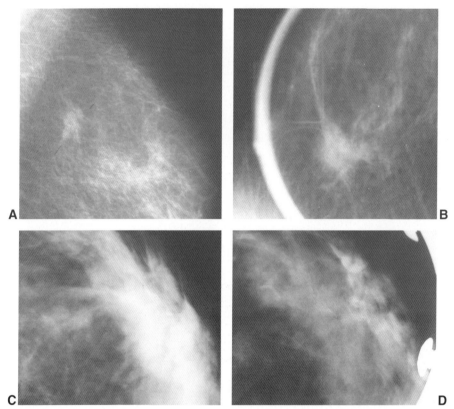

Fig. 5-10. (**A**) Assimetria focal. (**B**) A compressão seletiva destaca as margens da assimetria e confirma tratar-se de uma lesão verdadeira. (**C**) Assimetria focal. (**D**) Nesse caso, a compressão seletiva espalhou as estruturas mamárias e desmanchou a lesão, mostrando tratar-se de somação de estruturas normais.

o foco dos raios X, utilizando-se um ponto focal de 0,1 mm (daí o termo microfocal). Essa técnica melhora a demonstração das calcificações (Figs. 5-12E, 5-13B e C) e ajuda na sua análise, mas usa uma dose maior de radiação, por isso é usada apenas quando necessário.

Dupla leitura. É a leitura da mamografia por 2 médicos. Alguns estudos mostraram que esse procedimento aumenta a sensibilidade da mamografia.

CÂNCER DE MAMA DETECTADO PELA MAMOGRAFIA

O câncer de mama detectado pela mamografia é aquele detectado em uma fase pré-clínica, isto é, quando ele ainda não se apresentou como nódulo

Capítulo 5 • MAMOGRAFIA | 57

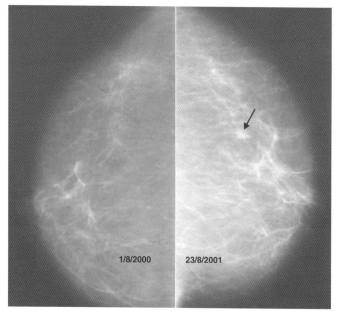

Fig. 5-11. A comparação com exames anteriores ajuda a identificar uma lesão sutil.

palpável ou um outro sinal clínico, como retração cutânea, retração do mamilo ou espessamento cutâneo. Ele tende a ser menor em tamanho e em um estágio mais precoce do que o câncer detectado clinicamente.

O diagnóstico precoce é responsável pela melhora da sobrevida na população submetida a programas de rastreamento de câncer de mama.

Como regra geral, o câncer de mama detectado radiologicamente permite um tratamento menos agressivo e a expectativa de um prognóstico melhor. A paciente pode, freqüentemente, ser informada que seu diagnóstico foi precoce e, portanto, que ela pode ter uma expectativa mais favorável em relação ao conforto e ao resultado do seu tratamento.

Além disso, pode-se esperar um resultado cosmético mais satisfatório.

INDICAÇÕES DA MAMOGRAFIA

A mamografia é utilizada em pacientes assintomáticas (de rastreamento, veja Capítulo 9) ou sintomáticas (portadoras de nódulos palpáveis, veja Capítulo 8), nesse caso, geralmente, em conjunto com a ultra-sonografia.

A periodicidade da mamografia no rastreamento adotada por nós é:

- mamografia inicial aos 40 anos de idade;
- mamografias anuais até o momento em que a expectativa de vida da paciente seja de menos de 5 anos.

Uma exceção é a paciente que teve a mãe ou uma irmã com câncer de mama diagnosticado antes dos 50 anos. Nesse caso, iniciar o rastreamento uma idade 10 anos menor que a idade de aparecimento do câncer em sua família.

Outras exceções são pacientes de alto risco, como portadoras de certas síndromes (Li-Fraumeni, Cowden), ou que testaram positivo para o BRCA, ou ainda que tiveram uma biópsia mamária prévia, demonstrando hiperplasia ductal atípica ou carcinoma lobular *in situ*. Esses são casos complexos, que provavelmente devem ser orientados por mastologistas, e cuja estratégia de periodicidade do rastreamento deve ser individualizada para cada paciente.

LESÕES MAMOGRÁFICAS

Entre os cânceres diagnosticados por mamografia, cerca de 40% ocorrerão na forma de nódulos, 30% na forma de microcalcificações e 20% na forma de outras alterações, como distorções de arquitetura, assimetrias e retrações.[2] Trataremos dessas formas de lesão separadamente. A descrição das lesões feitas nesse livro obedece aos termos recomendados no sistema BI-RADS®

Microcalcificações

O câncer diagnosticado através de microcalcificações, em geral, é o câncer de mama mais precoce que a medicina consegue diagnosticar. Ele é mais associado a carcinoma *in situ*, enquanto o câncer diagnosticado através de um nódulo é mais associado ao carcinoma invasivo (há exceções). A mamografia é o único método que demonstra calcificações de forma a auxiliar o diagnóstico do câncer.

O cálcio é um elemento metálico bivalente que existe normalmente no organismo, relacionado principalmente ao metabolismo ósseo. Tecidos normais e anormais podem acumular cálcio. Os depósitos de cálcio na mama acontecem por vários motivos, que incluem trauma, distúrbios metabólicos e causas oncológicas. Não se sabe ao certo porque o carcinoma calcifica, porém, hoje sabemos que não se trata de necrose celular e sim de secreção de cálcio por alteração citológica de uma célula já doente.

As calcificações mamárias são muito prevalentes. Em nossa clínica, encontramos calcificações em cerca de 50% das mamografias. Existem muitos tipos de calcificações mamárias e apenas algumas delas são associadas ao câncer de mama.

O que vai diferenciar as calcificações benignas das malignas é a análise da sua morfologia. Infelizmente, as calcificações são um sinal biológico inespecífico, isto é, calcificações malignas e benignas podem ter a mesma aparência. O trabalho do radiologista, portanto, é selecionar quais calcificações precisam ser submetidas à biópsia. Essa é a fina linha onde caminha o radiologista: já foi determinado que uma diminuição no número de falsos positivos está associada a um aumento no número de cânceres em intervalo; é a busca do equilíbrio entre falsos positivos e falsos negativos que deve nortear a prática da radiologia mamária.

As 2 principais características que estão associadas à malignidade são o tamanho pequeno (daí o termo microcalcificações, que freqüentemente requerem o uso de lupa para serem vistas) e o fato de estarem agrupadas. Embora apenas 2 ou 3 calcificações com um aspecto muito desfavorável possam levantar a suspeita de malignidade (Fig. 5-13C), em geral, consideramos que haja necessidade de pelo menos 5 calcificações por centímetro quadrado para chamarmos essa lesão de agrupamento de calcificações.

Nem todo agrupamento de calcificações, porém, é maligno. Calcificações arredondadas em um agrupamento em forma de roseta, por exemplo, são tipicamente benignas.

Um fato de grande relevância clínica é que a calcificação tende a ser um molde da estrutura em que se origina, isto é, a calcificação ductal tende a ter a forma do ducto, a calcificação lobular tende a ter a forma do lóbulo, a calcificação vascular tem a forma da artéria e assim por diante. Estamos especialmente interessados em detectar as calcificações ductais. Além do fato de o carcinoma ductal ser mais comum do que o lobular, o carcinoma lobular não tende a se manifestar como microcalcificação. As calcificações ductais naturalmente tende a ter forma linear muito fina com bifurcações, agrupamentos que tendem a se orientar na direção do mamilo. A detecção de calcificações muito pequenas requer uma técnica mamográfica apurada, como vimos no Capítulo 3.

Uma vez detectadas microcalcificações com algum grau de suspeita, elas devem ser mais bem estudadas pela técnica de magnificação microfocal, que permite uma análise melhor. Uma outra técnica que permite uma melhor análise das calcificações é a mamografia digital, pois nessa técnica podem ser utilizados recursos de pós-processamento das imagens, com inversões em preto-e-branco e ampliações.

Outros parâmetros de análise de calcificações são a sua forma, a sua distribuição, a forma do agrupamento e a presença de lesões associadas. O Quadro 5-1 mostra os parâmetros de análise das calcificações mamárias.

A Figura 5-12 mostra exemplos de microcalcificações benignas e a Figura 5-13 mostra exemplos de microcalcificações malignas.

Nódulos

Define-se nódulo mamograficamente como uma lesão tridimensional que ocupa espaço, geralmente vista em 2 incidências e que tenha um contorno convexo. Se uma densidade (que é potencialmente um nódulo) não preencher esses requisitos, ela é descrita como uma assimetria. São muito comuns os nódulos mamários benignos e devemos lembrar que a mamografia, no caso de nódulos circunscritos, não discrimina nódulos císticos de nódulos sólidos.

Na fase de detecção (veja Capítulo 10), lembrar da dificuldade em se diagnosticar nódulos em mamas com grande densidade radiológica, pois nessas mulheres a própria densidade da mama camufla a presença do nódulo.

Na fase de análise, a mamografia usa os parâmetros de forma, margens e a densidade dos nódulos, a saber:

- *Forma:* redonda, oval, lobular, irregular.
- *Margens* (ou contornos): circunscritas (ou bem definidas, requerem boa visão de pelo menos 75% da margem), microlobuladas, obscurecidas (relacionada à sobreposição de estruturas), indistintas ou mal definidas (mesmo sem sobreposição de estruturas não se definem as margens) e espiculadas.
- *Densidade:* densas, isodensas, hipodensas e radiotransparentes (que contêm gordura).

Os nódulos que têm maior associação com a malignidade são os nódulos de forma irregular, margens microlobuladas, indistintas ou espiculadas, e densos. Achados associados que sugerem malignidade são calcificações de análise suspeita. A Figura 5-14 mostra um nódulo radiotransparente, característico de cisto oleoso, que é sempre benigno, e deve ser classificado como BI-RADS®2. A Figura 5-15 mostra um nódulo de análise favorável,

Quadro 5-1 Parâmetros de análise das calcificações mamárias

	Benignas	Intermediárias	Malignas
Morfologia	Grosseiras, em pipoca, em palito ou bastonete, em casca de ovo, com centro radiotransparente, vasculares (dois trilhos paralelos), arredondadas, em fios de sutura, leite de cálcio, distróficas, anelares	Amorfas, indistintas, puntiformes (< 0,5 mm) regulares, muito pequenas sem forma definível, grosseiras heterogêneas	Pleomorfas ou heterogêneas, finas-lineares, especialmente se bifurcantes (em forma de y ou v), vermiculares, puntiformes, irregulares
Distribuição	Esparsas ou difusas	Segmentares (em um trajeto ductal, na forma de um segmento ou de um lobo mamário), regionais (em um volume maior da mama, de mais de 2 cm³, porém não em trajeto ductal)	Agrupadas, segmentares, regionais
Características do agrupamento	Em roseta, arredondado	Arredondado, não tão compacto	Alongado, linear, compacto (grande concentração de calcificações)
Lesões associadas	Sem lesões associadas	–	Nódulo espiculado ou densidade irregular associados

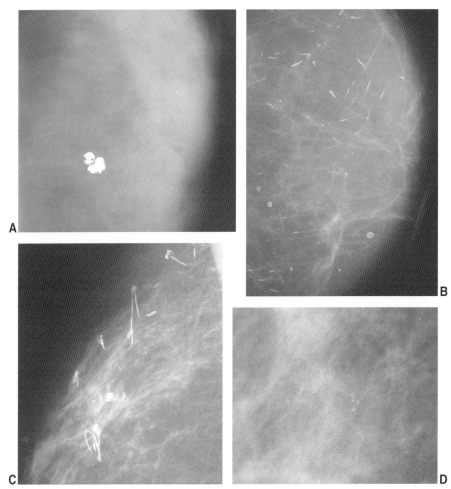

Fig. 5-12. (**A**) Calcificação em pipoca. (**B**) Calcificações em palito e em casca de ovo. (**C**) Calcificações em fios de sutura. (**D**) Microcalcificações arredondadas dispostas em roseta, moldando lóbulos mamários.

que deve ser classificado como BI-RADS® zero, pois a ultra-sonografia acrescenta muito à análise (inclusive verifica a possibilidade de se tratar de um cisto). A Figura 5-16 mostra um nódulo denso e espiculado (BI-RADS®5).

A ultra-sonografia tem grande papel na análise de nódulos diagnosticados pela mamografia ou pela palpação. Veremos em outro capítulo detalhadamente o papel da ultra-sonografia no diagnóstico no câncer da mama. Tão grande é esse papel que, na maioria das vezes, um nódulo mamográfico deve receber a classificação BI-RADS® zero, para que a análise ima-

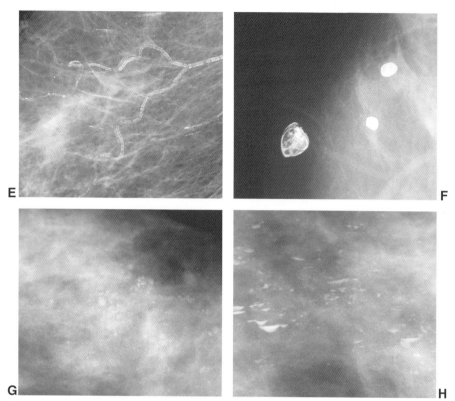

Fig. 5-12. *(Continuação.)* (**E**) Microcalcificações vasculares. (**F**) Calcificações distróficas. (**G**) Leite de cálcio em incidência craniocaudal. (**H**) Leite de cálcio em incidência vertical, mostrando depósito do leite de cálcio no fundo dos cistos.

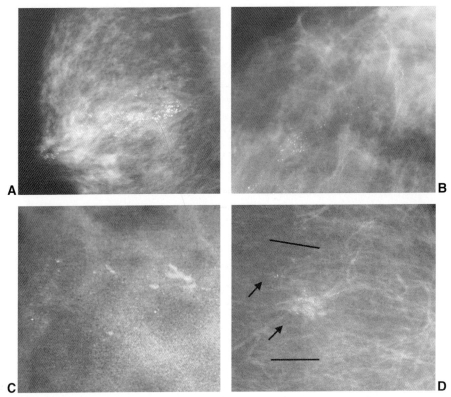

Fig. 5-13. (**A**) Microcalcificações polimorfas, ocupando todo um setor da mama.
(**B**) Observe a forma alongada do agrupamento, principal fator de suspeita nesse caso.
(**C**) Microcalcificações suspeitas em quantidade muito pequena. (**D**) Microcalcificações polimorfas associadas a uma tênue densidade.

Capítulo 5 ♦ MAMOGRAFIA | 65

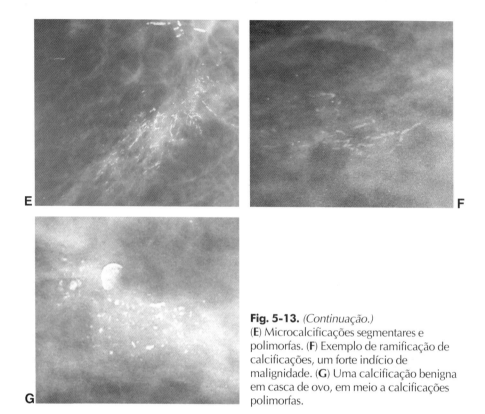

Fig. 5-13. *(Continuação.)*
(E) Microcalcificações segmentares e polimorfas. **(F)** Exemplo de ramificação de calcificações, um forte indício de malignidade. **(G)** Uma calcificação benigna em casca de ovo, em meio a calcificações polimorfas.

genológica só seja considerada completa após a realização da ultra-sonografia. Quando se trata de nódulo particularmente suspeito, no entanto, convém que o radiologista, caso opte por atribuir BI-RADS® zero ao nódulo, avise ao ginecologista que se trata de um BI-RADS® com uma suspeita maior, para que o caso não corra o risco de ser negligenciado (Fig. 4-6).

Distorções de arquitetura

Há um desarranjo da arquitetura sem densidade demonstrável, que pode ser na forma de linhas ou finas espículas convergentes (Fig. 5-17), uma retração focal ou uma área de distorção na borda do parênquima (formando o sinal da tenda). Essa alteração, se não houver história de trauma, é suspeita para câncer ou uma alteração chamada de cicatriz radial (Fig. 5-17B), e requer análise histológica, geralmente com retirada completa da lesão (a cicatriz radial é uma lesão heterogênea, que pode conter áreas benignas e outras áreas malignas, em geral na forma de carcinoma tubu-

Fig. 5-14.
Cisto oleoso.

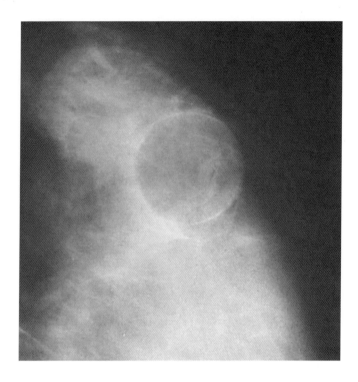

lar, daí não ser apropriado uma biópsia percutânea, que retira amostras apenas de partes da lesão).

Assimetrias

É uma alteração percebida ao comparar as duas mamas. São divididas em assimetrias globais, focais ou em desenvolvimento. As assimetrias globais são assimetrias extensas, que envolvem todo um quadrante (Fig. 5-18) e, quando não se associam a nódulos palpáveis, são geralmente variações anatômicas (tecido mamário normal com distribuição assimétrica). A assimetria focal (Fig. 5-10) é, basicamente, uma densidade suspeita de ser um nódulo, porém que não apresenta todos os critérios para assim ser chamada. São densidades planas (e não tridimensionais), com bordas não convexas e, freqüentemente, com gordura entremeada. A assimetria focal muitas vezes corresponde a uma ilhota de tecido mamário normal, mas há ocasiões em que ela exige estudos adicionais, como compressões seletivas, correlação ultra-sonográfica ou até mesmo controle em curto prazo (BI-RADS®3) ou análise histológica (BI-RADS®4). A assimetria não especi-

Capítulo 5 ♦ MAMOGRAFIA | 67

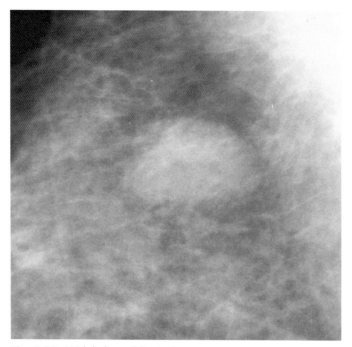

Fig. 5-15. Nódulo bem delimitado.

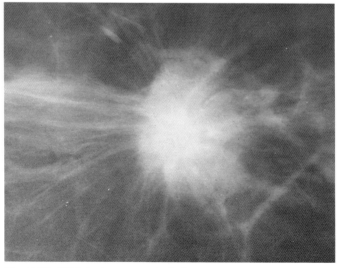

Fig. 5-16. Nódulo denso e espiculado.

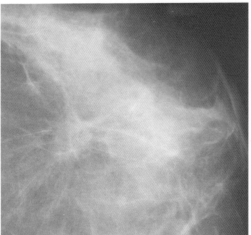
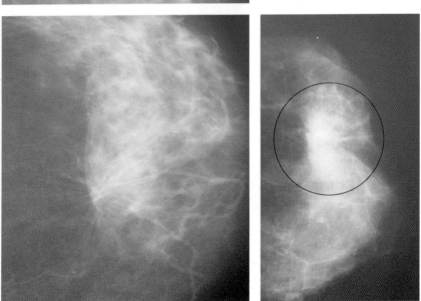

Fig. 5-17. (**A**) Distorção de arquitetura. (**B**) Lesão espiculada sem densidade central, suspeita de cicatriz radial. (**C**) Distorção de arquitetura formando sinal da tenda, nesse caso associada a uma densidade.

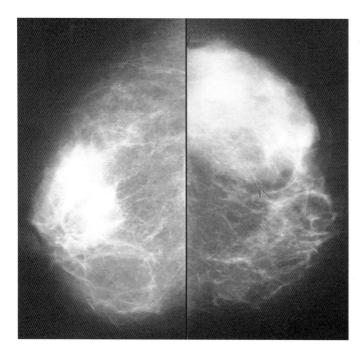

Fig. 5-18.
Assimetria global.

ficada é uma assimetria vista em apenas uma incidência. A assimetria em desenvolvimento é uma assimetria que aumenta em exames subseqüentes ou não estava presente em exame anterior, e é a que mais se associa a doenças malignas.

Outras situações

As lesões descritas anteriormente são as mais importantes no diagnóstico mamográfico do câncer de mama.

A retração do mamilo e a retração e o espessamento cutâneos na verdade são sinais mais clínicos do que radiológicos, mas quando aparecem à mamografia devem ser descritos e investigados cuidadosamente.

O espessamento trabecular se associa a alterações inflamatórias, alterações pós-radioterapia e ao carcinoma inflamatório. Pode ser difícil diferenciar carcinoma inflamatório de mastite, quando não há um nódulo definido. Essas pacientes devem ser abordadas cuidadosamente. Se após uma prova terapêutica com antibioticoterapia os sinas e os sintomas não desaparecerem satisfatoriamente, deve-se fazer uma biópsia, de preferência em cunha, englobando tecido da pele.

Assimetrias tubulares retroareolares, se isoladas, são geralmente benignas e representam ectasia ductal. Quando muito conspícuas, a complementação com ultra-sonografia pode trazer dados sobre o conteúdo do ducto dilatado.

Lesões com áreas radiotransparentes (gordura) na sua intimidade são quase sempre benignas, e em geral correspondem a um linfonodo intramamário, um cisto oleoso, um hamartoma ou a uma galactocele. A cicatriz radial é uma exceção, pois pode apresentar áreas radiotransparentes, porém sua morfologia espiculada é amplamente dominante na sua expressão mamográfica.

Linfonodos intramamários ou axilares são extremamente comuns. Quando possuem centro radiotransparente, são sempre benignos. Eles podem ser bastante grandes, especialmente na axila (até 5 cm ou mais). O Capítulo 15 trata especificamente desse assunto.

Lesões cutâneas conspícuas podem projetar-se junto à mama sobre o filme e simular lesões nodulares. É útil colocarmos um marcador radiopaco (Fig. 5-19) sobre a lesão, que irá identificá-la à mamografia.

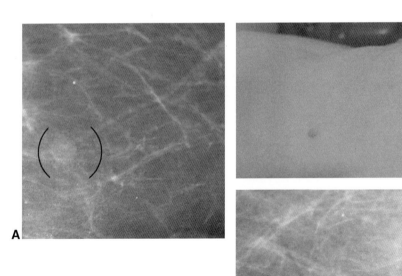

Fig. 5-19. (A) Lesão inicialmente classificada como BI-RADS® zero foi encaminhada para ultra-sonografia. (B) Notamos uma lesão cutânea no local. (C) Radiografia com marcador metálico demonstrou tratar-se da mesma lesão.

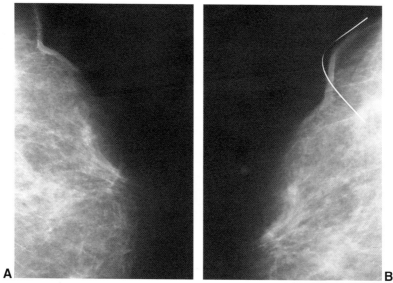

Fig. 5-20. (A) Radiografia mostrando uma retração da pele. (B) Foi colocado um marcador radiopaco sobre uma cicatriz, mostrando que ela era a causa.

Colocam-se, também, marcadores radiopacos sobre o mamilo (no caso de mamilos invertidos ou sobrepostos ao parênquima), as cicatrizes (Fig. 5-20) e os nódulos palpáveis (Fig. 5-21).

APLICAÇÃO DO SISTEMA BI-RADS®

O sistema padronizou o laudo mamográfico, uniformizou os termos usados e permitiu comparação entre serviços e colheita de dados epidemiológicos, alavancando o progresso da mamografia. O próprio raciocínio clínico ficou influenciado por essa sistematização. O Capítulo 4 trata especificamente do sistema BI-RADS®.

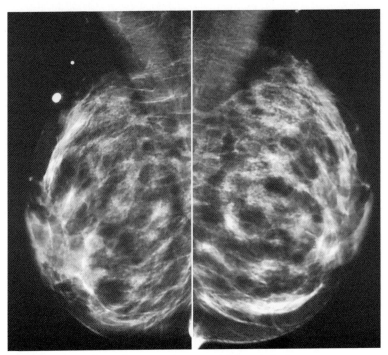

Fig. 5-21. Marcador radiopaco sobre um nódulo palpável.

REFERÊNCIAS BIBLIOGRÁFICAS

1. Pisano ED, Gatsonis C et al. Diagnostic performance of digital versus film mammography for breast-cancer screening. *N Engl J Med* 2005 Oct 27;353:1773-1783.
2. Sickles EA. Mammographic features of 300 consecutive nonpalpable breast cancers. *AJR Am J Roentgenol* 1986;146:661-663.

Capítulo 6

ULTRA-SONOGRAFIA MAMÁRIA

INTRODUÇÃO

Já vai longe o tempo em que se dizia que a ultra-sonografia da mama só era útil para diferenciar cistos de nódulos sólidos. Hoje, após um longo período de testes e amadurecimento, a ultra-sonografia mamária é uma ferramenta indispensável na propedêutica mamária,[1] com parâmetros e indicações precisos que veremos a seguir.

Além do progresso técnico, a ultra-sonografia mamária se tornou notavelmente disponível, graças ao barateamento dos aparelhos de melhor qualidade e ao crescente treinamento dos médicos.

As 2 desvantagens inerentes à ultra-sonografia mamária são que ela é muito operador-dependente, e sua documentação é incompleta (as fotos não refletem todos os dados do exame dinâmico).

ANATOMIA ULTRA-SONOGRÁFICA DA MAMA

Diferente dos raios X, que formam uma imagem de projeção, a ultra-sonografia é uma imagem seccional, semelhante à da tomografia. Funciona como se cortássemos a mama no sentido do maior eixo do transdutor, e olhássemos para uma das metades cortadas (Fig. 6-1). A ultra-sonografia tem uma vantagem sobre a tomografia, pois seus cortes são sucessivos, em um número infinito de planos, enquanto a tomografia tem que determinar a espessura dos cortes. A orientação dos planos de corte corresponde ao plano do maior eixo do transdutor. Na ultra-sonografia, a orientação dos cortes é livre, e não estamos restritos aos planos de cortes sagital, axial e coronal. Em geral, examina-se a estrutura na orientação do seu maior eixo.

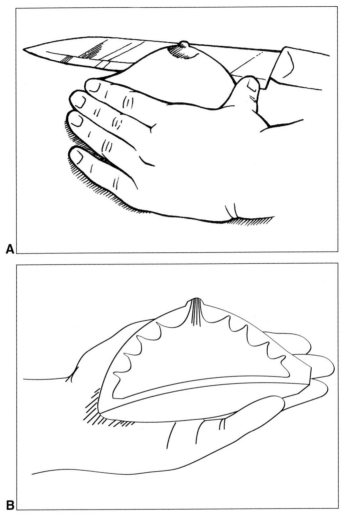

Fig. 6-1. (**A**) A imagem ultra-sonográfica é uma imagem em corte. (**B**) É como se olhássemos para uma das superfícies do corte.

A ecogenicidade significa a propriedade de um tecido de refletir o som. Na mama, a ecogenicidade de referência é a da gordura, e chamaremos de hipoecogênicos os tecidos que resultarem mais escuros que a gordura (a maioria dos nódulos, a porção cartilaginosa da costela), e hiperecogênicos os mais claros (tecido fibroglandular, porção óssea das costelas, lipomas) (Figs. 6-2 e 6-3).

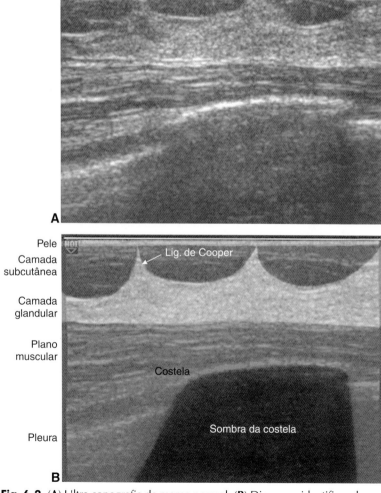

Fig. 6-2. (**A**) Ultra-sonografia de mama normal. (**B**) Diagrama identificando as estruturas da mama.

Fig. 6-3. (**A**) Escala de cinzas e ecogenicidade das diferentes estruturas da mama. (**B**) Reflexão do som em várias estruturas da mama.

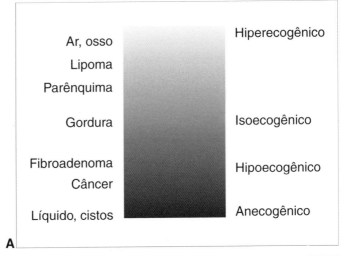

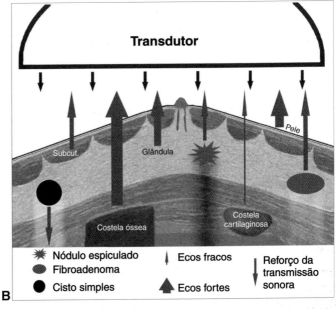

A ausência de ecos (anecóides, anecóicos, anecogênicos) é representada por uma imagem preta, característica dos líquidos. Como as estruturas que não produzem eco transmitem muito bem o som, haverá uma forte insonação dos tecidos posteriores a ela, que produzirão um eco mais acentuado, fenômeno conhecido como reforço posterior: uma faixa mais branca que aparece inferiormente às estruturas, que conduzem bem o som, particularmente são os cistos (Fig. 6-4).

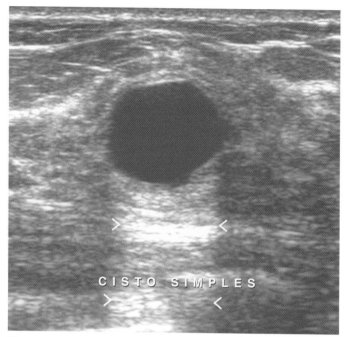

Fig. 6-4. O termo anecóico descreve a ausência de ecos, como no interior de um cisto simples – observe o reforço posterior (cabeças de seta).

Uma estrutura que absorve ou reflete o som e não o deixa penetrar mais fundo na mama provoca uma faixa escura vertical na imagem, que se estende profundamente à estrutura e recebe o nome de sombra acústica (Fig. 6-5).

Os músculos possuem textura fibrilar característica e podem ser identificados pela sua posição posterior em relação à glândula mamária, e também pela posição das suas origem e inserção (Fig. 6-6). Os linfonodos são estruturas com centro (hilo) ecogênico e periferia (cortical) hipoecogênica (Fig. 6-7). A confirmação da presença do hilo ecogênico é um parâmetro de benignidade de um linfonodo. Lipomas, em geral, são mais ecogênicos que a gordura normal (Fig. 6-8). Os vasos apresentam conteúdo líquido, portanto anecóico, e o fluxo sanguíneo pode ser confirmado pelo Doppler colorido (Fig. 6-9).

Um parâmetro importante na realização da ultra-sonografia mamária é a compressibilidade, que associa uma percepção tátil à imagem, e é muito difícil de ser representada fotograficamente.

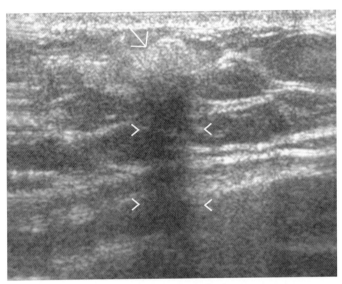

Fig. 6-5. Sombra acústica característica de algumas estruturas *(cabeças de seta)*.

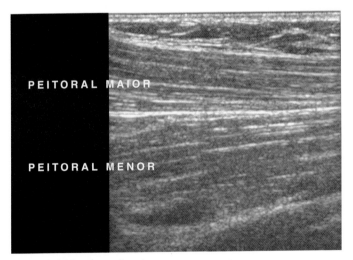

Fig. 6-6. Músculos peitorais.

Capítulo 6 • Ultra-Sonografia Mamária | 79

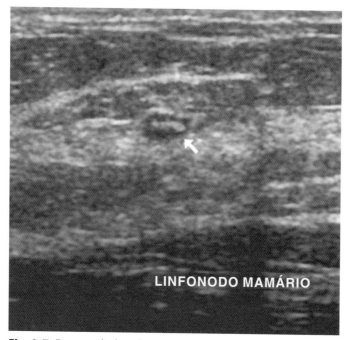

Fig. 6-7. Pequeno linfonodo intramamário.

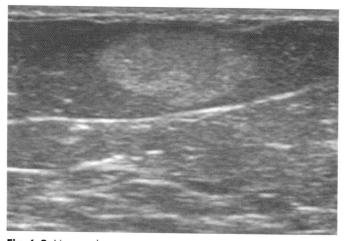

Fig. 6-8. Lipoma da mama.

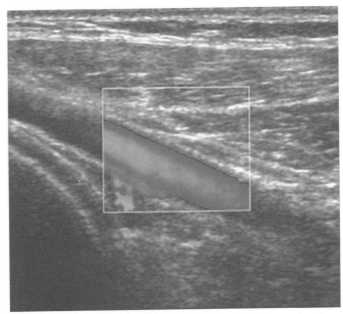

Fig. 6-9. Os vasos têm conteúdo anecóico e mostram-se coloridos ao Doppler. (Ver *Prancha* em *Cores*.)

Algumas particularidades da anatomia ultra-sonográfica devem ser destacadas. A presença de interfaces de diferentes estruturas com múltiplas orientações espaciais pode provocar sombras acústicas. Esse fenômeno ocorre posteriormente ao complexo areolopapilar e torna essa região difícil de examinar, causando falsos negativos (Fig. 6-10). Um fenômeno semelhante ocorre com alguns ligamentos de Cooper proeminentes. Nesse caso, às vezes simula-se um nódulo hipoecogênico gerador de sombra acústica, potencialmente provocando um falso-positivo (Fig. 6-11).

ASPECTOS TÉCNICOS

Vários trabalhos ressaltam a importância de que a ultra-sonografia mamária seja de alta qualidade para que os bons resultados esperados sejam obtidos.[2] A ultra-sonografia mamária é uma das aplicações mais difíceis de toda a ultra-sonografia, exigindo grande experiência e especialização do médico e uma longa curva de aprendizado. As lesões mamárias freqüentemente têm características ultra-sonográfias muito semelhante a dos tecidos adjacentes, o que dificulta a sua percepção.

Capítulo 6 • Ultra-Sonografia Mamária | 81

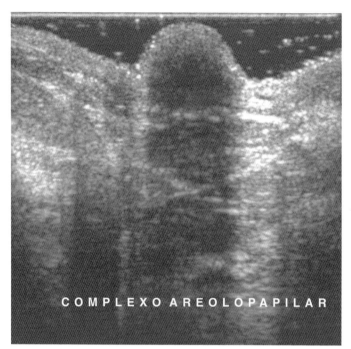

Fig. 6-10. A região do complexo areolopapilar tem estruturas com orientações diversas que dificultam o exame dessa região.

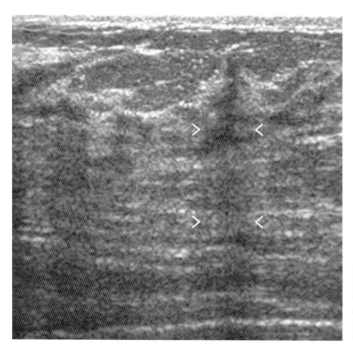

Fig. 6-11. Ligamento de Cooper gerando sombra acústica e simulando lesão mamária.

A ultra-sonografia mamária é um exame extremamente dependente do operador.[3-5] As imagens estáticas nos filmes não são totalmente representativas de toda a gama de informações percebidas ao exame dinâmico, o que aumenta o grau de subjetividade na interpretação do exame.

Quanto ao aparelho, a ultra-sonografia da mama requer transdutores lineares e de alta freqüência (7,5 mHz ou mais), que proporcionam maior resolução, porém têm menor penetração. Outros fatores técnicos podem ser importantes: foco do feixe sonoro, redução de artefatos, combinação de impedância do transdutor, interpolação da linha de imagem e controle tempo-freqüência. No capítulo 21 há mais informações sobre como escolher um aparelho para ultra-sonografia mamária.

A resolução da ultra-sonografia mamária não pode ser medida em milímetros, pois sua acurácia pode variar com a profundidade da lesão e a característica da mama sendo analisada. A ultra-sonografia mamária pode diagnosticar nódulos muito pequenos, de 2 a 3 mm, em condições favoráveis, mas pode deixar de detectar lesões maiores em condições menos favoráveis.

Lembrar que a ultra-sonografia mamária apresenta dificuldades maiores em mamas muito heterogêneas (veja Capítulo 4, sistema BI-RADS®). Uma outra condição desfavorável é a ocorrência de tumores difusamente infiltrativos, o que pode ser difícil de diagnosticar para o ultra-sonografista menos experiente.

INDICAÇÕES – AS 5 APLICAÇÕES FUNDAMENTAIS DA ULTRA-SONOGRAFIA MAMÁRIA

As 2 grandes indicações da ultra-sonografia mamária são a avaliação de lesões previamente detectadas: nódulos palpáveis e alterações mamográficas. A 3ª aplicação é uma evolução das 2 primeiras, ou seja, análise de nódulos sólidos para diferenciar entre benignos e malignos. Outra grande aplicação da ultra-sonografia mamária é o auxílio de procedimentos invasivos. Por último, tem havido investigações sobre o papel da ultra-sonografia mamária no rastreamento do câncer de mama, especialmente em pacientes portadoras de mamas radiologicamente densas (na prática, a ultra-sonografia mamária é amplamente usada para esse fim, embora sem substrato científico ainda claro).

Além dessas 5 indicações fundamentais da ultra-sonografia mamária, há várias outras situações pontuais que serão mencionadas.

Suspeita de nódulo palpável

A ultra-sonografia é a primeira opção de propedêutica radiológica nesses casos.

Se a ultra-sonografia mostrar um cisto simples que explica sem qualquer dúvida o achado palpatório, a pesquisa pode ser interrompida. Se a ultra-sonografia demonstrar um nódulo BI-RADS®3 que explique o achado palpatório, a paciente pode ser abordada com acompanhamento semestral.

Na ausência de nódulos, a ultra-sonografia às vezes pode esclarecer a causa da lesão palpável: tecido mamário normal mais saliente, lóbulos de gordura (Fig. 6-12), ligamento de Cooper mais saliente (Fig. 6-13), edema localizado e acúmulo de tecido fibroglandular normal.

Na ausência de achados ultra-sonográficos, deve-se realizar também uma mamografia. Há alguns casos raros de carcinoma ductal *in situ* que se apresentam como nódulos palpáveis, são inaparentes à ultra-sonografia, mas mostram microcalcificações à mamografia.

O valor preditivo negativo da ultra-sonografia associado à mamografia na paciente com nódulo palpável é alto,[2,6] mas caso o nódulo seja clinicamente suspeito, deve-se considerar a realização de uma biópsia da lesão[7,8] (veja também o Capítulo 8).

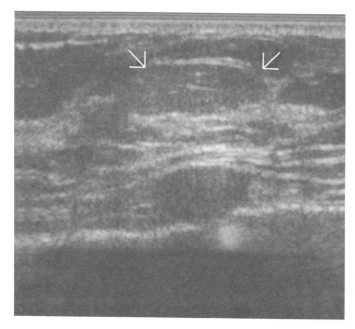

Fig. 6-12. Lóbulo de gordura que corresponde a nódulo francamente palpável.

Fig. 6-13.
Ligamentos de Cooper salientes como causa de nódulo palpável.

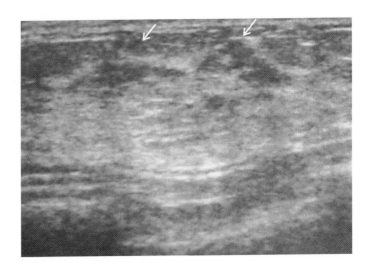

Avaliação de achados mamográficos

A ultra-sonografia hoje tem um grande papel como auxiliar da mamografia. Algumas alterações mamográficas são mais bem esclarecidas à ultra-sonografia: nódulos, assimetrias globais e focais e algumas distorções de arquitetura. Hoje, na maioria das vezes, hoje essas alterações são classificadas como BI-RADS® zero à mamografia, e sua avaliação só estará completa após a realização da ultra-sonografia.

Nos nódulos mamográficos bem delimitados (Fig. 5-15), se a ultra-sonografia mamária mostrar um cisto, a classificação BI-RADS® passa a ser 2. Quando a ultra-sonografia mamária mostra que esse nódulo é sólido, ele será então analisado. Se a análise for favorável (sugestiva de benignidade), a classificação passa a ser BI-RADS®3, como vimos anteriormente. A conduta recomendada nesse caso é acompanhamento semestral. Esse acompanhamento pode ser feito por ultra-sonografia, que é mais confortável que a mamografia, mais barato e mais seguro, por não envolver radiação ionizante. Se a análise for desfavorável, ele deve ser classificado como BI-RADS®4 ou 5 e ser submetido à biópsia.

Em nossa clínica examinamos a mamografia enquanto a paciente ainda está presente e, caso indicado, realizamos uma avaliação ultra-sonográfica de imediato, e raramente emitimos um laudo com a classificação BI-RADS® zero. Achamos a ultra-sonografia de grande valia para esclarecer dúvidas da mamografia, especialmente nódulos, assimetrias focais e globais (Figs. 5-10 e 5-18) e distorções de arquitetura (Fig. 6-14). Por causa dessa nossa rotina estabelecida, muitas vezes em nosso serviço preferi-

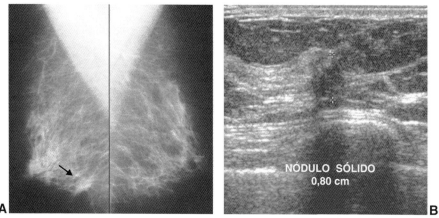

Fig. 6-14. Distorção de arquitetura (**A**), que correspondia a um nódulo BI-RADS®4 (**B**).

mos esclarecer dúvidas por meio da ultra-sonografia do que pela realização de incidências radiológicas especiais, que também são uma ótima ferramenta.

No caso de assimetrias, após a avaliação ultra-sonográfica o radiologista deverá recomendar se a paciente precisa de acompanhamento em curto prazo, em prazo habitual ou ainda se precisa de biópsia, dependendo do achado.

Diferenciação entre nódulos benignos e malignos

Uma vez detectado um nódulo mamário, seja por palpação ou por rastreamento mamográfico, começa a etapa de **análise do nódulo**. O antigo ditado de que "nódulo diagnosticado é nódulo operado" já não tem lugar na propedêutica mamária moderna. A popularização do rastreamento mamográfico detecta um grande número de nódulos mamários, alguns muito pequenos, e o próprio bom senso mostra que não faz sentido realizar a exérese de todos esses nódulos. Foi justamente nessa questão que a ultra-sonografia mamária se desenvolveu mais e encontrou uma das suas maiores aplicações.

O valor da ultra-sonografia mamária para discriminar nódulos benignos de malignos foi bem estabelecido pelo trabalho clássico de Thomas Stavros, em 1995,[9] e confirmado por diversos autores.[10,11] O valor preditivo negativo de um nódulo analisado como benigno ao ultra-som é de 98,4%.

Os critérios de análise dos nódulos sólidos à ultra-sonografia são demonstrados no Quadro 6-1. **Atenção: para que um nódulo seja considerado de análise favorável, ou de análise benigna, e assim possa ser classificado como BI-RADS®3, ele precisa ter todos os critérios adiante benignos. Apenas um critério maligno exige que ele seja classificado como BI-RADS®4 ou 5 e submetido à biópsia.** O acúmulo de vários critérios de malignidade vai aumentando o risco de câncer e fazendo com que o nódulo passe a ser classificado como BI-RADS®4B, 4C e 5.

A ultra-sonografia permite abordagem expectante em muitos casos (veja Capítulo 13), reduzindo o número de biópsias realizadas (o grande número de biópsias geradas é um problema dos programas de rastreamento, e a redução do número de biópsias desnecessárias é considerada uma das finalidades desses programas).

Uma palavra sobre a Dopplervelocimetria dos nódulos mamários. Havia uma esperança que ela fosse útil na análise dos nódulos. Vários parâmetros do Doppler colorido e pulsado foram testados: número e distribuição dos vasos, velocidade sistólica máxima, índices de resistência e pulsatilidade, impregnação por contraste, entre outros. Os resultados animadores iniciais[12] não se confirmaram em estudos posteriores.[11,13] Nesse momento do conhecimento médico, a análise morfológica das lesões é o recurso mais valioso para discriminar nódulos benignos de malignos. A demonstração de fluxo exuberante ao Doppler se associa a lesões de alto grau e com maior risco de metástases a distância.

O tamanho do nódulo e sua condição de ser palpável não interferem com a sua análise, mas podem ter influência sobre a recomendação de conduta. O Capítulo 13 desenvolve essa discussão detalhadamente, bem como uma discussão sobre se antecedentes hereditários devem interferir com a conduta frente a um nódulo de análise favorável.

A ultra-sonografia também é útil para analisar os cistos mamários. Chamamos de cistos simples os que têm paredes lisas e não têm áreas sólidas internas. Todos os cistos simples são benignos e classificados como BI-RADS®2. Quando os cistos têm áreas sólidas, eles passam a ser chamados de cistos complexos e exigem biópsia. A classificação final, se 4A, 4B, 4C ou 5, vai depender do aspecto da área sólida (Figs. 6-15, 11-32 e 11-34).

Orientação de procedimentos percutâneos

A ultra-sonografia é o método preferível para guiar procedimentos invasivos, pois, além de ser muito precisa, é realizada com a paciente deitada e a mama não comprimida (ao contrário dos procedimentos realizados sob

Capítulo 6 ◆ ULTRA-SONOGRAFIA MAMÁRIA | 87

Quadro 6-1 Critérios de análise ultra-sonográfica dos nódulos sólidos

	Benignos	Malignos
Forma	Ovalada	Irregular, geométrica, angular
Contornos	Regulares, macrobocelados (até 3 boceladuras de raio amplo)	Irregulares, microbocelados, espiculados
Delimitação	Fina e precisa	Imprecisa, dupla, halo hiperecogênico (microespiculações)

Continua

Quadro 6-1 *Continuação*

Textura	Homogênea			Heterogênea
Orientação	Deitado (paralelo ao plano da pele)			Em pé (perpendicular ao plano da pele). Essa é uma das características mais importante nos nódulos de menor tamanho

NÓDULO SÓLIDO

Fenômenos posteriores	Sombra posterior		Reforço posterior ou indiferente	
Ecogenicidade	Hipoecogenicidade acentuada		Hipoecogênico ou hiperecogênico	

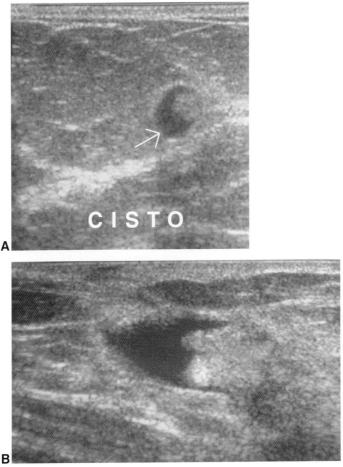

Fig. 6-15. (A) Cisto complexo pequeno, BI-RADS®4A. (B) Cisto complexo, BI-RADS®4B.

controle radiológico), o que oferece à paciente mais conforto. O Capítulo 11 trata detalhadamente das biópsias mamárias.

No caso de localização pré-operatória de lesões não palpáveis, o procedimento orientado por ultra-sonografia é realizado na posição em que a paciente vai ser operada, facilitando a integração entre o radiologista e o cirurgião. A orientação ultra-sonográfica permite um trajeto menor do fio-guia entre sua entrada na mama e a lesão e uma via de acesso mais conveniente do ponto de vista estético (o que não ocorre com o procedimento radiológico).

Bruno Fornage, em 1990,[14] demonstrou a precisão da técnica para nódulos de menos de 1 cm³. Hoje, muitos centros têm experiência na punção diagnóstica de nódulos de apenas 2 ou 3 mm, inclusive o nosso serviço.

Ao se puncionar cistos palpáveis, pode-se fazê-lo guiado apenas por palpação, mas é desejável que se use uma orientação ultra-sonográfica, quando possível (veja também o Capítulo 14). Cistos com conteúdo espesso ou mais profundos do que pareciam ao exame clínico podem trazer problemas à tentativa de aspiração guiada pela palpação. Ao se puncionar um cisto guiado pela palpação, quando não se obtém líquido, não se sabe se a lesão não foi atingida ou se o conteúdo é muito espesso para aquela agulha. Desse modo, o médico pode precisar interromper o procedimento ou realizar várias tentativas de punção. A monitorização ecográfica, portanto, traz conforto para a paciente.[15]

Rastreamento ultra-sonográfico do câncer de mama

A literatura questiona o papel da ultra-sonografia, nesse momento, como ferramenta de rastreamento para o câncer de mama, pois não há estudos epidemiológicos que demonstrem sua capacidade em reduzir a mortalidade populacional por câncer.[16,17] Dessa forma, não haveria um nível de evidência suficiente para implantar programas de rastreamento ultra-sonográfico do câncer de mama.

Sabemos, no entanto, que a ultra-sonografia pode diagnosticar nódulos insuspeitos radiologicamente, especialmente em mamas densas. Kolb publicou um trabalho mostrando que o rastreamento adicional com ultra-sonografia em pacientes portadoras de mamas densas pode fazer diagnósticos adicionais de câncer.[18] Posteriormente, outros autores confirmaram esses achados.[19-23]

O uso da ultra-sonografia como ferramenta de rastreamento do câncer de mama é popular em alguns países asiáticos.[24] Em nosso meio, não temos muitos programas de rastreamento bem estruturados, mas no ambiente do consultório, essa utilização da ultra-sonografia também é bastante popular.

As mamas densas sempre foram um "calcanhar de Aquiles" da mamografia. A mamografia digital melhora a taxa de detecção do câncer em pacientes com mamas densas e na perimenopausa em cerca de 15%.[25] Coincidentemente, o benefício trazido pela ultra-sonografia é aproximadamente da mesma magnitude. Não sabemos, porém, se são as mesmas pacientes que estariam sendo beneficiadas. É provável que exista algum grau de sobreposição de pacientes, e que se aplicarmos mamografia digital e rastreamento ultra-sonográfico a todas as pacientes com mamas densas, alguns diagnósticos adicionais em relação à mamografia tradicional sejam feitos apenas pela mamografia digital e outros apenas pela ultra-sonografia, enquanto alguns serão feitos por ambas. Assim, o benefício seria de mais de 15% e menos de 30%.

Há um fato interessante sobre rastrear mamas densas com ultra-sonografia além de mamografia. Muitos autores acreditam que a densidade mamária seja um fator de risco para o câncer de mama.[26] Dessa forma, dispender uma quantidade maior de recursos para essa subpopulação faz algum sentido, embora o impacto final sobre o desenho do programa de rastreamento precise estudos adicionais.

Sempre é bom lembrar que no caso de se realizar um rastreamento ultra-sonográfico de uma mama densa normal à mamografia, essa mamografia não deve ser classificada como BI-RADS® zero. A ultra-sonografia não está sendo realizada nesse caso para esclarecer uma dúvida da mamografia, e sim para aumentar a sensibilidade do rastreamento.

APLICAÇÕES PONTUAIS, MENOS FREQÜENTES, DA ULTRA-SONOGRAFIA MAMÁRIA

Avaliação de linfonodos

O Capítulo 14 trata especificamente dessa questão. Mencionaremos aqui apenas que há um papel da ultra-sonografia na avaliação dos linfonodos nos vários compartimentos associados à mama: axila, região paraesternal, regiões supraclavicular e infraclavicular.

Estadiamento pré-operatório

Madjar[27] mostrou que a ultra-sonografia detecta em alguns casos uma extensão tumoral não suspeitada à mamografia ou palpação. Esse achado pode diminuir a incidência de recidivas locais associadas a cirurgias com extensão subdimensionada. Normalmente, a paciente que será operada por câncer de mama já foi submetida a uma ultra-sonografia, para orientar o procedimento de biópsia, exceto nos casos de microcalcificações sem nódulos associados. Nessa oportunidade, o ultra-sonografista deve aproveitar para realizar um exame de toda a mama, axila e regiões paraesternal (cadeia mamária interna) e supra e infraclaviculares. As pacientes que farão biópsia orientada por mamografia também devem ser examinadas ao ultra-som, especialmente se as suas mamas forem densas (maior potencial de esconder uma segunda lesão à mamografia) e também nas áreas pouco accessíveis à mamografia, como a axila e as regiões paraesternal (cadeia mamária interna) e supra e infraclaviculares.

Cânceres na mama contralateral insuspeitos também podem ser diagnosticados pela ultra-sonografia.[28]

Acompanhamento da paciente tratada de câncer de mama

A utilização da ultra-sonografia aumenta a sensibilidade da detecção do câncer de mama recidivado, ou contralateral.[24] Quando a paciente faz seus exames de acompanhamento, em geral, solicitam-se mamografia e ultra-sonografia abdominal para avaliação hepática. Nessa oportunidade, é útil realizar também uma ultra-sonografia de rastreamento.

Pesquisa de formação de abscessos na evolução de mastites

As mastites são eventos muitos dolorosos para a paciente, dentro ou fora do período puerperal. É comum, na evolução das mastites, ocorrer liquefação com formação de abscessos. O acompanhamento ultra-sonográfico de uma mastite com evolução mais arrastada pode identificar essa abscedação e apontar o momento ideal para se realizar drenagem cirúrgica ou punção aspirativa. A principal função da ultra-sonografia mamária nas mastites é pesquisar a formação de abscessos passíveis de punção ou de drenagem. O Capítulo 26 descreve pormenorizadamente o problema das infecções mamárias.

Fluxo papilar

Pacientes com fluxo papilar persistente podem apresentar um problema clínico significativo. Trata-se de um sintoma relativamente comum, em que, muitas vezes, os exames são totalmente negativos. O Capítulo 17 trata especificamente desse tema. A ultra-sonografia mamária freqüentemente tem resultados não elucidadores, mas em alguns casos mostra ectasias ductais significativas ou mesmo lesões sugestivas de lesões papilíferas intraductais.

Avaliação da mama com prótese/implante

Como as próteses mamárias são radiopacas, elas podem obscurecer a presença de lesões mamárias. A ultra-sonografia mamária pode mostrar áreas que não são mais accessíveis à mamografia, tanto em pacientes portadoras de nódulos palpáveis como em pacientes de rastreamento. Além disso, a ultra-sonografia mamária pode diagnosticar com facilidade o vazamento de silicone e as rupturas intracapsulares. O Capítulo 16 trata especificamente desse tema.

Identificação de lesões descobertas à ressonância magnética

As técnicas para a localização pré-operatória de lesão não palpável por ressonância magnética são dispendiosas e pouco disponíveis. Uma possibilidade de abordagem dessas pacientes é tentar demonstrar a lesão na ultra-sonografia mamária focalizada na área de interesse. Cerca de 23% das lesões detectadas à ressonância magnética são demonstráveis por ultra-sonografia;[29] nesses casos, a ultra-sonografia pode também orientar o procedimento de biópsia. Caso não se demonstre a lesão à ultra-sonografia ou à mamografia, o procedimento de localização deverá ser orientado pela ressonância magnética.

Microcalcificações

As microcalcificações são um sinal mamográfico valioso para o diagnóstico precoce do câncer de mama. Microcalcificações aparecem à ultra-sonografia na forma de pequenos pontos ecogênicos, mais facilmente identificadas quando estão dentro de um nódulo. Quase não se conhece, no entanto, casos de carcinoma ductal *in situ* cujo diagnóstico tenha sido feito pela detecção ultra-sonográfica das microcalcificações, e essa não é uma aplicação da ultra-sonografia.

É um pouco mais fácil demonstrar as microcalcificações à ultra-sonografia após a sua identificação à mamografia. Conforme mencionamos anteriormente, a biópsia percutânea orientada por ultra-sonografia é mais confortável que a orientada por estereotaxia. Dessa forma, pode-se tentar realizar biópsias de microcalcificações quando elas forem secundariamente identificadas à ultra-sonografia. Na nossa experiência, porém, calcificações não associadas a lesões nodulares são biopsiadas com mais segurança à estereotaxia mamográfica, mesmo que demonstráveis à ultra-sonografia. Ao biopsiarmos essas lesões à ultra-sonografia, os primeiros disparos carregam uma quantidade mínima de ar para o local da lesão, que vai confundir a identificação das microcalcificações para os disparos subseqüentes. Além disso, os grupamentos, geralmente, são pequenos e de difícil demonstração ultra-sonográfica.

Avaliação da mastalgia

A mastalgia tem várias causas e, na maioria das vezes, os exames de imagem não oferecem qualquer auxílio ao clínico. Nos casos de mastalgia bilateral e pré-menstrual, praticamente não há papel para a imagenologia mamária (nesses casos, a única contribuição do exame é psicológica, alivi-

Capítulo 6 ◆ ULTRA-SONOGRAFIA MAMÁRIA | 95

ando a angústia que a paciente sente quando apresenta mastalgia). No caso de mastalgia localizada e persistente, a ultra-sonografia mamária tem um papel. Embora raramente, o câncer de mama pode ser manifestar dessa forma, e nesse caso a ultra-sonografia mamária fará o diagnóstico da lesão nodular. É mais comum haver um cisto com conteúdo sob tensão. Nesse caso, o diagnóstico e a aspiração do cisto sob controle ultra-sonográfico poderão trazer grande alívio sintomático à paciente.

REFERÊNCIAS BIBLIOGRÁFICAS

1. Camargo HSAd Jr, Camargo MMAd: Aspectos técnicos da punção de cistos mamários. *Femina* 2004;32:663-667.
2. Dennis MA, Parker SH, Klaus AJ *et al.* Breast biopsy avoidance: the value of normal mammograms and normal sonograms in the setting of a palpable lump. *Radiology* 2001;219:186-191.
3. Baker JA, Kornguth PJ, Soo MS, Walsh R, Mengoni P. Sonography of solid breast lesions: observer variability of lesion description and assessment. *AJR Am J Roentgenol* 1999;172:1621-1625.
4. Skaane P, Engedal K, Skjennald A. Interobserver variation in the interpretation of breast imaging. Comparison of mammography, ultrasonography, and both combined in the interpretation of palpable noncalcified breast masses. *Acta Radiol* 1997;38:497-502.
5. Skaane P, Olsen JB, Sager EM, Abdelnoor M *et al.* Variability in the interpretation of ultrasonography in patients with palpable noncalcified breast tumors. *Acta Radiol* 1999;40:169-175.
6. Soo MS, Rosen EL, Baker JA, Vo TT, Boyd BA. Negative predictive value of sonography with mammography in patients with palpable breast lesions. *AJR Am J Roentgenol* 2001;177:1167-1170.
7. Burak WE Jr, Lerner AG: Importance of quality breast imaging in symptomatic women. *Radiology* 2002;222:856-857.
8. Kopans DB. Negative mammographic and US findings do not help exclude breast cancer. *Radiology* 2002;222:857-858.
9. Stavros AT, Thickman D, Rapp CL, Dennis MA, Parker SH, Sisney GA. Solid breast nodules: use of sonography to distinguish between benign and malignant lesions. *Radiology* 1995;196:123-134.
10. Chala L, Endo E, Kim S, de CF, Moraes P, Cerri GBN. Gray-scale sonography of solid breast masses: diagnosis of probably benign masses and reduction of the number of biopsies. *J Clin Ultrasound* 2007;35:9-19.
11. Marussi EF. *Análise da Morfologia Ultra-sonográfica Aliada à Colordopplervelocimetria na Previsão Histológica dos Nódulos Sólidos da Mama*. Tese de Doutorado apresentada à Faculdade de Ciências Médicas da Unicamp. 2001.
12. Cosgrove DO, Kedar RP, Bamber JC *et al.* Breast diseases: color doppler US in differential diagnosis. *Radiology* 1993;189:99-104.
13. Del Cura JL, Elizagaray E, Zabala R, Legorburu A, Grande D. The use of unenhanced Doppler sonography in the evaluation of solid breast lesions. *AJR Am J Roentgenol* 2005;184:1788-1794.

14. Fornage BD, Sneige N, Faroux MJ, Andry E. Sonographic appearance and ultrasound-guided fine-needle aspiration biopsy of breast carcinomas smaller than 1 cm³. *J Ultrasound Med* 1990;9:559-568.
15. Camargo HSA Jr, Camargo MMAd. Ultra-sonografia mamária revisitada: Muito mais que diferenciar nódulos císticos de sólidos. *Femina* 2008;31:349-353.
16. Kopans DB. Breast-cancer screening with ultrasonography. *The Lancet* 1999;354:2096-2097.
17. Kopans DB. Sonography should not be used for breast cancer screening until its efficacy has been proven scientifically. *AJR Am J Roentgenol* 2004;182:489-491.
18. Kolb TM, Lichy J, Newhouse JH. Occult cancer in women with dense breasts: detection with screening US-diagnostic yield and tumor characteristics. *Radiology* 1998;207:191-199.
19. Buchberger W, Niehoff A, Obrist P *et al.* Clinically and mammographically occult breast lesions: detection and classification with high-resolution sonography. *Semin Ultrasound CT MR* 2000;21:325-336.
20. Crystal P, Strano SD, Shcharynski S, Koretz MJ. Using sonography to screen women with mammographically dense breasts. *AJR Am J Roentgenol* 2003;181:177-182.
21. Kaplan SS. Clinical utility of bilateral whole-breast US in the evaluation of women with dense breast tissue. *Radiology* 2001;221:641-649.
22. Leconte I, Feger C, Galant C, Berliere M *et al.* Mammography and subsequent whole-breast sonography of nonpalpable breast cancers: the importance of radiologic breast density. *AJR Am J Roentgenol* 2003;180:1675-1679.
23. Zonderland HM, Coerkamp EG, Hermans J *et al.* Diagnosis of breast cancer: contribution of US as an adjunct to mammography. *Radiology* 1999;213:413-422.
24. Kim MJ, Kim EK, Kwak JY, Park BW, Kim SI, Sohn J, Oh KK. Role of sonography in the detection of contralateral metachronous breast cancer in an Asian population. *AJR Am J Roentgenol* 2008;190:476-480.
25. Pisano ED, Gatsonis C, Hendrick E, Yaffe M, Baum JK. Diagnostic performance of digital versus film mammography for breast-cancer screening. *N Engl J Med* 2005 Oct 27;353:1773-1783.
26. Kopans DB. Basic physics and doubts about relationship between mammographically determined tissue density and breast cancer risk. *Radiology* 2008;246:348-353.
27. Madjar H, Teubner B, Hackeloer BJ. Breasy ultrasound update. *Basel Karger*, 1994.
28. Kim MJ, Kim EK *et al.* Bilateral synchronous breast cancer in an Asian population: mammographic and sonographic characteristics, detection methods, and staging. *AJR Am J Roentgenol* 2008;190:208-213.
29. LaTrenta LR, Menell JH *et al.* Breast lesions detected with MR imaging: utility and histopathologic importance of identification with US. *Radiology* 2003;227:856-861.

Capítulo 7

RESSONÂNCIA MAGNÉTICA

INTRODUÇÃO

A ressonância magnética mamária pode diagnosticar cânceres que passam despercebidos à mamografia e à ultra-sonografia mamária, porém, tem alto índice de falsos positivos,[1] com o agravante de que biópsias por ressonância magnética são pouco disponíveis e dispendiosas.

CONCEITO DA LESÃO DA RESSONÂNCIA MAGNÉTICA

Enquanto a mamografia mostra nódulos, microcalcificações, assimetrias e distorções de arquitetura, e a ultra-sonografia mamária mostra essencialmente nódulos, a ressonância magnética mamária tem como lesão básica o realce por impregnação com o meio de contraste paramagnético. Dessa forma, todos os exames de ressonância magnética mamária dirigida ao diagnóstico do câncer de mama utilizam necessariamente o contraste.

Embora a demonstração anatômica da ressonância magnética mamária seja fascinante (Fig. 7-1), a detecção do câncer de mama se deve a um fenômeno essencialmente vascular (Fig. 7-2). Do ponto de vista de diagnóstico oncológico, isso não é novidade, uma vez que vários métodos já exploraram, ou tentaram explorar, essa característica das neoplasias, que é a neovascularização. Foi assim com a arteriografia, com algum sucesso, e com o Doppler colorido, no próprio campo do diagnóstico mamário, sem impacto significativo. A ressonância magnética mamária é um método que finalmente consegue obter benefício clínico importante dessa característica do câncer.

Qual seria a fisiopatologia do realce de determinadas estruturas ao contraste paramagnético? Ainda não se sabe exatamente porque o gadolínio se acumula em algumas estruturas. Além do aumento da vascularização da região envolvida por neoformação vascular neoplásica, demonstrou-se aumento da permeabilidade capilar na região do realce e uma alte-

Fig. 7-1. Detalhes anatômicos demonstrados à ressonância magnética.

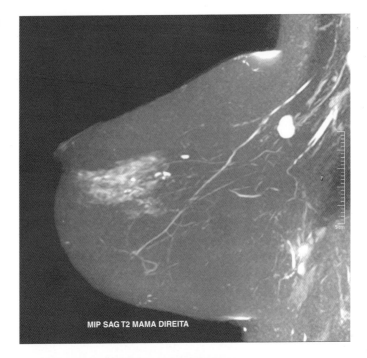

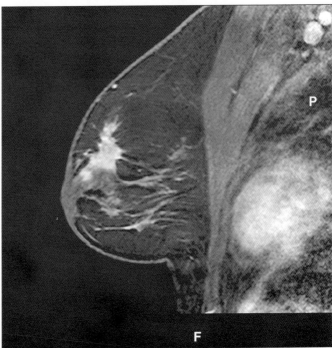

Fig. 7-2. A lesão da ressonância magnética é um realce vascular.

ração bioquímica no estroma celular, favorecendo o extravasamento do contraste paramagnético para esse espaço ou dificultando a sua reabsorção para o espaço intravascular.

EQUIPAMENTOS

A área da ressonância magnética não é diferente de outras áreas do diagnóstico mamário. Para obtermos bons resultados é necessário apuro técnico, que envolve bons equipamentos e médicos treinados. A ciência da ressonância magnética mamária é relativamente nova, e os parâmetros foram descritos recentemente. As publicações mais clássicas, que vêm definindo as bases da ressonância magnética mamária moderna,[2-4] são todas dos anos de 1990 ou do século XXI. Dessa forma, o radiologista que se dedica à ressonância magnética mamária tem que estar muito atualizado e ter um interesse específico na área.

O equipamento necessário para a ressonância magnética mamária hoje, conforme determinado pelo ACR Acreditation Committee 2005,[5] é o seguinte:

- Magneto de alto campo, de pelo menos 1,5 Tesla, os chamados aparelhos fechados (Fig. 7-3).
- Bobina própria para a mama, também chamada de bobina dedicada para a mama (Fig. 7-4).

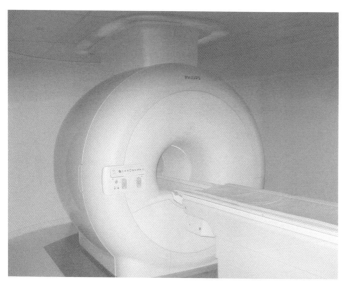

Fig. 7-3. Aparelho de ressonância magnética.

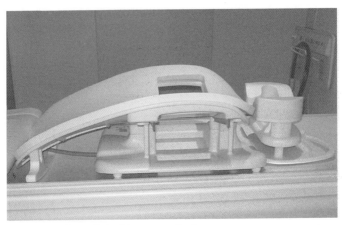

Fig. 7-4. Bobina dedicada ao estudo da mama.

- Alta resolução espacial e temporal e supressão de gordura (em geral já faz parte dos equipamentos desse porte).
- Capacidade de realizar biópsias e localizações.

Há outra característica técnica desejável, porém não essencial, para a realização da ressonância magnética mamária, que é o recurso da aquisição paralela. Esse recurso permite a compilação de um número maior de informações por unidade de tempo. Permite, inclusive, a realização de imagens de ambas as mamas simultaneamente.

O exame de ressonância magnética mamária pode ser realizado com bobinas de 4 canais, mas é desejável que haja mais canais de transmissão de dados, o que permite um exame mais rápido, com relação sinal/ruído mais favorável e, portanto, com menos artefatos.

TÉCNICA

A mama é posicionada dentro de orifícios da bobina e comprimida suavemente através de placas apropriadas, mas com o objetivo de imobilizar a mama. A compressão deve ser suave, para não atrapalhar a difusão do contraste através do parênquima mamário.

Os cortes sagitais são os mais utilizados no presente (Figs. 7-1 e 7-2), e os cortes coronais (Fig. 7-5) e axiais (Fig. 7-6) e a reconstrução tridimensional em 3D (Fig. 7-7), chamada de MIP, podem auxiliar na compreensão espacial da localização das lesões. As seqüências mais importantes, naturalmente, são as contrastadas, especialmente a comparação entre a fase

Capítulo 7 • Ressonância Magnética | 101

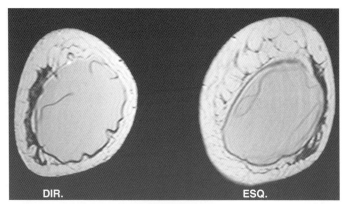

Fig. 7-5. Corte coronal. Esse corte é o menos utilizado, pois não acompanha a orientação ductal.

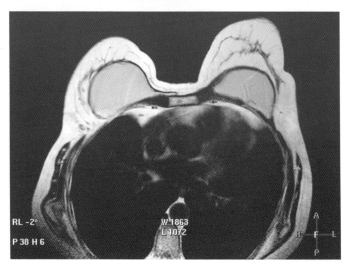

Fig. 7-6. Corte axial.

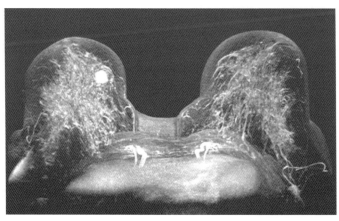

Fig. 7-7. Reconstrução em 3D chamada MIP.

pré-contraste e a fase pós-contraste (Fig. 7-8) (realizadas na ponderação em T1 com supressão de gordura). Duas ferramentas auxiliam essa comparação: a subtração eletrônica (Fig. 7-9) e a curva cinética *(washin* e *washout)* (Fig. 7-10). Seqüências na ponderação T2 ajudam a identificar componente líquido nas lesões (muito importante na mama, pela freqüência da presença de cistos) (Fig. 7-11).

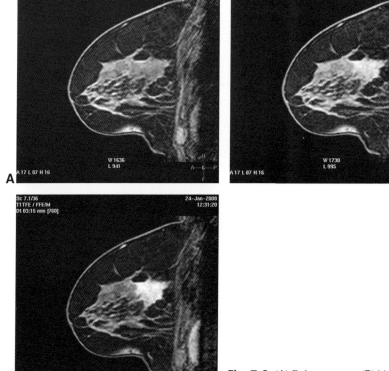

Fig. 7-8. (**A**) Pré-contraste. (**B**) Noventa segundos pós-contraste. (**C**) Cento e oitenta segundos pós-contraste.

Capítulo 7 ◆ Ressonância Magnética | 103

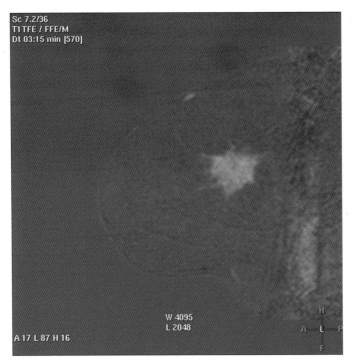

Fig. 7-9. Subtração eletrônica.

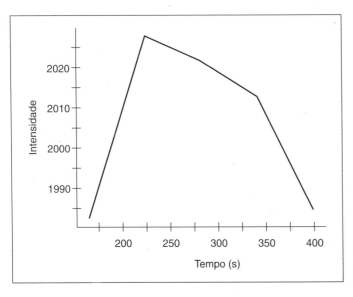

Fig. 7-10. Curva cinética do tipo maligno.

Fig. 7-11.
Seqüência ponderada em T2, para demonstrar lesões contendo líquidos.

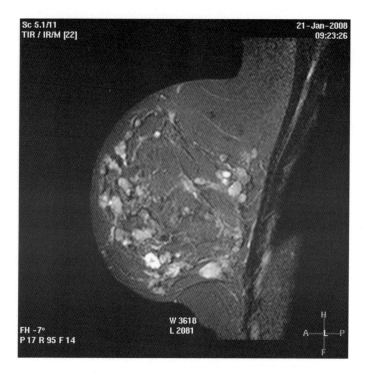

ANÁLISE

Serão analisadas principalmente a forma e a distribuição do realce. O carcinoma invasivo, em geral, apresenta-se na forma de realces nodulares, com contornos irregulares e textura heterogênea (Figs. 7-2 e 7-8), com *washin* e *washout* rápidos, formando curvas tipo 1 (Fig. 7-10) ou tipo 2, em platô. O carcinoma ductal *in situ* geralmente se apresenta como realces lineares (Fig. 7-12) ou de distribuição segmentar ou regional e há menos valor nas curvas cinéticas nesses casos. As curvas persistentemente ascendentes, chamadas de tipo 3, são mais associadas a situações benignas. A morfologia das lesões é mais importante para a análise do que a curva cinética.

Um aspecto técnico que deve ser mencionado é a grande importância de se realizar o exame entre o sétimo e o décimo quarto dia do ciclo, para evitar que realces associados ao estímulo hormonal normal da mama sejam confundidos com realces malignos. Essa situação, às vezes, é difícil de ser administrada. Como esse procedimento associa-se a grande angústia para a paciente, freqüentemente há resistência para espera para agendamento em época adequada. Às vezes, o próprio custo do exame atrapalha nessa situação. Estando com o exame autorizado pelo sistema de saú-

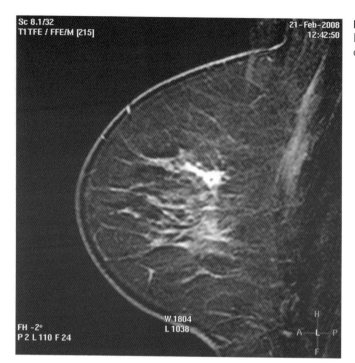

Fig. 7-12. Realce linear no carcinoma ductal *in situ*.

de ou com recursos pessoais disponíveis, a paciente pode-se sentir menos inclinada a postergar o agendamento.

Uma palavra sobre a expectativa do exame de ressonância magnética mamária: como se trata de um exame caro, a paciente espera definição do caso. Mas, muitas vezes, isso não ocorre. Teremos que realizar biópsias e acompanhamento em curto prazo em um número considerável de casos. Isso significa que, em um cenário em que temos uma verba fixa para oferecer ressonância magnética mamária a uma determinada população, digamos de 100 exames, não poderemos oferecer todos esses exames, pois teremos que reservar uma parte da verba para os custos agregados, de biópsias e exames de acompanhamento. Isso é verdade para todos os métodos de diagnóstico mamário, mas é particularmente significativo no caso de um exame caro e sofisticado como a ressonância magnética.

SENSIBILIDADE E ESPECIFICIDADE DA RESSONÂNCIA

O grande mérito da ressonância magnética mamária é diagnosticar casos de câncer de mama não detectados por outros métodos. De fato, em algumas pesquisas a sensibilidade da ressonância magnética mamária foi considerada 100% para o carcinoma invasivo, e algo menor para o carcinoma ductal *in situ*. Esse dado é extremamente promissor, mas algumas considerações devem ser feitas. Embora a sensibilidade da ressonância magnética mamária seja realmente muito boa, a especificidade não é alta, ou seja, nem todo realce é câncer. Isso gera um grande número de biópsias desnecessárias, portanto, devem-se restringir as indicações de ressonância magnética mamária para os casos já bem estabelecidos.

Um alerta deve ser dado. Uma interpretação apressada desse dado de sensibilidade próxima a 100% pode dar a idéia que a ressonância magnética mamária pode resolver sem margem de erro às dúvidas geradas pelos outros métodos diagnósticos, como, por exemplo, microcalcificações detectadas à mamografia e classificadas como BI-RADS®3 ou 4A. Como a biópsia dessas microcalcificações envolve estereotaxia, que tem algum grau de complexidade e de desconforto, seria tentador esclarecer essa situação através da ressonância magnética mamária. Porém, não há dados que comprovem a adequação dessa conduta, e, no atual estado do conhecimento, a abordagem das lesões detectadas por mamografia e ultra-sonografia deve seguir os protocolos estabelecidos. Ou seja, mesmo com a sensibilidade excelente da ressonância magnética mamária ainda não há dados seguros para dispensar a biópsia de lesões classificadas como BI-RADS®4 por mamografia ou ultra-sonografia, mesmo que a ressonância magnética mamária seja negativa.

PRINCIPAIS INDICAÇÕES

As indicações de ressonância magnética mamária estão em evolução, com indicações bem comprovadas, indicações aceitáveis e indicações inaceitáveis.[6] Em geral, elas envolvem pacientes de altíssimo risco ou já portadoras de câncer de mama. Dessa forma, embora não obrigatório, é conveniente que essa avaliação seja solicitada e interpretada por um mastologista ou um ginecologista com bastante afinidade pela mastologia.

Atualmente, as indicações bem comprovadas para a ressonância magnética mamária são:

- Avaliação pré-operatória da extensão da doença em pacientes com câncer conhecido.
- Rastreamento em pacientes de alto risco (veja definição de alto risco a seguir).
- Controle de quimioterapia neo-adjuvante.
- Margens positivas em cirurgia oncológica.

- Carcinoma oculto.
- Resolução de problemas em casos difíceis à mamografia e ultra-sonografia.

Avaliação pré-operatória da extensão da doença

A ressonância magnética mamária pode detectar uma extensão insuspeita da doença. Lembrar que essa indicação é mais importante em pacientes com mamas densas ou pacientes jovens e em pacientes portadoras de variedades do câncer de mama com tendência à multifocalidade e multicentricidade, como o carcinoma lobular. Todo o planejamento oncológico pode mudar com a demonstração de uma extensão insuspeita da lesão. O número de mastectomias aumenta, porém, a taxa de recidiva local diminui. O uso da ressonância magnética mamária nas pacientes com câncer de mama já diagnosticado tem um custo–benefício bem mais favorável, uma vez que indicado em um subconjunto muito menor de pacientes. Especificamente, esse uso tem a intenção de reduzir os casos de recidiva local, que apresentam altos custos humano e financeiro.

Pacientes de alto risco

Para a indicação de ressonância magnética mamária, foram publicadas diretrizes da *American Cancer Society*[7] conceituando o grau de risco:

- RM anual baseada em evidências para pacientes com mutação do gene BRCA, parentes em primeiro grau não testadas de uma mutante BRCA, risco vitalício de 20 a 25% de câncer de mama estimado pelo programa BRCAPRO ou outro que dê grande peso à história familiar.
- RM magnética anual baseada na opinião consensual de ultra-especialistas *(experts)* para pacientes que tiveram irradiação torácica entre 10 e 30 anos, síndromes de Li-Fraumeni, Cowden e Bannayan-Riley-Ruvalcaba e suas parentes de primeiro grau.
- Não há evidências para recomendar ou contra-recomendar a ressonância magnética para as seguintes pacientes: risco vitalício de 15 a 20% de câncer de mama estimado da mesma forma que anteriormente, carcinoma lobular *in situ*, hiperplasia lobular atípica ou hiperplasia ductal atípica, pacientes com mamas densas à mamografia e mulheres com história pessoal de carcinoma ductal *in situ*.
- Opinião consensual de ultra-especialistas *(experts)* recomenda não se indicar ressonância magnética para mulheres com risco vitalício menor que 15%.

Controle de quimioterapia neo-adjuvante

Esse controle, de grande importância, deve naturalmente ser acompanhado, de preferência, pelo oncologista. Casos de quimioterapia neo-adjuvante são casos avançados, e o valor da ressonância é a detecção precoce de terapêuticas ineficazes (em que fator tempo e graves efeitos colaterais estão em jogo). Uma boa avaliação da resposta pós-quimioterapia é fundamental para evitar ciclos de quimioterapia sem benefícios.

Margens positivas em cirurgia oncológica

Também é uma indicação específica da alçada do mastologista. A situação de uma margem de ressecção após a cirurgia oncológica que mostra câncer é desconcertante. Uma nova estratégia de planejamento cirúrgico deve ser adotada. A ressonância magnética mamária pode mostrar a quantidade de doença residual e a sua localização (Fig. 7-13). Em geral, trata-se de doença não detectável por mamografia e ultra-sonografia, pois senão não teria sido subestimada a princípio.

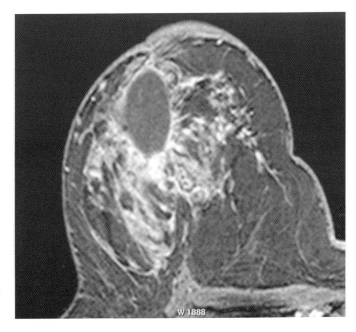

Fig. 7-13. Doença residual na periferia de um leito operatório.

Carcinoma oculto

Situação rara em que há um câncer de mama na axila sem foco primário aparente. O planejamento do tratamento é bem mais racional quando a ressonância magnética mamária encontra o tumor primário, o que pode acontecer em 75% das vezes.[8]

Resolução de problemas em casos difíceis à mamografia e ultra-sonografia

Talvez seja a indicação de ressonância magnética mamária mais do âmbito do ginecologista, pois, nesse momento, a paciente em geral ainda não foi encaminhada ao mastologista. Não há indicação de ressonância magnética mamária em pacientes portadoras de lesões diagnosticadas por mamografia e ultra-sonografia e classificadas como BI-RADS®3 ou 4. Boa indicação nesse contexto seria a diferenciação entre alterações cicatriciais e neoplásicas nas pacientes com distorção de arquitetura que envolve retração do tecido mamário ou da pele. Essas alterações podem representar doença maligna, mas também podem ser explicadas pelas alterações pós-operatórias. Essa situação é especialmente dramática quando acontece em pacientes previamente operadas por doença maligna da mama, em que a preocupação com recidiva é bastante real. Muitas vezes a mamografia e a ultra-sonografia não são suficientes para discriminar entre essas duas situações. A ressonância magnética pode ter valor nesses casos, especialmente se decorridos mais de 18 meses da cirurgia associada às alterações (nesse caso classificadas como BI-RADS® zero). Embora as distorções sejam demonstradas à ressonância, não deve haver realce se não houver câncer.

Em geral, não há indicação para ressonância magnética mamária em casos de assimetrias vistas à mamografia. Quase sempre a ultra-sonografia e a realização de compressões seletivas são suficientemente elucidativas. Salvo situações muito especiais, apontadas por um especialista em radiologia mamária, a carga emocional trazida por um diagnóstico inicial não deve precipitar a indicação imprecisa da ressonância magnética mamária.

BIÓPSIAS E LOCALIZAÇÃO DE LESÕES

Os magnetos abertos trabalham com campo magnético baixo. Eles poderiam fornecer acesso à mama para realizar procedimentos, mas não têm resolução suficiente para o diagnóstico mamário.

Entre os critérios mínimos para um serviço de ressonância magnética mamária funcionar, o Colégio Americano de Radiologia inclui a capacidade de realizar biópsias ou localizações (ACR Acreditation Committee 2005).[5]

A técnica de biópsia ou localização por ressonância magnética é relativamente simples, desde que o equipamento seja adequado. A paciente, tal como no exame de ressonância magnética mamária, é posicionada em decúbito ventral horizontal, com as mamas dentro dos receptáculos apropriados da bobina.

É necessária uma bobina com aberturas lateral e medial. Não é necessário um magneto aberto para esse acesso, pois a paciente é retirada do tubo sem se mexer na bobina para o procedimento após a realização das primeiras seqüências de imagens. A compressão mamária é realizada com uma grade quadriculada e fenestrada no lado em que se fará a abordagem. (Fig. 7-14). Na altura aproximada da lesão coloca-se um marcador de alto sinal (vitamina E) (Fig. 7-14). Após a introdução da agulha, faz-se uma nova seqüência para confirmar a sua posição em relação à lesão (Fig. 7-15).

Os procedimentos habitualmente realizados com ressonância são localização pré-operatória (agulhamento) e biópsia vácuo-assistida. O procedimento todo leva de 30 a 55 minutos. Biópsias de agulha fina e de fragmento não são recomendadas para lesões vistas apenas à ressonância, que tendem a ser pequenas, e o risco de amostragem inadequada é grande.

É necessário o uso de material de consumo compatível com ressonância, isto é, não ferromagnético. Em geral, é usado material de titânio, um pouco mais caro que o material de agulhamento convencional. Nas biópsias vácuo-assistidas, todo o equipamento deve ser compatível com ressonância magnética. Há equipamentos de vários fabricantes no mercado exterior, nem todos acessíveis no Brasil.

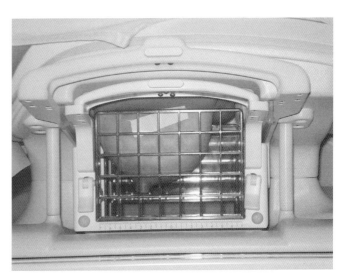

Fig. 7-14. Grade quadriculada para permitir acesso à biópsia, o esparadrapo segura uma cápsula de vitamina E.

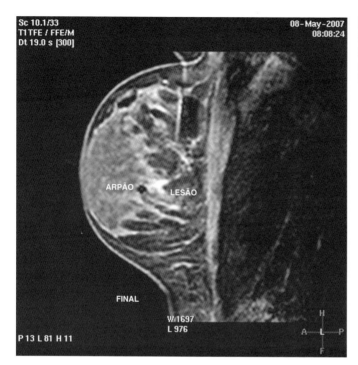

Fig. 7-15. Demonstração da posição da agulha com relação à lesão.

BI-RADS® NA RESSONÂNCIA MAGNÉTICA

O BI-RADS® na ressonância magnética mamária funciona de forma análoga à mamografia e ultra-sonografia, portanto, não será descrito pormenorizadamente aqui. No entanto, há algumas diferenças, especialmente na categoria 3. Enquanto nos outros métodos essa categoria inclui pacientes com risco de câncer de até 2%, na ressonância magnética mamária, pacientes classificadas nessa categoria podem ter até 7% de risco de câncer. Além disso, alguns autores definiram um BI-RADS®3 imediato, que denominaram de BI-RADS®3A, e um BI-RADS® mais tardio, ao qual chamaram de BI-RADS®3B. No caso do BI-RADS®3A, suspeita-se que o realce tenha sido provocado por alterações cíclicas benignas da mama em exames realizados fora do período ideal, que é do 7º ao 14º dia do ciclo. Dessa forma, para evitar um falso-positivo, deve-se repetir o exame na fase adequada no próximo ciclo. No BI-RADS®3B, há um achado que não foi esclarecido totalmente pela ressonância magnética, não há base em termos de risco para se indicar uma biópsia imediata, mas não há segurança em se recomendar um acompanhamento anual. Nesse caso, recomenda-se um acompanhamento em curto prazo para, através da observação do comportamento da lesão, tomar-se a decisão sobre a indicação de biópsia ou não. Há, nesse caso, uma outra diferença em relação aos outros métodos da propedêutica mamária, que é a periodicidade do acompanhamento. Enquanto com outros métodos esse tempo é de 6 meses, na ressonância magnética mamária, em geral, as lesões são acompanhadas em 4 meses, por se tratar de pacientes de risco muito alto, muitas vezes jovens, que tendem a ter tumores de crescimento mais rápido.

REFERÊNCIAS BIBLIOGRÁFICAS

1. Lehman CD, Isaacs C *et al.* Cancer yield of mammography MR and US in high-risk women: prospective multi-institution breast cancer screening study. *Radiology* 2007;244:381-388.
2. Morris E, Liberman L (Eds.). *Breast MRI: diagnosis and intervention.* New York: Springer, 2008. p. 363-365.
3. Kuhl CK. MRI of breast tumors. *Eur Radiol* 2000;10:46-58.
4. Orel SG, Schnall MD. MR imaging of the breast for the detection, diagnosis, and staging of breast cancer. *Radiology* 2001;220:13-30.
5. ACR American College of Radiology. Disponível em: www.acr.org/accreditation/index html.
6. Barros ACSD. Sobre as indicações da ressonância magnética mamária. *Revista Brasileira de Mastologia* 2007;17.
7. Saslow D, Boetes C *et al.* American cancer society guidelines for breast screening with MRI as an adjunct to mammography. *CA Cancer J Clin* 2007;57:75-89.
8. Morris EA, Schwartz LH *et al.* MR imaging of the breast in patients with occult primary breast carcinoma. *Radiology* 1997;205:437-440.

Capítulo 8

Como Abordar a Paciente com Nódulo de Mama

O nódulo palpável é o sinal clínico mais associado ao câncer de mama, portanto, sua abordagem imagenológica tem que ser muito cuidadosa. A descoberta de um nódulo mamário palpável pode ser feita pela própria paciente, pelo seu parceiro, pelo seu ginecologista ou mastologista e até mesmo em atendimentos por médicos de família e em unidades básicas de saúde.

O evento de se palpar um nódulo mamário tem um efeito emocional devastador para as mulheres. Até que se esclareça a natureza do achado palpatório, a paciente vive momentos de grande angústia, em que ela freqüentemente fantasia sobre já estar com câncer de mama.

Diferentemente da abordagem da paciente de rastreamento, para a qual são alocados um número limitado e pré-definido de recursos, para a portadora de nódulos palpáveis o limite da propedêutica é o esclarecimento completo da situação.

QUAL É O PRIMEIRO EXAME A SER REALIZADO?

A escolha da abordagem imagenológica vai depender do grau de suspeita dos achados palpatórios, da faixa etária da paciente e de fatores como quando foi realizada a última mamografia.

De maneira geral, o primeiro exame a ser solicitado é a ultra-sonografia.

Em uma mulher de menos de 40 anos com nódulo de suspeita pequena de câncer: o emprego isolado da ultra-sonografia é suficiente na grande maioria dos casos. Espera-se encontrar um cisto ou um fibroadenoma. Caso se encontre uma área heterogênea inespecífica, deve-se considerar a realização de uma mamografia e, eventualmente, biópsia.

No caso de um achado que explique com segurança o achado palpatório, pode-se considerar terminar a avaliação. São achados comuns lóbulos de gordura (Fig. 6-12), ligamentos de Cooper salientes (Fig. 6-13) ou áreas de mama com maior concentração de tecido glandular normal.

Se a ultra-sonografia mostrar um cisto simples que corresponde ao achado palpatório, a pesquisa pode ser interrompida.

Caso a ultra-sonografia mostre um nódulo de classificação BI-RADS®3 que explique o achado palpatório, a ultra-sonografia também pode ser considerada suficiente. Nesse caso, pode-se recomendar o acompanhamento ultra-sonográfico semestral rotineiro.

Se a ultra-sonografia for totalmente negativa e a lesão palpatória muito evidente, deve-se realizar uma mamografia (para a rara eventualidade de um carcinoma ductal *in situ* palpável que não apresenta sinais à ultra-sonografia, mas apresenta microcalcificações à mamografia, ou de um nódulo visível à mamografia e não à ultra-sonografia).

Em qualquer caso, se a paciente tiver mais de 40 anos e não tiver realizado uma mamografia nos últimos 12 meses, pode-se aproveitar o evento do nódulo palpável para atualizar a sua mamografia de rastreamento.

A paciente portadora de um nódulo clinicamente suspeito para câncer em qualquer idade deve ser abordada com mamografia e ultra-sonografia simultaneamente, pois todos os dados serão necessários caso se confirme a suspeita clínica.

Caso a ultra-sonografia e a mamografia se mostrem normais, o valor preditivo negativo é alto, ou seja, a possibilidade de câncer é muito pequena.[1-3] No entanto, caso o nódulo seja clinicamente suspeito, deve-se considerar a realização de uma biópsia da lesão.[4,5] O conceito de clinicamente suspeito pode variar de serviço para serviço, e um mastologista experiente pode considerar menos suspeito um nódulo palpado por um colega menos experiente.[2] Aumentam o grau de suspeita as características de nódulo endurecido e fixo.[2]

A variedade de carcinoma que tem maior chance de não mostrar alterações à mamografia e à ultra-sonografia é o lobular, pela sua tendência de se imiscuir entre o tecido mamário na forma de cordões celulares, demorando a formar um nódulo.[6]

Algumas vezes, por qualquer motivo, pacientes portadoras de nódulos palpáveis são examinadas inicialmente por mamografia. Essa é uma situação perigosa, pois a mamografia não tem sensibilidade suficiente para excluir a possibilidade de um nódulo. Em casos de nódulos palpáveis com mamografia normal, a ultra-sonografia não pode ser dispensada.[6,7] A paciente e o ginecologista, porém, podem se sentir seguros ao receber um laudo de mamografia negativo e postergar a investigação desse nódulo palpável. O falso-negativo da mamografia, retardando o diagnóstico de uma lesão existente e até palpável, é uma das maiores iatrogenias potenciais da radiologia mamária.

Se a ultra-sonografia mostrar um nódulo BI-RADS®4 ou 5, é imprescindível realizar uma mamografia antes da biópsia, pois um eventual hematoma causado pela biópsia pode atrapalhar a interpretação da mamografia.

NÓDULOS PALPÁVEIS COM ANÁLISE FAVORÁVEL DEVEM SER BIOPSIADOS?

O texto do BI-RADS® determina que a classificação 3 seja usada em nódulos circunscritos não palpáveis,[8] e menciona que a categoria 4A pode incluir nódulos palpáveis com características ultra-sonográficas sugestivas de fibroadenomas. Em nosso serviço achamos que o tamanho do nódulo é mais importante do que o fato de ele ser ou não palpável para se indicar uma biópsia (veja o Capítulo 13). Portanto, não achamos que todo nódulo palpável deve ser biopsiado, e sim, que outros parâmetros devem ser levados em conta.

QUANDO SE PODE TERMINAR A AVALIAÇÃO?

Pode-se terminar a avaliação no caso de se encontrar um cisto ou um nódulo sólido de análise favorável (BI-RADS®3) que inequivocamente explique o achado palpatório. No primeiro caso, a classificação é BI-RADS®2 e nada mais precisa ser feito. No segundo, institui-se um acompanhamento semestral (veja Capítulo 13).

Caso a mamografia ou a ultra-sonografia mostrem uma lesão classificada como BI-RADS®4 ou 5, uma biópsia deve ser realizada.

Em uma lesão de baixa suspeita clínica, mais compatível com tecido fibroglandular proeminente, com mamografia e ultra-sonografias normais, pode-se propor uma reavaliação clínica ou ultra-sonográfica em curto prazo (3 meses),[1] orientando a paciente para controlar a lesão também por autopalpação.

A presença de áreas heterogêneas inespecíficas à ultra-sonografia em uma paciente com mamas densas à mamografia e portadora de um nódulo palpável deve ser abordada cuidadosamente, eventualmente com análise histológica, independente da idade da paciente (uma exceção seria a paciente muito jovem, com mamas ainda não totalmente desenvolvidas, em que a amostragem histológica deve ser evitada ao máximo, pois pode interferir com o desenvolvimento da mama). Uma possibilidade para esses casos seria a realização de uma ressonância magnética, que pode detectar um câncer insuspeito às outras modalidades.[9]

REFERÊNCIAS BIBLIOGRÁFICAS

1. Dennis MA, Parker SH, Klaus AJ *et al.* Breast biopsy avoidance: the value of normal mammograms and normal sonograms in the setting of a palpable lump. *Radiology* 2001;219:186-191.
2. Soo MS, Rosen EL, Baker JA, Vo TT, Boyd BA. Negative predictive value of sonography with mammography in patients with palpable breast lesions. *AJR Am J Roentgenol* 2001;177:1167-1170.
3. Moy L, Slanetz PJ, Moore R *et al.* Specificity of mammography and US in the evaluation of a palpable abnormality: retrospective review. *Radiology* 2002;225:176-181.
4. Burak WE, Jr., Lerner AG. Importance of quality breast imaging in symptomatic women. *Radiology* 2002;222:856-857.
5. Kopans DB. Negative mammographic and US findings do not help exclude breast cancer. *Radiology* 2002;222:857-858.
6. Butler RS, Venta LA, Wiley EL, Ellis RL *et al.* Sonographic evaluation of infiltrating lobular carcinoma. *AJR Am J Roentgenol* 1999;172:325-330.
7. Durfee SM, Selland DL, Smith DN, Lester SC, Kaelin CM, Meyer JE. Sonographic evaluation of clinically palpable breast cancers invisible on mammography. *Breast J* 2000;6:247-251.
8. American College of Radiology (ACR). ACR BI-RADS® – Mammography-Guidance chapter. In: ACR Breast Imaging Reporting and Data System, Breast Imaging Atlas: Reston, VA. *American College of Radiology* 2008, p. 253-259.
9. Zuckerman JA, Orel SG *et al.* MR imaging of patients with a palpable breast abnormality. *AJR Am J Roentgenol* 1999;172:11.

Capítulo 9

RASTREAMENTO

INTRODUÇÃO

Mamografias de rastreamento são as realizadas em mulheres assintomáticas com o objetivo de detectar câncer de mama clinicamente oculto. Esse esforço se baseia no fato de que, quanto menor um câncer de mama no momento do diagnóstico, menor a chance de metástases linfonodal ou a distância e, portanto, melhor é o prognóstico.[1,2]

Para um benefício populacional, é necessário que o programa de rastreamento inclua uma parcela significativa de população. Aceita-se que o rastreamento mamográfico de mulheres entre 50 e 69 anos, quando envolve cerca de 70% da população-alvo, proporciona redução de mortalidade por câncer de mama em torno de um terço.

Os programas de rastreamento também são chamados de *screening*, detecção precoce do câncer de mama ou, ainda, de prevenção secundária do câncer de mama. Chama-se prevenção secundária pois não se evita o câncer de mama, mas procura-se evitar a morte por câncer de mama.

PACIENTES SINTOMÁTICAS × PACIENTES DE RASTREAMENTO E O ESCOPO DO RASTREAMENTO

Existem 2 tipos básicos de pacientes quanto ao diagnóstico mamário: sintomáticas e não sintomáticas (ou de rastreamento). Por pacientes sintomáticas, entendemos apenas pacientes com sinais ou sintomas associados ao câncer de mama, isto é, nódulos palpáveis ou, mais raramente, retração de mamilo, fluxo papilar unilateral, dor focal persistente ou espessamento cutâneo. Para essa finalidade, não se considera como sintomáticas as portadoras de mastalgia ou fluxo papilar bilateral.

A literatura norte-americana, especialmente, define um tipo de pacientes que chama de pacientes de estudo, que são mulheres inicialmente atendidas por rastreamento, em que foi encontrada uma alteração classificada como BI-RADS® zero, 4 ou 5.

A abordagem das mulheres portadoras de nódulos palpáveis é feita no Capítulo 8. Aqui, nos reportamos apenas à diferença na abordagem radiológica dessas pacientes. A paciente portadora de nódulo palpável se beneficia inicialmente da ultra-sonografia mamária, e a ela devem ser aplicados múltiplos procedimentos diagnósticos até que se esclareça a natureza do achado palpatório. Ela é considerada uma paciente portadora de uma doença mamária até prova em contrário.

O rastreamento tem um escopo populacional e não individual. Ele se baseia no princípio que determinado exame, aplicado a uma população de risco, permite o diagnóstico de uma certa doença em um estágio mais precoce, que determina uma taxa de cura que não poderia ser obtida sem a aplicação do exame. Como o método deve ser aplicado a toda uma população, impõe-se a questão dos recursos limitados. A incorporação de mais etapas diagnósticas ou investimentos em programas de rastreamento multiplica os custos em cascata. A decisão de implantação de um programa de rastreamento não é, em geral, tomada pelo médico que assiste à paciente, mas sim pelo epidemiologista ou pelo gestor do sistema de saúde em que a paciente está inserida, após uma cuidadosa análise de custo–benefício. Dessa forma, o programa de rastreamento "aceita" não fazer diagnóstico de uma certa porcentagem dos casos de câncer de mama, por estar fora da equação de custo–benefício proposta.

Por exemplo, sabemos que o rastreamento mamográfico é menos eficaz em pacientes que têm as mamas radiologicamente densas (a densidade radiológica não guarda relação alguma com a consistência palpatória). Sabemos também que a ultra-sonografia mamária realizada nessas pacientes assintomáticas detectará câncer em pacientes com mamografia normal.[3] No entanto, o custo de se fazer ultra-sonografia mamária em todas as pacientes com mamas densas eleva muito o custo do rastreamento, que já é alto, e não há como o sistema de saúde absorver esse custo adicional.

Um fato semelhante ocorre quando a mamografia mostra um pequeno nódulo bem delimitado de baixa densidade. A ultra-sonografia mamária pode determinar que se trata de um cisto ou um nódulo sólido (e nesse caso aprofundar a análise do nódulo). No entanto, o risco de câncer é muito baixo para que o benefício da utilização da ultra-sonografia mamária justifique o custo. A gestão do programa de rastreamento pode decidir que essas lesões não sejam investigadas, mesmo sabendo que há uma remota possibilidade de que esse nódulo seja um carcinoma. Essa situação pode ser considerada de risco tão baixo que se decide alocar os recursos em outra situação, por exemplo, ampliando a faixa etária para quem é oferecido o rastreamento.

Sob determinado ponto de vista, as condutas discutidas nos dois parágrafos anteriores podem parecer insensíveis e irresponsáveis. Na prática de um administrador público bem intencionado, se ele estender o escopo do rastreamento verticalmente, incluindo investigação completa de cada alteração encontrada, podem faltar recursos para a sua extensão horizontal, limitando a extensão e o benefício do rastreamento a um maior número de mulheres. No final, ele podem salvar muitas vidas com a 2ª opção.

VALIDAÇÃO DO RASTREAMENTO

Para que um método de diagnóstico seja considerado válido para rastreamento do câncer de mama, deve ser demonstrada a sua capacidade de reduzir a mortalidade por câncer de mama. Muitas vezes, na avaliação inicial de um método, usam-se parâmetros menos rigorosos, como taxa de detecção e tamanho dos tumores detectados, pois a demonstração de redução de mortalidade requer estudos epidemiológicos amplos e complexos. São metas epidemiológicas provisórias (*surrogate endpoints*). Deve-se ter em mente que a capacidade do método de diagnosticar o câncer de mama em um estádio mais precoce que o habitual pode não necessariamente levar a uma redução da mortalidade pela doença.

Múltiplos estudos demonstraram o benefício da mamografia como ferramenta de rastreamento.[4-7] Como o rastreamento mamográfico envolve um custo muito elevado, esse assunto mereceu muita atenção dos epidemiologistas na ocasião, mas hoje o reconhecimento do seu valor é quase universalmente consensual.

EFICÁCIA DO RASTREAMENTO MAMOGRÁFICO

O rastreamento mamográfico convive hoje com sensibilidade e especificidade relativamente baixas: 15% de falsos negativos e, com estatísticas variadas, uma grande quantidade de falsos positivos (gerando biópsias e acompanhamentos desnecessários). Isso significa que temos um longo caminho a percorrer. É fundamental, também, que as pacientes e os médicos conheçam as limitações do rastreamento para terem uma expectativa realista acerca do seu benefício.

ULTRA-SONOGRAFIA COMO FERRAMENTA DE RASTREAMENTO EM PACIENTES PORTADORAS DE MAMAS DENSAS

A mamografia é a única ferramenta de rastreamento comprovadamente eficaz para reduzir a mortalidade por câncer de mama. Embora haja evidências de valor da ultra-sonografia como método rastreador secundário em mamas densas, por falta de evidências de redução de mortalidade, a ultra-sonografia mamária não é hoje aceita universalmente como ferramenta para rastreamento, embora haja muitas pesquisas nesse sentido, algumas com resultados promissores. O Capítulo 6 trata detalhadamente desse tema.

RESSONÂNCIA MAGNÉTICA MAMÁRIA COMO FORMA DE RASTREAMENTO DE PACIENTES DE ALTO RISCO

A ressonância magnética mamária detecta cânceres de mama insuspeitos à mamografia e à ultra-sonografia, porém, ela carece de especificidade, gerando biópsias e acompanhamentos em curto prazo e há maior dificuldade técnica na realização dessas biópsias. Além disso, o custo da ressonância magnética é um forte empecilho à sua popularização. Não obstante, já se definiu um grupo de alto risco em que a ressonância magnética tem uma ótima indicação.[8]

O Capítulo 7 trata especificamente da ressonância magnética mamária.

PERIODICIDADE E POPULAÇÃO-ALVO

Em nosso serviço, seguimos as recomendações da *American Cancer Society*.

A periodicidade da mamografia no rastreamento adotada por nós é:

- Mamografia inicial aos 40 anos de idade.
- Mamografias anuais até o momento em que a expectativa de vida da paciente seja de menos de 5 anos.

A mamografia de base aos 35 anos, uma das recomendações iniciais estabelecidas por um consenso nos Estados Unidos entre o *National Cancer Institute* (NCI), a *American Cancer Society* e outras entidades médicas, foi abandonada.

Quando há antecedentes hereditários de primeiro grau (mãe ou irmã) com câncer de mama diagnosticado antes dos 50 anos, o rastreamento deve começar 10 anos antes que a idade de aparecimento do câncer na sua família. Em pacientes de alto risco, como portadoras de certas síndromes (Li-Fraumeni, Cowden e Bannayan-Riley-Ruvalcaba), pacientes BRCA positivo, ou ainda que tiveram uma biópsia mamária prévia, demonstrando hiperplasia ductal atípica ou carcinoma lobular *in situ*, a estratégia do rastreamento deve ser individualizada.

A União Internacional Contra o Câncer (UICC) postulou que os dados disponíveis atualmente podem dar suporte a se iniciar programas de rastreamento com 40 ou 50 anos, e a realizar as mamografias com intervalos de 1 a 3 anos.

A realização de rastreamento entre 40 e 50 anos já foi alvo de alguma dose de polêmica, que começou com a publicação de um estudo canadense[9] e culminou com o NCI retirando o apoio para o rastreamento nessa faixa etária. Como o câncer de mama é menos comum nessa faixa etária, e a taxa de detecção tende a ser menor, uma vez que naturalmente nessa faixa as mamas são mais densas que nas mulheres mais velhas, o custo por ano de vida salvo de um caso de câncer é bem mais alto (US$ 26.200 para mulheres de 40-50 anos e US$ 16.800 para mulheres de 50-85 anos).[10] Assim, a relação custo–benefício seria menos favorável.

Essas posições foram alvo de intensas críticas, e metanálises mostraram que a redução de mortalidade trazida pelo rastreamento entre 40 e 50 anos de idade é bastante significativa.[11] Além disso, trabalhos mostraram que o custo por ano de vida, salvo descrito anteriormente, não seria maior que o custo de outros procedimentos preventivos (US$ 31.000 para terapia anti-hipertensiva; US$ 31.000 para AZT em portadores de AIDS; US$ 120.000 para uso de *air-bags* nos automóveis).[12]

Foi demonstrado que a melhor relação de custo–benefício está no rastreamento bianual. Na faixa de 40-50 anos, há evidências de maior custo–benefício com o rastreamento anual,[13] provavelmente, porém, por lidarmos com mamas mais densas e cânceres mais agressivos. Pessoalmente, defendemos o rastreamento anual também após os 50 anos, pois entendemos que o benefício compensa o custo.

O Sistema Único de Saúde do Brasil (SUS) custeia mamografias bianuais a partir dos 50 anos (embora não haja propriamente um programa de rastreamento organizado). Essa posição tem sido muito criticada em reuniões científicas, mas talvez ela seja apenas o reflexo de uma priorização consciente da aplicação dos recursos públicos disponíveis na saúde.

Colocadas essas controvérsias, cada médico deve criar seus parâmetros pessoais para recomendar às suas pacientes a periodicidade das mamografias de rastreamento, baseado nas suas convicções, na recomendação da instituição que escolher adotar e nos recursos disponíveis na comunidade em questão. A periodicidade do rastreamento, bem como a idade do seu início, tem grande impacto no custo por unidade de ganho = custo por vida salva. Hoje está claro que a recomendação inicial da *American Cancer Society* era apenas um balizamento. É também conveniente lembrar que a disponibilização de tais recursos no cenário público é prerrogativa das políticas de saúde de cada comunidade e não apenas do médico que atende a paciente. A estratégia de rastreamento depende dos recursos disponíveis e do benefício pretendido.

REFERÊNCIAS BIBLIOGRÁFICAS

1. Carter CL, Allen C, Henson DE. Relation of tumor size, lymph node status, and survival in 24,740 breast cancer cases. *Cancer* 1989;63:181-187.
2. Tabar L, Duffy SW, Krusemo UB. Detection method, tumour size and node metastases in breast cancers diagnosed during a trial of breast cancer screening. *Eur J Cancer Clin Oncol* 1987;23:959-962.
3. Kolb TM, Lichy J, Newhouse JH. Occult cancer in women with dense breasts: detection with screening US-diagnostic yield and tumor characteristics. *Radiology* 1998;207:191-199.
4. Baker LH. Breast Cancer Detection Demonstration Project: five-year summary report. *CA Cancer J Clin* 1982;32:194-225.
5. Shapiro S. Evidence on screening for breast cancer from a randomized trial. *Cancer* 1977;39:2772-2782.
6. Tabar L, Fagerberg CJ *et al.* Reduction in mortality from breast cancer after mass screening with mammography. Randomised trial from the Breast Cancer Screening Working Group of the Swedish National Board of Health and Welfare. *Lancet* 1985;1:829-832.
7. Tabar L, Fagerberg G, Duffy SW, Day NE, Gad A, Grontoft O. Update of the Swedish two-county program of mammographic screening for breast cancer. *Radiol Clin North Am* 1992;30:187-210.
8. Saslow D, Boetes C *et al.* American Cancer Society guidelines for breast screening with MRI as an adjunct to mammography. *CA Cancer J Clin* 2007;57:75-89.
9. Miller AB. Canadian national breast cancer screening study. *Can Med Assoc J* 1980; 123:842.
10. Rosenquist CJ, Lindfors KK. Screening mammography in women aged 40-49 years: analysis of cost-effectiveness. *Radiology* 1994;191:647-650.
11. Bassett LW, Cardenosa G *et al.* Risk of risk-based mammography screening, ages 40 to 49. American College of Radiology Task Force on Breast Cancer. *J Clin Oncol* 1999;17:735-738.
12. Tengs TO, Adams ME, Pliskin JS *et al.* Five-hundred life-saving interventions and their cost-effectiveness. *Risk Anal* 1995;15:369-390.
13. Lindfors KK, Rosenquist CJ. The cost-effectiveness of mammographic screening strategies. *JAMA* 1995 Sept 20;274:881-884.

Capítulo 10

ETAPAS DO EXAME IMAGENOLÓGICO MAMÁRIO – DETECÇÃO, ANÁLISE E CONFIRMAÇÃO

A cho extremamente útil para o raciocínio clínico entender o diagnóstico mamário em 3 etapas: detecção, análise e confirmação, seja em um exame de paciente sintomática ou em um exame de rastreamento. Essas etapas são intrinsecamente diferentes, e os problemas com cada uma delas devem ser abordados de forma diferente. Por isso, adotamos essa divisão como sistemática de trabalho, e descrevo essa estratégia nesse capítulo.

DETECÇÃO

É a etapa em que se percebe que há algo de diferente com a mama. A detecção pode ser por palpação, por um exame de mamografia, ultra-sonografia ou mesmo por ressonância magnética. Tem a ver com a sensibilidade do método utilizado. A etapa da detecção deve responder a uma pergunta simples e básica: *há uma lesão focal na mama? Sim ou não?* Naturalmente, se a resposta for não, o estudo está em geral encerrado, e a paciente deve ser orientada sobre a data do seu próximo exame de rotina. Caso a resposta seja sim, passa-se então para a fase da análise.

Há várias ferramentas para a aferição da qualidade da detecção de um serviço: taxa de detecção em pacientes rastreadas pela primeira vez e em pacientes já rastreadas anteriormente, porcentagem de cânceres nos estágios 0 e I detectados, apuração dos falsos negativos e do número de cânceres de intervalo (veja o Capítulo 3 para mais informações sobre o controle de qualidade).

ANÁLISE

A análise mamográfica, ultra-sonográfica ou clínica (inspeção, palpação etc.) deve também responder a apenas uma pergunta: *a lesão encontrada pode ser maligna?* Tem a ver com a especificidade do método utilizado.

Às vezes, as etapas de detecção e de análise ocorrem simultaneamente, como ao se diagnosticar um nódulo à ultra-sonografia. Outras vezes, não. Por exemplo, ao palpar um nódulo. Embora haja características palpatórias associadas a situações benignas e outras a situações malignas, e essa percepção já seria uma análise inicial, a análise definitiva ou quase definitiva de um nódulo deve ser feita à ultra-sonografia. Quando uma mamografia detecta microcalcificações, já pode começar um início de análise, mas a análise só se completa quando se realizar uma magnificação.

É a etapa da análise que irá atribuir a classificação BI-RADS® a uma lesão. É a partir da análise que será definida a conduta.

As ferramentas para a aferição da qualidade da análise são, principalmente, o cálculo da taxa de falsos positivos, o valor preditivo positivo e a taxa de positividade das biópsias.

Simplificando, essas 2 etapas iniciais do diagnóstico mamário se resumem a 2 perguntas: *o método descobriu uma lesão focal na mama?* e *a lesão encontrada pode ser maligna?* Por um lado, essa abordagem simplifica o trabalho do radiologista. Por outro lado, aumenta bastante a responsabilidade do laudo. Se o radiologista se concentrar em responder a essas duas perguntas, ele irá elaborar um laudo com grande sentido clínico e que realmente irá ajudar o ginecologista. Por outro lado, ele não poderá se furtar a expor sua segurança ou insegurança frente a um caso.

CONFIRMAÇÃO

A confirmação pode vir por meio da observação semestral ou alguma forma de biópsia. Há capítulos específicos que discorrem sobre as formas de biópsia e sobre o acompanhamento em curto prazo. Nesse capítulo, apenas dividimos didaticamente essa etapa para lembrar como é importante tratar dela separadamente.

Alguns aspectos sobre a confirmação merecem ser discutidos. Em lesões biopsiadas, deve-se considerar não dispensar o acompanhamento semestral. Se a biópsia tiver sido do tipo agulha fina, há uma conhecida taxa de falsos negativos, e a razão para o acompanhamento semestral é óbvia. A biópsia histológica retira uma amostra tecidual da lesão ou toda a lesão.

Exceto em casos de grande concordância radiológico-patológica (p. ex., um nódulo que parece muito um fibroadenoma e cujo resultado histológico é justamente fibroadenoma), o acompanhamento semestral dará uma proteção à paciente para casos de erros de amostragem. Além disso, apesar de a biópsia ser o padrão-ouro de confirmação de malignidade de uma lesão, o acompanhamento nos dá um parâmetro diferente, que é o comportamento biológico da lesão (o que a histologia nos fornece é a característica morfológica microscópica da lesão, que sabidamente se associa a certos comportamentos biológicos; o acompanhamento confirma se o comportamento biológico foi o que se esperava).

Em qualquer caso de biópsia dirigida por método de imagem, o resultado deve ser analisado, de preferência pelo mastologista e pelo radiologista, também para sabermos se houve concordância radiológico-patológica. Caso essa concordância não seja clara, deve-se considerar a possibilidade de erro de amostragem e o procedimento deve ser repetido, ou deve ser realizado um procedimento diferente.

Detecção	*Há uma lesão focal na mama?*
Análise	*A lesão encontrada pode ser maligna?*
Confirmação	■ *Nesse caso, há necessidade de biópsia ou de acompanhamento semestral?* ■ *Se for necessária biópsia, qual a melhor forma para esse caso?* ■ *Após a realização da biópsia, o resultado explica o achado radiológico?* ■ *Qual o intervalo para o próximo exame, no contexto do resultado da biópsia?*

Capítulo 11

ELEGENDO A MELHOR FORMA DE BIÓPSIA MAMÁRIA PARA CADA CASO

INTRODUÇÃO

Estima-se que em cerca de 0,5 a 2% das pacientes de rastreamento haverá uma indicação de biópsia.[1,2] Há muitos tipos de biópsias disponíveis, e é imperativo escolher o tipo ideal para cada paciente. Para se chegar a uma boa escolha, alguns princípios devem ser seguidos:

- Usar o método menos invasivo e mais barato, que forneça o grau de segurança desejado.
- Conhecer o arsenal propedêutico e usar o que está disponível na comunidade.
- Após a biópsia, analisar com o radiologista para estabelecer se o resultado obtido satisfaz a dúvida radiológica.
- Reconhecer que, para cada caso, há um tipo de biópsia mais adequado.

As biópsias de lesões não-palpáveis requerem orientação imagenológica (mamografia, ultra-sonografia ou ressonância magnética). Algumas lesões palpáveis, de tamanho pequeno, também podem ser submetidas à biópsia excisional com mais conforto e sucesso sob orientação imagenológica. A orientação deve ser dada pelo método que demonstrou a lesão. Se a lesão for demonstrável por mais de um método, a ordem de preferência é a ultra-sonografia; a seguir, a mamografia (estereotaxia ou biplanar) e, por último, a ressonância magnética (observando o princípio de usar o método menos invasivo e mais barato). Sendo assim, na presença de uma lesão a ser biopsiada, a primeira providência é verificar se ela pode ser demonstrada à ultra-sonografia.

Capítulo 11 • Elegendo a Melhor Forma de Biópsia Mamária para Cada Caso

São preferíveis as biópsias percutâneas às cirúrgicas de modo geral, para atender aos paradigmas de menor invasividade e menor custo. Nos casos em que as biópsias percutâneas não atendem ao paradigma de fornecer material com a segurança desejada, deve-se lançar mão da biópsia cirúrgica.

A escolha do tipo de biópsia deve levar em conta, também, se aquilo que está disponível na comunidade é reembolsado pelo convênio da paciente e se a lesão pode ser alcançada pelo radiologista (algumas lesões podem ser abordadas por radiologistas muito especializados, mas não por radiologistas menos experientes). É uma boa norma discutir previamente com o radiologista qual a melhor estratégia para cada caso.

Inicialmente, descreveremos todos os tipos de biópsias existentes, sua relação com a técnica imagenológica de orientação, suas vantagens e desvantagens. A seguir, faremos o caminho inverso, que é como a situação clínica se apresenta: descreveremos os tipos principais de lesões mamárias e as principais opções de biópsia e de orientação imagenológica para cada tipo de lesão.

VANTAGENS E DESVANTAGENS DOS DIVERSOS TIPOS DE BIÓPSIAS

Biópsia de agulha fina

- *Sinonímia:* punção com agulha fina, punção aspirativa com agulha fina, biópsia aspirativa, BAF, PAF, PAAF.

- *Vantagens:* muito barata, rápida e inócua; é ótima quando positiva e coerente com o achado radiológico.

- *Desvantagens:* fornece diagnóstico citológico, e não histológico; tem uma taxa de falsos negativos razoável; raramente pode provocar falsos positivos; apresenta uma certa taxa de material insuficiente; não se aplica a calcificações; requer um citopatologista especializado.

- *Método de orientação imagenológica:* embora se adapte a qualquer método, praticamente é usada somente com ultra-sonografia, pois para as calcificações mamográficas e para realces da ressonância, em geral, utliza-se o diagnóstico histológico. Pode também ser orientada por palpação, em casos de nódulos palpáveis, mas, sempre que disponível, é preferível usar orientação ultra-sonográfica, para garantir amostragem representativa da lesão.

Biópsia de fragmento

- *Sinonímia: core biopsy, tru-cut,* biópsia de agulha grossa.

- *Vantagens:* é a forma menos invasiva e mais barata de se obter diagnóstico histológico, por isso tornou-se um paradigma na avaliação das lesões nodulares; relativamente barata; baixa taxa de falsos negativos; excelente em casos selecionados de calcificações (agrupamentos bem densos); aplicável para nódulos de qualquer tamanho (bastando que sejam demonstráveis à ultra-sonografia).

- *Desvantagens:* em calcificações – possibilidade de diagnóstico subestimado em casos cujo resultado histológico mostra hiperplasia ductal atípica (há uma certa chance de haver carcinoma ductal *in situ* ou mesmo carcinoma ductal invasivo) ou carcinoma ductal *in situ* (há uma certa chance de ser carcinoma ductal invasivo); menos sensível para agrupamentos de calcificações compostos de calcificações não tão juntas entre si; inadequada para lesões papilíferas, que requerem a lesão inteira para apreciação da sua arquitetura.

- *Método de orientação imagenológica:* ultra-sonografia (para nódulos); mamografia com estereotaxia (para calcificações e algumas densidades demonstráveis apenas por mamografia); ressonância magnética para realces sem lesões correspondentes à ultra-sonografia.

Biópsia auxiliada por vácuo

- *Sinonímia:* mamotomia, biópsia vácuo-assistida, biópsia de fragmento vácuo-assistida.

- *Vantagens:* menos invasiva que a cirurgia; provoca menos casos de falsos negativos por subestimativa na amostragem de calcificações; introdução única da cânula; pode retirar nódulos de até 2 cm de diâmetro (é duvidoso se isso seria uma vantagem, pois isso não é necessário para o diagnóstico histológico e é insuficiente para o tratamento de nódulos malignos, mas certamente é melhor que a cirurgia, caso se opte por retirar um nódulo).

- *Desvantagens:* mais cara que a biópsia de fragmento (em nosso meio, por características do reembolso dos serviços médicos e hospitalares, pode ser mais cara que a própria cirurgia!); pode retirar toda a lesão, exigindo o uso de um clipe marcador, que aumenta o custo do procedimento.

- *Método de orientação imagenológica:* ultra-sonografia para nódulos; estereotaxia para microcalcificações (a grande indicação desse método); ressonância magnética para realces sem lesões correspondentes à ultra-sonografia (resultados promissores nessa indicação, mas requer todo o instrumental compatível com ressonância magnética).

Biópsia cirúrgica

- *Sinonímia:* cirurgia a céu aberto, cirurgia com agulhamento (agulhamento não é propriamente uma técnica de biópsia, mas de localização imagenológica pré-operatória), biópsia incisional ou excisional.
- *Vantagens:* amostragem mais ampla, com menor número de erros de amostragem (mas que também podem ocorrer. Veja Fig. 23-1); não requer instrumental muito dispendioso, como estereotaxia e aparelhos de biópsia vácuo-assistida, portanto pode ser a única opção em comunidades pequenas com programas de rastreamento em seu início.
- *Desvantagens:* mais cara e mais invasiva; não tem precisão de 100%; deixa seqüelas radiológicas.
- *Método de orientação imagenológica:* ultra-sonografia para nódulos; mamografia para microcalcificações, não sendo necessário o recurso da estereotaxia, pois a localização pode ser realizada pela técnica biplanar; ressonância magnética para realces sem lesões correspondentes à ultra-sonografia.

Biópsia de congelação

- *Vantagens:* elimina um procedimento pré-operatório.
- *Desvantagens:* pode dar falsos negativos e falsos positivos; a paciente é anestesiada sem a confirmação de que tem câncer.
- *Observações:* perdeu muito a razão de ser depois que a biópsia de fragmento tornou-se mais prevalente, mas ainda pode ser usada em casos selecionados de lesões BI-RADS®5; a congelação das margens cirúrgicas durante o tratamento cirúrgico definitivo para evitar deixar tumor residual é uma técnica de aceitação crescente.[3]

DESCRIÇÃO DAS TÉCNICAS DAS BIÓPSIAS

Biópsia de agulha fina

É a punção da lesão com uma agulha simples, em geral de calibre 21 G, acoplada a uma seringa, em geral, de 5 ml. Com o material obtido, preparam-se os esfregaços. Em nosso serviço, realizamos em média 3 punções com múltiplas passagens da agulha em regiões diferentes da lesão, sempre aplicando pressão negativa, preparando-se 6 esfregaços. Em casos de material muito hemorrágico, que pode atrapalhar a análise citológica, realizamos punções adicionais, com menor número de passagens da agulha e de pressão negativa.

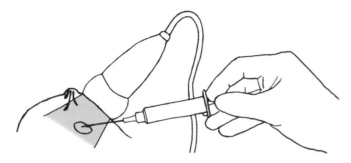

Fig. 11-1. Biópsia de agulha fina pela técnica da mão livre.

Assim como em qualquer forma de procedimento orientado pela ultra-sonografia, usamos a técnica da mão livre (Fig. 11-1), na qual se introduz a agulha obliquamente a partir de um ponto junto à lateral do transdutor, de modo que o trajeto da agulha dentro da mama seja todo acompanhado no mesmo plano da imagem que o nódulo (Fig. 11-2). O transdutor é coberto com um plástico esterilizado (Fig. 11-3), e o gel de contato é substituído por álcool, que faz a função de anti-séptico e também de agente de transmissão sonora. Aplicamos sempre lidocaína sem vasoconstritor na pele e no trajeto da agulha, em um total de 1 ml (Fig. 11-4). Quando a lesão não é muito profunda, utilizamos agulha de insulina para minimizar o desconforto.

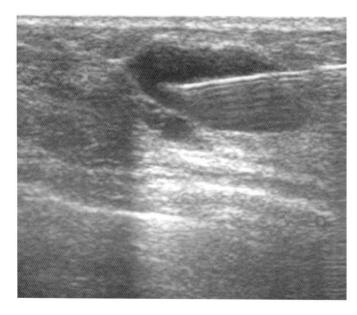

Fig. 11-2. Agulha e nódulo representados no mesmo plano.

Fig. 11-3. O transdutor, já com gel na superfície de escaneamento, é coberto com um plástico esterilizado.

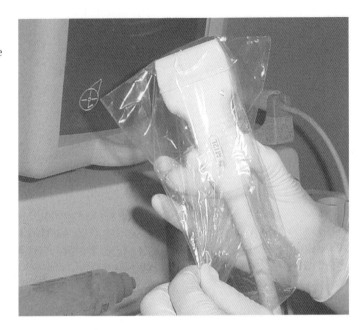

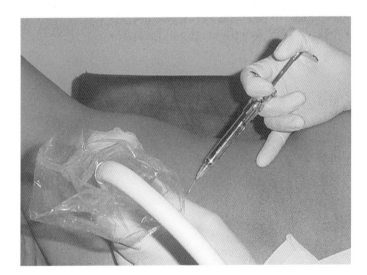

Fig. 11-4. Aplicação de anestésico superficialmente.

Biópsia de fragmento

Utiliza-se uma agulha composta de duas estruturas coaxiais. A estrutura mais interna é um estilete que contém uma reentrância (Fig. 11-5A). A estrutura mais externa é uma cânula, sendo que toda a circunferência da sua ponta é

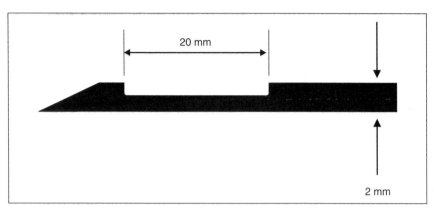

Fig. 11-5. Estilete interno com reentrância.

cortante. Essas duas estruturas são atiradas dentro da lesão de forma seqüencial e muito rápida, por meio de um sistema de molas presente no aparelho (que, em geral, é chamado de pistola de biópsia, sendo que a excursão das agulhas provoca um som semelhante ao de um disparo) (Fig. 11-6). Primeiro entra na lesão o estilete. Imediatamente em seguida, entra a cânula cortante. A porção de mama que se insere na reentrância é cortada e fica presa dentro da cânula. A agulha é retirada na posição fechada, o fragmento é recolhido e a agulha está pronta para nova colheita (Fig. 11-7).

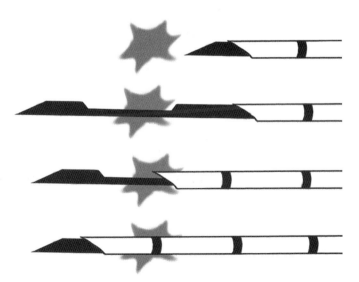

Fig. 11-6. Funcionamento da biópsia de fragmento impulsionada por sistema de molas.

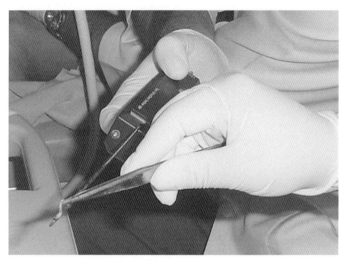

Fig. 11-7. Recolhimento do fragmento.

O número de fragmentos colhidos depende de alguns fatores. Em geral, consideramos o exame completo quando o exame visual dos fragmentos for sugestivo de que a lesão foi satisfatoriamente atingida (Fig. 11-8). Em nosso serviço, colhemos em média 4 fragmentos em casos de nódulos. Se o nódulo for pequeno ou de acesso ou de demonstração difícil, colhemos mais fragmentos. A imagem da agulha dentro da lesão pode ser enganosa. É útil realizar uma imagem também em um plano transversal ao do maior eixo da agulha para confirmar que ela está dentro da lesão.

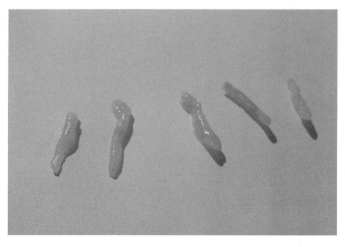

Fig. 11-8. Aspecto de fragmentos bem representativos.

Nesse procedimento, além de aplicarmos 1 ml de lidocaína na pele e no trajeto da agulha, usamos uma quantidade adicional (em geral cerca de 10 ml) em torno da lesão (Fig. 11-9). Se a lesão for muito próxima ao músculo peitoral, injetamos uma quantidade maior de anestésico profundamente ao nódulo e observamos como ele se distancia do músculo. Esse procedimento ajuda a evitar a punção inadvertida do músculo ou de planos mais profundos da parede torácica. Pode-se usar vasoconstritor na injeção mais profunda de anestésico, mas o procedimento sangra muito pouco e é muito rápido, portanto, acreditamos ser desnecessário tal uso.

Na grande maioria das vezes, a anestesia é completamente satisfatória. Em casos de lesões volumosas e endurecidas, pode ser difícil injetar anestésico em torno e dentro da lesão, e o procedimento pode ser doloroso. Nesses casos, inicialmente avisamos a paciente da possibilidade de dor e que providências imediatas serão tomadas. A seguir, deixamos uma seringa preparada, de fácil acesso e com anestésico adicional. Se a paciente sentir dor, injetamos anestésico diretamente no trajeto cursado pela agulha de biópsia, que fica na lesão como uma estrutura ecogênica, pelo ar que é carregado para dentro da lesão (nesses casos, as lesões são, geralmente, hipoecogênicas, e o contraste é grande).

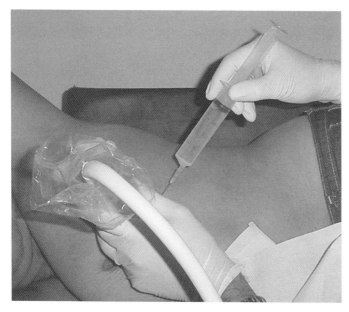

Fig. 11-9.
Anestesia dos planos profundos.

No caso de microcalcificações, a orientação da biópsia tem que ser por estereotaxia (Fig. 11-10), um dispositivo acoplado ao mamógrafo que permite a localização do eixo de profundidade de uma lesão pela realização de radiografias, com angulação de cerca de 15° de cada lado da radiografia basal (Fig. 11-11). Quanto mais profunda a lesão, menor o desvio que ela sofre a partir da posição original. Nesse caso, colhemos de início cerca de 9 fragmentos: 1 a 2 fragmentos no ponto central da lesão e 8 fragmentos eqüidistantes entre si, ao redor do ponto central, sempre com acesso pelo mesmo ponto de entrada, que é um orifício com cerca de 2 mm de diâmetro. Os fragmentos são, a seguir, radiografados (Fig. 11-12). Se houver sido retirada uma quantidade de calcificações representativa da lesão, o procedimento terminou. Caso contrário, o procedimento é repetido até que se obtenham fragmentos representativos.

Existem 3 causas principais de falha na amostragem: a paciente pode se mexer, mudando a posição das calcificações entre a realização das radiografias e a colheita; o anestésico injetado ou um hematoma ocorrido durante a injeção do anestésico pode deslocar as calcificações de sua posição original; as calcificações podem ser pequenas e não muito próximas entre si, dificultando a precisão em atingi-las.

Na biópsia de microcalcificações, preferimos realizar a injeção profunda de anestésico com vasoconstritor, para diminuir a chance de hematoma.

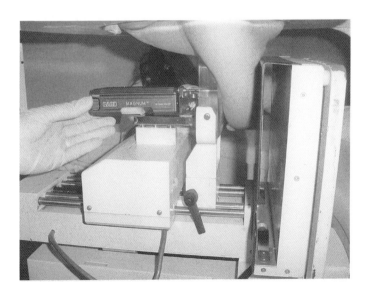

Fig. 11-10. Aparelho de estereotaxia acoplado ao mamógrafo.

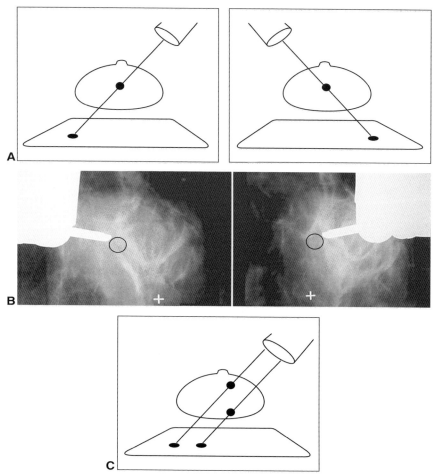

Fig. 11-11. (A) Na estereotaxia, são tiradas radiografias com angulações de 15° sem mexer com a mama. (B) Aspecto das radiografias com angulações de 15° para a direita e para a esquerda. (C) Medindo-se o desvio que a lesão apresenta da sua posição na radiografia original, o aparelho calcula a sua profundidade.

Fig. 11-12. Radiografia dos fragmentos colhidos em biópsia de fragmento de microcalcificações.

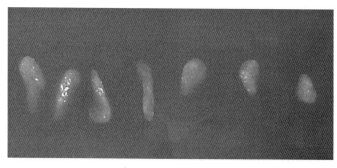

Fig. 11-13. Mesa especializada para estereotaxia.

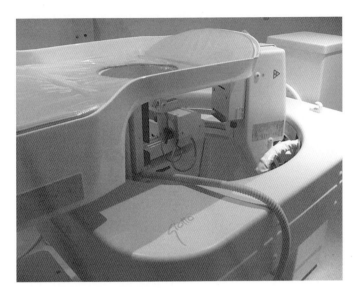

A biópsia estereotáxica pode ser realizada com a paciente sentada ou em pé ou ainda com a paciente em decúbito ventral horizontal em uma mesa apropriada, na qual há uma passagem por onde se posiciona a mama pendente (Fig. 11-13). Damos preferência para essa última posição, em que a paciente desloca-se menos e tem menor chance de apresentar reações vagais.

Biópsia auxiliada por vácuo

É uma variação da biópsia de fragmento descrita anteriormente. Nessa técnica, o estilete interno é acoplado a um sistema de vácuo, de modo que o tecido mamário é sugado para dentro da reentrância do estilete (Fig. 11-14)

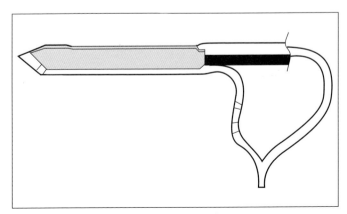

Fig. 11-14. Estilete com estrutura de sucção acoplada.

antes que a cânula externa o corte, resultando em uma quantidade maior de tecido retirado (enquanto a biópsia de fragmento retira fragmentos de 17 g, a biópsia vácuo-assistida retira fragmentos de 34 g[4]) (Fig. 11-15). As colheitas são repetidas, mudando-se a orientação radial da reentrância do estilete central, em um total de 12 colheitas.

Essa técnica é muito útil para microcalcificações e tem o grande mérito de diminuir a taxa subestimativa da lesão.[4,5] Quando aplicada para nódulos, não melhora a qualidade da amostragem histológica em relação à biópsia de fragmento simples, portanto não traz vantagens diagnósticas. No entanto, ela pode ser capaz de retirar nódulos com até 2 cm de diâmetro completamente.

Quando a biópsia retira toda a lesão, é importante deixar um marcador metálico no local, caso seja necessário uma cirurgia adicional[6] (Fig. 11-16).

Biópsia cirúrgica

Não é escopo desse livro descrever a técnica cirúrgica, mas sim a técnica da localização radiológica pré-operatória. Na maioria das vezes, usa-se um arpão, que é introduzido por meio de uma agulha até o local da lesão.[7] O arpão é um fino fio metálico com um sistema de ancoragem na ponta (Fig. 11-17). Há vários tipos de arpões. Existem arpões totalmente lisos (Fig. 11-17), outros com uma área mais espessa junto à sua ponta, que orientam

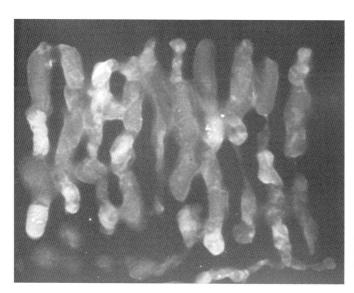

Fig. 11-15. Fragmentos retirados com biópsia vácuo-assistida. Compare seu tamanho com os da Figura 11-12.

Fig. 11-16. Clipe metálico posicionado no local onde previamente havia uma lesão.

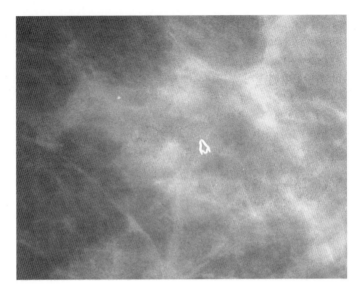

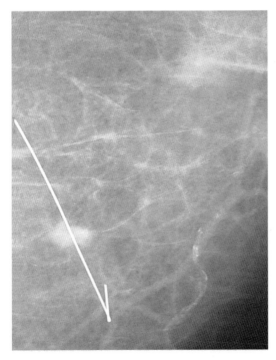

Fig. 11-17. Arpão conhecido como fio de Kopans.

o cirurgião da proximidade da lesão (Fig. 11-18), e existem arpões de fio trançado (Fig. 11-19), mais resistentes à secção inadvertida. O dispositivo de ancoragem, em geral, é em forma de anzol. Uma vez que o arpão sai da agulha, ele não pode mais ser retirado, exceto pela cirurgia. Há sistemas de ancoragem com fios curvos, únicos (Fig. 11-20) ou duplos (Fig. 11-21), que permitem reposicionamento durante o procedimento.[8]

Quando o agulhamento é feito com orientação pela ultra-sonografia (Fig. 11-22), usamos a técnica da mão livre. Quando feito pela mamografia, ele pode ser orientado por estereotaxia (descrito anteriormente) ou por localização biplanar, cujo equipamento é bem mais barato. Essa técnica usa uma janela fenestrada com coordenadas e abscissas para se introduzir a agulha na linha da lesão (Fig. 11-23). Em seguida, a profundidade da agulha em relação à lesão é vista em uma radiografia ortogonal (Fig. 11-24). Após os ajustes de profundidade, o arpão é inserido e a agulha é retirada.

Algum desvio pode ocorrer na realização do procedimento. São aceitáveis casos em que o arpão fica a até 0,5 cm de distância da lesão. O ideal é que ele ultrapasse a lesão em cerca de 1 cm, mas é aceitável que ele apenas atinja a lesão ou que a ultrapasse mais do que 1 cm. Não é aceitável, porém, que o arpão não atinja a lesão.

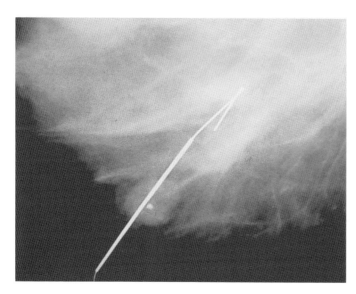

Fig. 11-18. Arpão com espessamento junto à ponta.

Fig. 11-19. Arpão de fio trançado, que é mais resistente à secção inadvertida.

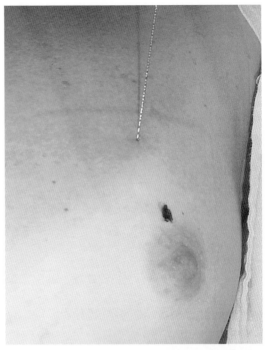

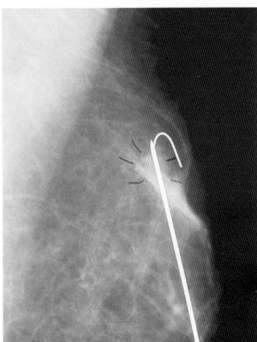

Fig. 11-20. Arpão reposicionável do tipo Homer.

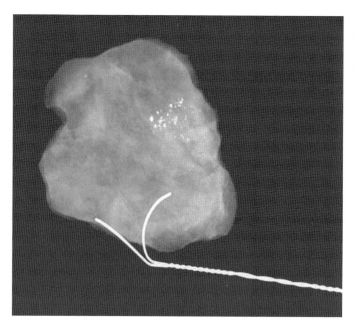

Fig. 11-21. Arpão reposicionável BARD junto a uma peça cirúrgica.

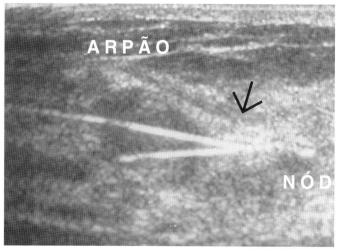

Fig. 11-22. Arpão aplicado com orientação ultra-sonográfica.

Fig. 11-23. Placa fenestrada para localização biplanar.

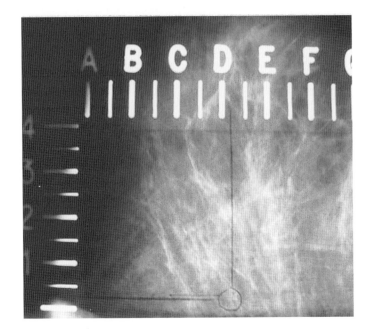

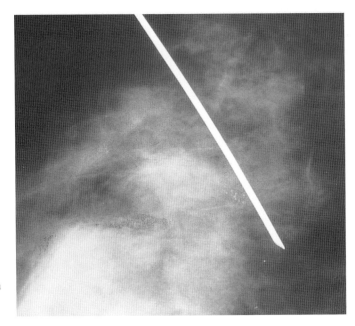

Fig. 11-24. Ajuste da profundidade na localização biplanar.

A localização pode também ser feita por injeção de corantes e marcação na pele, métodos pouco precisos e menos populares, ou por injeção de radioisótopos na lesão, técnica muito precisa, chamada de *roll*, quando se aplica só à localização da lesão, ou de *Snoll*, quando se associa à pesquisa do linfonodo sentinela) (Fig. 11-25).[9]

Em nosso serviço, desenvolvemos uma técnica complementar aos agulhamentos,[10] que consiste em marcar, com auxílio da ultra-sonografia, a localização da lesão para orientação na cirurgia (Fig. 11-19). A posição da paciente na ultra-sonografia é a mesma que na cirurgia. Em casos de localizações feitas à mamografia, a marcação na pele corresponde à ponta do arpão (o arpão é facilmente identificado à ultra-sonografia depois de colocado). Essa técnica, além de auxiliar na cirurgia, facilita o acesso à lesão pela técnica da interceptação do arpão, ao contrário da tunelização. Em casos em que o ponto de entrada do arpão é distante da lesão, pode-se diminuir a quantidade de tecido seccionado ou mesmo retirado.

PRINCIPAIS TIPOS DE LESÕES MAMÁRIAS BIOPSIÁVEIS

As lesões que devem ser biopsiadas são as classificadas nas categorias 4 e 5 do BI-RADS®. Lesões classificadas na categoria 3 que não poderão ser

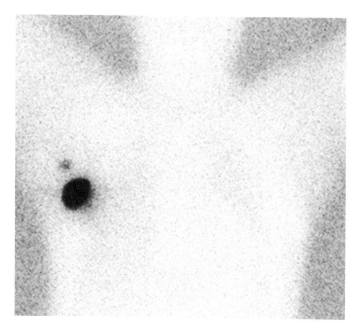

Fig. 11-25. Aspecto do mapeamento de radioisótopo para a técnica do Snoll.

acompanhadas (paciente que vai se mudar para um local sem recursos médicos, ou que vai engravidar ou realizar uma cirurgia estética, por exemplo) podem ter indicação de biópsia.

NÓDULOS SÓLIDOS

Preferir biópsia de fragmento orientada por ultra-sonografia, qualquer que seja o tamanho do nódulo, desde que o ultra-sonografista sinta-se confortável com o procedimento[11,12] (Fig. 11-26). Alternativas seriam a biópsia de fragmento vácuo-assistida (mamotomia) e a cirurgia, ambas mais caras e mais invasivas.

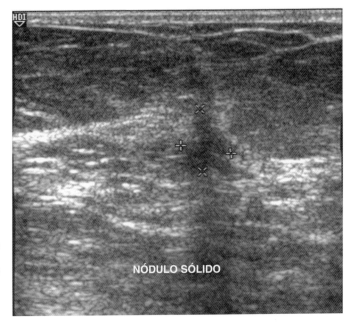

Fig. 11-26. Nódulo de 5 × 4 mm submetido à biópsia de fragmento, orientada por ultra-sonografia.

NÓDULOS HIPOECÓICOS

Nódulos hipoecóicos, hipoecóides ou hipoecogênicos são nódulos cujo conteúdo aparece em cor cinza à ultra-sonografia, e não é possível diferenciá-los de um cisto (no caso de cisto com conteúdo espesso) (Fig. 11-27). Eles podem ter análise ultra-sonográfica favorável e ser classificados como BI-RADS®3, ou desfavorável, e ser classificados como BI-RADS®4. Quando se opta por biópsia nesses casos, preferir a biópsia de agulha fina, pois, no caso, eles se esvaziarão (Fig. 11-28). Caso a aspiração mostre que o nódulo não esvazia, ele será considerado sólido e o resultado da citologia oncótica deverá ser avaliado criteriosamente para ver se ele explica o achado ou se deve-se prosseguir com uma biópsia de fragmento. Caso o cisto esvazie apenas parcialmente, deve-se suspeitar de um espessamento de parede por uma lesão sólida parietal e se considerar uma biópsia de fragmento da lesão remanescente.

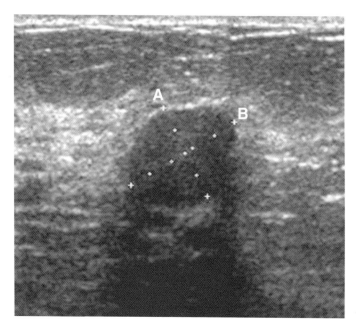

Fig. 11-27. Nódulo hipocogênico, cuja abordagem inicial ideal pode ser a biópsia de agulha fina.

Fig. 11-28.
Conteúdo espesso aspirado de um nódulo hipoecogênico que mostrou ser um cisto.

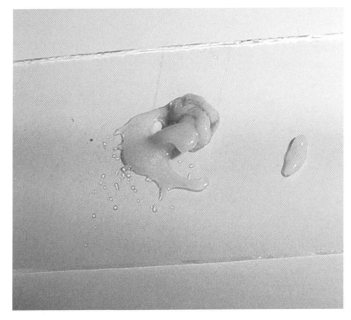

MICROCALCIFICAÇÕES

Existem 3 tipos de biópsias aceitáveis: biópsia de fragmento orientada por estereotaxia, biópsia de fragmento vácuo-assistida orientada por estereotaxia e cirurgia com agulhamento orientado por estereotaxia ou controle biplanar. A escolha deve ser feita com base na disponibilidade e no tipo da lesão. Para a biópsia de fragmento, preferir lesões nas quais há grande concentração de microcalcificações (Fig. 11-29). A biópsia de fragmento vácuo-assistida aplica-se, também, a agrupamentos com concentração menor de calcificações (Fig. 11-30), enquanto áreas mais extensas podem ser mais bem abordadas com cirurgia (Fig. 11-31).

Capítulo 11 • Elegendo a Melhor Forma de Biópsia Mamária para Cada Caso | 149

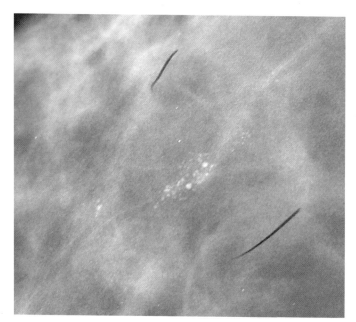

Fig. 11-29. Agrupamento com grande concentração de calcificações, apropriado para biópsia de fragmentos.

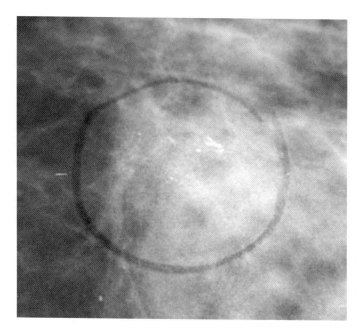

Fig. 11-30. Agrupamento com menor concentração de calcificações.

Fig. 11-31.
Agrupamento com calcificações não muito concentradas distribuídas em área mais extensa.

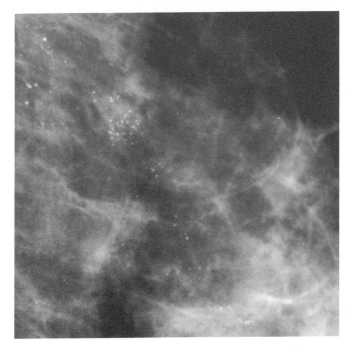

CISTOS

Cistos simples não precisam de biópsia para a avaliação histológica, pois são sempre benignos (BI-RADS®2). Para os cistos complexos, a escolha da biópsia dependerá do tipo da conformação da lesão. Se a complexidade se deve à presença de uma massa com uma parte sólida distinta (Fig. 11-32), a biópsia de fragmento da parte sólida do nódulo é bastante adequada. Em casos em que a área sólida é muito discreta e a parte cística é predominante (Fig. 11-33), o radiologista deve avaliar o risco de amostragem insuficiente com impossibilidade de se repetir a biópsia, caso haja extravasamento do líquido à punção. Caso o risco seja considerado muito alto, pode-se considerar uma biópsia cirúrgica. Nos casos em que a complexidade seja pela presença de uma lesão papilífera intracística (Fig. 11-34), preferir a biópsia cirúrgica. A localização pré-operatória desses cistos complexos, às vezes, tem que ser feita apenas pela marcação do local da lesão na pele, pois a introdução de uma agulha poderia causar extravasamento do líquido do cisto, tornando difícil de encontrar a lesão à cirurgia. Essas lesões são freqüentemente periareolares e superficiais, tornando essa abordagem satisfatória dos pontos de vista técnico e estético. No caso de lesões difíceis, pode-se introduzir um arpão profundamente ao cisto.

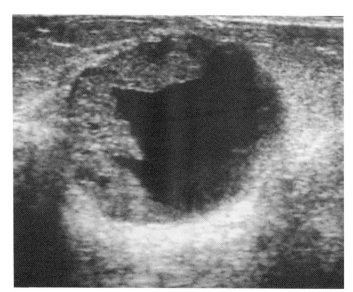

Fig. 11-32. Cisto complexo com área sólida bem distinta, que pode ser abordada com biópsia de fragmento.

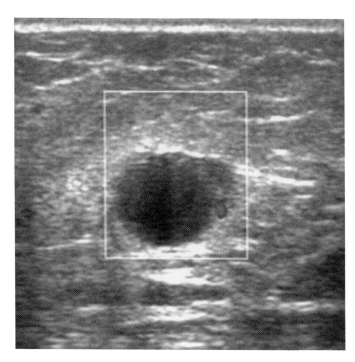

Fig. 11-33. Cisto complexo por paredes espessas, em paciente de 79 anos, que requer biópsia (BI-RADS®4A).

Fig. 11-34.
Imagem sugestiva de papiloma intracístico.

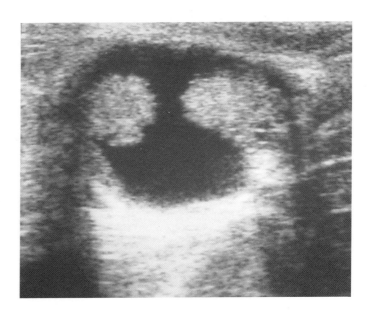

DISTORÇÕES DE ARQUITETURA

Nas distorções de arquitetura, inicialmente realizar uma ultra-sonografia para pesquisar uma lesão nodular associada. Caso haja um nódulo, a forma de escolha de biópsia é a de fragmento orientada pela ultra-sonografia. Caso não haja nódulos, o procedimento terá que ser dirigido por mamografia. Nesses casos, prefere-se a biópsia cirúrgica, e o agulhamento pode ser feito por técnica biplanar. Em casos de suspeita de cicatriz radial (Fig. 5-17B), é formal a indicação de biópsia cirúrgica com exérese de toda a lesão, para afastar a possibilidade de carcinoma tubular, que pode estar presente entremeado à lesão.[13]

ASSIMETRIAS

Nas assimetrias, também inicialmente realizar uma ultra-sonografia para pesquisar uma lesão nodular associada. Caso haja um nódulo, a escolha é a biópsia de fragmento orientada pela ultra-sonografia. Caso não haja nódulos, o procedimento terá que ser dirigido por mamografia. Dependendo do caso, pode ser satisfatório uma biópsia de fragmento, que terá que ser orientada por estereotaxia. Caso não se conte com estereotaxia, pode-se recorrer à biópsia cirúrgica, com a orientação radiológica biplanar.

LESÕES PAPILÍFERAS

Nas lesões papilíferas (em geral, lesões verrucosas dentro de cistos ou ductos mamários), o patologista precisa da lesão não fragmentada para estudar a sua arquitetura (Fig. 11-34). A biópsia vácuo-assistida é mais confiável que de fragmento, mas deve-se preferir a biópsia cirúrgica.[14] Particularidades técnicas da localização imagenológica pré-operatória foram detalhadas anteriormente (veja Cistos).

CARCINOMA INFLAMATÓRIO

Na suspeita de carcinoma inflamatório, deve-se preferir uma biópsia em cunha, que inclua profundidade suficiente para ultrapassar a camada subcutânea e chegar à camada mamária, mas que inclua a pele, para pesquisar êmbolos linfáticos. A biópsia de fragmento, especialmente a biópsia vácuo-assistida, tem sido usada com sucesso em alguns casos, porém, caso não se demonstrem êmbolos tumorais linfáticos, deve-se considerar uma biópsia em cunha. Há dados epidemiológicos e de biologia molecular mostrando que o carcinoma inflamatório é uma doença diferente do carcinoma localmente avançado; dessa forma, a diferenciação entre essas situações é crucial para o tratamento.[15]

DOENÇA DE PAGET

Na presença de um eczema de papila persistente, em que se suspeita de doença de Paget, está indicada uma biópsia em cunha da papila.[16] Se houver nódulos ou microcalcificações associados, eles devem ser abordados de acordo com as técnicas descritas anteriormente.

LINFONODOS

No caso de linfonodos, alguns patologistas preferem a biópsia de agulha fina, e outros, a biópsia de fragmento. Ambas devem ser dirigidas por ultra-sonografia. Deve-se lembrar que a axila tende a ser mais sensível à dor do que a mama e também a sangrar mais. Deve-se também tomar cuidado para evitar lesões dos vasos axilares (a forma da axila pode tornar difícil escolher um trajeto isento de risco).

TUMORES EXTREMAMENTE SUGESTIVOS DE CÂNCER

Nesses casos, para ganhar tempo e não submeter a paciente a um procedimento adicional, pode-se usar a biópsia de congelação. Nesse caso, a estratégia de tratamento cirúrgico deve ser discutida com a paciente sem que se tenha disponível um diagnóstico histológico. Pode ser que a paciente prefira submeter-se a um procedimento prévio à cirurgia para assimilar melhor essa estratégia. Com as técnicas modernas de biópsia de fragmento orientada por ultra-sonografia, muito rápidas, baratas e amplamente disponíveis (certamente mais disponíveis que patologistas experientes e disponíveis para biópsia de congelação), o tempo de realização da biópsia e o grau de invasividade e custo não justificam usar a biópsia de congelação. Se o agendamento da biópsia de fragmento for agilizado, o tempo para o seu resultado é semelhante ao tempo necessário para que os exames pré-operatórios fiquem prontos. Por esse motivo, a biópsia de congelação tem-se tornado cada vez mais rara.

LIPOTIMIAS

Durante os procedimentos de biópsias e localizações, podem ocorrer reações vagais. Essas são mais comuns quando o procedimento é realizado com a paciente sentada ou em pé. Além do desconforto causado pela compressão da mama e pela dor das punções, toda a questão emocional envolvida ajuda a provocar essas reações. As reações vagais trazem 2 problemas: o desconforto sofrido pela paciente e a dificuldade técnica que ela cria. Em procedimentos realizados com orientação mamográfica, a movimentação da paciente por causa da lipotimia impede o prosseguimento do procedimento. Em procedimentos orientados pela ultra-sonografia, a preocupação com o bem-estar da paciente e a movimentação constante que a paciente pode apresentar em um estado de desconforto podem dificultar a realização do procedimento.

Lidamos preventivamente com esse problema, orientando bem a paciente sobre o que vai acontecer e cuidando para que o procedimento seja o mais isento de dor possível. Além disso, quando a paciente não estiver deitada, tratamos de ficar ao lado dela durante todo o tempo e realizar o procedimento o mais rápido possível.

Uma vez que se estabelece a reação vagal, colocamos a paciente imediatamente em decúbito dorsal, elevamos seus membros superiores e inferiores e solicitamos que ela contraia os músculos dos membros repetidamente. Em casos mais graves, pode-se administrar oxigênio. Esses episódios podem se repetir; portanto, antes de recomeçarmos o procedimento ou dispensarmos a paciente, esperamos pelo menos 10 minutos com a paciente totalmente sem sintomas na posição de decúbito dorsal e 5 minutos em posição sentada.

REFERÊNCIAS BIBLIOGRÁFICAS

1. Hall FM, Storella JM, Silverstone DZ, Wyshak G. Nonpalpable breast lesions: recommendations for biopsy based on suspicion of carcinoma at mammography. *Radiology* 1988;167:353-358.
2. Fletcher SW, Elmore JG. False-positive mammograms – can the USA learn from Europe? *Lancet* 2005;365:7-8.
3. Barros ACSD, Pinotti M *et al.* Outcome analysis of patients with early infiltrating breast carcinoma treated by surgery with intraoperative evaluation of surgical margins. *Tumori* 2004;90:592-595.
4. Burbank F, Parker SH, Fogarty TJ. Stereotactic breast biopsy: improved tissue harvesting with the Mammotome. *Am Surg* 1996;62:738-744.
5. Jackman RJ, Burbank F *et al.* Stereotactic breast biopsy of nonpalpable lesions: determinants of ductal carcinoma in situ underestimation rates. *Radiology* 2001;218:497-502.
6. Burbank F, Forcier N. Tissue marking clip for stereotactic breast biopsy: initial placement accuracy, long-term stability, and usefulness as a guide for wire localization. *Radiology* 1997;205:407-415.
7. Kopans DB, DeLuca S. A modified needle-hookwire technique to simplify preoperative localization of occult breast lesions. *Radiology* 1980;134:781.
8. Homer MJ. Nonpalpable breast lesion localization using a curved-end retractable wire. *Radiology* 1985;157:259-260.
9. Piato JRM, Barros ACSD. Emprego concomitante da localização radioguiada da lesão e do estudo do linfonodo sentinela para o carcinoma invasor da mama não palpável. *Rev Bras Ginecol Obstet* 2003;25:655-659.
10. Camargo MMAd, Teixeira SRC *et al.* Melhorando a localização radiológica de calcificações mamárias com o uso da ultra-sonografia. *Revista Latinoamericana de Mastologia* 2004;5:64-67.
11. Youk JH, Kim EK, Kim MJ, Oh KK. Sonographically guided 14-gauge core needle biopsy of breast masses: a review of 2,420 cases with long-term follow-up. *AJR Am J Roentgenol* 2008;190:202-207.
12. Camargo MMAd, Teixeira SRC *et al.* Biópsia de fragmento em nódulos mamários suspeitos com até 10 mm. *Rev Bras Ginecol Obstet* 2008;29:317-323.
13. Britton PD, Wishart GC *et al.* The management of radial scars of the breast – does core biopsy help? *J BUON* 2002;7:137-140.
14. Shin HJ, Kim HH, Kim SM *et al.* Papillary lesions of the breast diagnosed at percutaneous sonographically guided biopsy: comparison of sonographic features and biopsy methods. *AJR Am J Roentgenol* 2008;190:630-636.
15. Resetkova E. Pathologic aspects of inflammatory breast carcinoma. Histomorphology and differential diagnosis. *Semin Oncol* 2008;35(Pt 1):25-32.
16. Barros ACSD. Doença de Paget da papila mamária. *Diagn Tratamento* 2007;12:156-158.

Capítulo 12

FALSOS POSITIVOS E FALSOS NEGATIVOS

Em qualquer situação relacionada ao diagnóstico mamário, sempre é importante a questão dos falsos positivos e dos falsos negativos. Os falsos positivos relacionam-se à especificidade, ou seja, quando não há câncer presente, o exame não deve mostrar qualquer achado suspeito. Os falsos negativos dizem respeito à sensibilidade do método, os seja, à capacidade de diagnosticar um câncer quando ele está na mama.

FALSO-POSITIVO

Quando chega o resultado benigno e passa o período de angústia e de preocupação que o falso-positivo traz, essa vivência, freqüentemente, é encarada com muita satisfação pela paciente e pelos seus familiares, que muitas vezes desenvolvem uma sensação de gratidão com o médico, por ter sido encontrado algo de errado na mama, descoberto a tempo e lidado satisfatoriamente com o problema. No entanto, essa satisfação, na verdade, tem algo de enganoso. A verdade é que aquela paciente não tinha uma doença mamária e foi submetida a procedimentos invasivos desnecessariamente. Ela não foi salva por um diagnóstico precoce. Ela já estava salva de antemão, porque ela não estava doente. O falso-positivo lhe trouxe uma angústia desnecessária e a expôs a riscos também desnecessários.

Embora os procedimentos de biópsia (as cirurgias a céu aberto ou as biópsias minimamente invasivas) sejam muito seguros, eles têm um pequeno risco, além de um custo. Podemos dividir os falsos-positivo em 2 tipos: evitáveis e não-evitáveis. Nem sempre existe uma linha bem demarcada entre eles, sendo difícil saber o que poderia ser evitado e o que não poderia. Em algumas situações, é muito claro que o determinado achado, considerado positivo, poderia ser facilmente considerado negativo com

157

Capítulo 12 ◆ Falsos Positivos e Falsos Negativos

uso de paradigmas mais científicos, esforços mais rigorosos ou apoio técnico mais apurado.

Partes do problema do falso-positivo são o custo e a invasividade dos procedimentos de biópsia. Existe uma maneira de lidar com sabedoria para reduzir a conseqüência desses falsos positivos: escolher a forma de biópsia mais barata e menos agressiva, que resolva a dúvida em questão.

Uma experiência interessante é a do Instituto Karolinska, que utiliza amplamente a biópsia de agulha fina como abordagem inicial das lesões suspeitas.[1] Quando o resultado da punção é negativo, o caso não deixa de ser um falso-positivo, porém a paciente recebeu esclarecimento com custo e invasividade mínimos. Naturalmente, essa conduta requer citopatologistas muito treinados e experientes. Vale lembrar que no material do Instituto Karolinska não há aumento do número de câncer de intervalo através dessa abordagem, ou seja, o benefício de se diminuir os falsos positivos não está sendo conseguido à custa de um aumento no número de falsos negativos. Com essa estratégia, reduz-se enormemente o número de procedimentos mais agressivos, inclusive a cirurgia, reduzindo muito a conseqüência do falso-positivo. O custo será menor (o custo da biópsia de agulha fina é muito mais barato do que qualquer outro procedimento). A paciente identifica a biópsia de agulha fina como um procedimento mais simples, portanto, assim, vivencia uma angústia menor até mesmo quanto à expectativa do resultado. Por ser um procedimento mais simples, ele pode ser agendado com mais facilidade e antecipação, levando à conclusão da pesquisa em um tempo mais curto.

No sistema BI-RADS®, são consideradas positivas as classificações zero, 4 e 5 e negativas as classificação 1, 2 e 3. O falso-positivo (FP) é a não ocorrência de biópsia positiva até 1 ano após a atribuição das categorias zero, 4 ou 5, ou após 1 ano de uma recomendação de biópsia ou biópsia negativa após a atribuição de categorias 4 ou 5.

O conceito de valor preditivo positivo (VPP) é mais complexo e tem 3 definições diferentes (veja também o Capítulo 3):

1. Porcentagem de biópsias positivas até 1 ano após a atribuição das categorias zero, 4 ou 5.

2. Porcentagem de biópsias positivas entre as pacientes que receberam recomendação de biópsia (categorias 4 e 5).

3. Porcentagem de biópsias positivas entre as pacientes que foram submetidas à biópsia.

A primeira definição, que inclui a categoria zero, tem a ver com a taxa de reconvocação. A segunda definição é a que mede melhor a qualidade do trabalho radiológico realizado e leva em conta também as pacientes em que a biópsia foi recomendada mas não realizada. A terceira definição testa mais a qualidade do procedimento de biópsia e também é conhecida como taxa de positividade das biópsias.

Toda sistematização, como é o sistema BI-RADS®, requer o agrupamento das situações de uma forma esquemática e didática. No entanto, ao agrupar as lesões, trazemos algumas limitações ao raciocínio. Realmente, o BI-RADS® zero deve ser considerado positivo porque ele necessita estudos adicionais, no entanto, ele é um positivo que se torna um negativo, na maioria das vezes, logo após o exame complementar (ultra-sonografia, incidências radiológicas especiais ou até mesmo comparação com exame anterior) sem a necessidade de biópsia. Nesse caso, é mais simples, menos angustiante e pode ser resolvido quase que de imediato, embora aumente o custo do rastreamento.

O sistema BI-RADS® considera a classificação 3 um exame negativo, o que também convida à reflexão. Essa classificação exige os mesmos inconvenientes dos exames falsos positivos, como, por exemplo retornos semestrais para controle, gerando custos adicionais e, às vezes, angústia. Quando um caso de BI-RADS®3 é abordado de forma tranquila, e a paciente recebe informações amplas, aumentando sua aceitação ao diagnóstico; ela entende que o risco de malignidade da lesão encontrada é tão baixo, que basta ser feito um acompanhamento semestral, e o atendimento cursa com um grau mínimo de angústia. Uma estrita adesão ao protocolo clássico também ajuda a restringir os custos gerados pela atribuição de uma classificação BI-RADS®3 a uma mamografia.

Falsos positivos inevitáveis

Alguns falsos positivos não podem ser evitados. Eles ocorrem por causa da inespecificidade do sinal biológico-radiológico, ou seja, certas lesões mamárias podem corresponder a câncer e a situações benignas. Veja a Figura 12-1, que mostra mamografia e ultra-sonografia de 2 pacientes distintas. As lesões são extremamente parecidas. Entretanto, enquanto a primeira corresponde a um carcinoma, a segunda corresponde a uma adenose esclerosante. Nesse caso, porém, a biópsia era indispensável.

A Figura 12-2 mostra agrupamentos de microcalcificações muito parecidos: o primeiro corresponde a carcinoma ductal *in situ,* e o segundo, a cistos com metaplasia apócrina. Novamente, a biópsia não pode ser dispensada nesse caso.

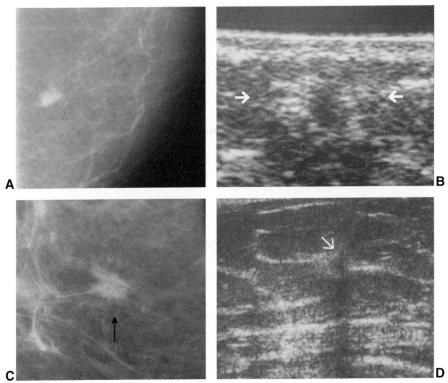

Fig. 12-1. (**A**) Mamografia mostrando nódulo suspeito. (**B**) Ultra-sonografia da mesma paciente, cujo diagnóstico foi carcinoma. (**C**) Mamografia mostrando nódulo suspeito em paciente diferente. (**D**) Ultra-sonografia da segunda paciente, cujo diagnóstico foi adenose esclerosante. Observe a semelhança da lesão demonstrada em A e B, que era maligna, com a lesão demonstrada em C e D, que era benigna.

Capítulo 12 • FALSOS POSITIVOS E FALSOS NEGATIVOS | 161

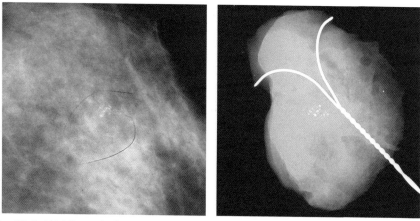

Fig. 12-2. (A) Microcalcificações que eram carcinoma ductal *in situ*.
(B) Microcalcificações que eram cistos com metaplasia apócrina.

Falsos positivos evitáveis

Em alguns casos, o apuro técnico pode diminuir os falsos positivos. No caso representado na Figura 12-3, em que uma lesão com centro radiotransparente e reniforme foi classificada como BI-RADS®4. Esse foi um falso-positivo de interpretação, porque, na verdade, tratava-se de um linfonodo intramamário normal e deveria ser classificado como BI- RADS®1 ou 2. Dessa maneira, esse foi um falso-positivo que levou a uma intervenção cirúrgica, com procedimento de localização radiológica estereotáxica pré-operatória, situações de um grau razoável de sofisticação, invasividade e custo, com angústia para paciente.

O segundo exemplo de falso-positivo é um caso de má-interpretação do laudo radiológico, nesse caso, de classificação em pipoca, que foi adequadamente relatado como BI-RADS®2 (Fig. 12-4). O cirurgião que a atendeu transformou esse caso em um falso-positivo, dizendo à paciente que seria mais garantido operá-la. Ora, esse caso já tinha benignidade assegurada antes da operação, porém, a paciente entende que, se houver necessidade de cirurgia do nódulo, é porque não estava garantido. A conseqüência foi uma cirurgia desnecessária.

Alguns falsos positivos podem ocorrer por protocolos incompletos, como no caso de uma assimetria global que, se fosse um nódulo, deveria provocar uma lesão palpável. A simples palpação poderia resolver a dúvida se aquela densidade continha uma lesão. Outra maneira de resolver essa questão em casos de assimetrias é a comparação a exames anteriores. A assimetria estável, que já não foi palpada em vezes anteriores, (muitas

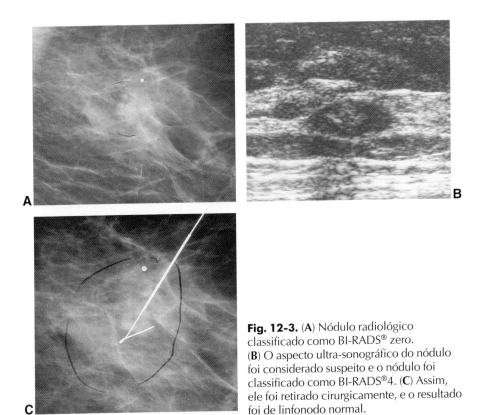

Fig. 12-3. (**A**) Nódulo radiológico classificado como BI-RADS® zero. (**B**) O aspecto ultra-sonográfico do nódulo foi considerado suspeito e o nódulo foi classificado como BI-RADS®4. (**C**) Assim, ele foi retirado cirurgicamente, e o resultado foi de linfonodo normal.

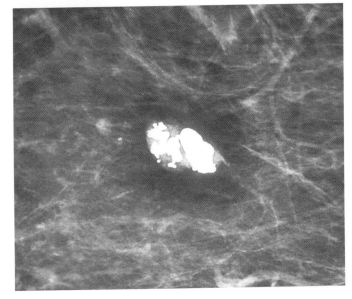

Fig. 12-4. Fibroadenoma calcificado, que foi relatado como BI-RADS®2 e assim mesmo operado.

vezes, a paciente já foi submetida à ultra-sonografia mamária em anos anteriores), com certeza não corresponde a uma lesão mamária nodular, e exames adicionais nesse momento podem ser dispensados em favor de uma classificação BI-RADS®2 imediata.

Algumas lesões, como adenose esclerosante, causam aspectos radiológicos indistintos do carcinoma e falsos positivos inevitáveis (Fig. 12-1). Outro exemplo de lesão que requer diagnóstico histológico é a cicatriz radial, que, na maioria das vezes, apresenta-se na forma de lesões espiculadas. Embora a cicatriz radial tenha características radiológicas sugestivas, como ausência de densidade central e espículas longas e finas (Fig. 5-17B), ela requer biópsia excisional para diagnóstico, pois pode conter feixes de carcinomas tubular entre suas estrias.

Cicatrizes cirúrgicas são casos de falsos positivos pela distorção de arquitetura, retração e, às vezes, pelas densidades que provocam (Fig. 12-5). Fica um alerta contra a própria biópsia desnecessária, que pode levar a uma cicatriz de aspecto que simula lesões malignas no futuro.

Algumas cicatrizes cirúrgicas podem ter aspecto bastante maligno (Fig. 12-6), causando um dilema diagnóstico. Uma das poucas maneiras de se discriminar entre cicatriz e lesão maligna é o acompanhamento da lesão

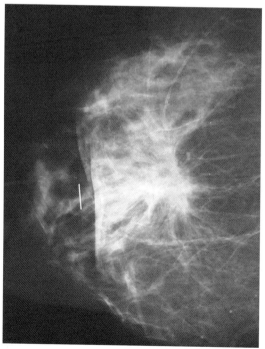

Fig. 12-5. Distorção de arquitetura pós-operatória.

com a constatação de que a lesão vai diminuindo de tamanho com o tempo. Outra opção é a ressonância magnética, especialmente após 18 meses da cirurgia, quando já não se esperam realces relacionados ao procedimento cirúrgico.

Um outro aspecto a ser levado em conta na questão dos falsos positivos é do diagnóstico ultra-sonográfico em pacientes assintomáticas. Embora sem evidências definitivas, a ultra-sonografia é amplamente usada como ferramenta de rastreamento em portadoras de mamas densas. Esse rastreamento secundário gera seus próprios casos de falsos positivos. Nesse caso, podemos minimizar o inconveniente do falso-positivo, utilizando biópsias percutâneas orientadas por ultra-sonografia preferencialmente, para esclarecer a natureza das lesões, que são menos invasivas e mais confortáveis para as pacientes. Como nesse caso estamos sempre lidando com nódulos diagnosticados pela ultra-sonografia, biópsia percutânea orientada por ultra-sonografia é possível em 100% dos casos.

Quando o falso-positivo envolve microcalcificações, temos que levar em conta que a sua biópsia requer uma tecnologia mais sofisticada, com orientação estereotáxica ou biplanar, nesse caso com cirurgia a céu aberto. Se o diagnóstico tiver sido feito em um serviço de rastreamento dotado de menores recursos, a paciente terá que ser encaminhada para um centro mais equipado. A biópsia percutânea de fragmento conta com uma taxa inerente de subestimativas (veja Capítulo 11), o que pode exigir cirurgias adicionais ou o uso de técnicas de biópsias auxiliadas por vácuo. No entanto, as biópsias a vácuo só estão disponíveis em alguns centros e são mais traumáticas e mais dispendiosas. Portanto, quando lidamos com microcalcificações, o problema pode ser mais difícil de solucionar.

Lembremos que as microcalcificações são, aproximadamente, 30% dos cânceres diagnosticados radiologicamente.

Outra situação em que os falsos positivos têm grande importância é na ressonância magnética, um exame muito sensível, porém de baixa especificidade. Um problema adicional é que as biópsias de lesões que só aparecem à ressonância são mais dispendiosas e menos disponíveis.

A questão dos custos no rastreamento mamográfico e no falso-positivo

Rastreamento mamográfico é uma intervenção de saúde pública de grande porte e o seu custo para a sociedade é enorme.

Embora não haja dúvida que essa despesa vale a pena, ela não é negligenciável. O custo com procedimentos diagnósticos adicionais podem chegar a 35% do custo de um programa de rastreamento.[2] É caro diagnosticar o câncer de mama em uma fase pré-clínica. Um estudo brasileiro mostrou que o diagnóstico de cada câncer de mama na população estudada custou R$ 15.900, sendo que o custo relacionado com as biópsias foi de 13,4% do total, e o custo relacionado com as ultra-sonografias complementares, 4,5%.[3] O falso-positivo, portanto, é uma carga forte e significativa sobre o custo dos programas de rastreamento.

Ao economizarmos em procedimentos desnecessários, por exemplo, reduzindo o número de falsos positivos, o sistema terá mais condições de aumentar a freqüência e a abrangência do rastreamento. Portanto, economizar em falsos positivos não é apenas um beneficio de economia, é um incremento na qualidade do rastreamento.[4]

FALSO-NEGATIVO

Se os falsos positivos têm implicações financeiras e emocionais para a paciente, os falsos negativos influem diretamente no objetivo principal de um exame de mama, que é detectar uma lesão. Define-se falso-negativo como o aparecimento de um câncer até 1 ano após a realização de um exame, de rastreamento ou não. Assim como na questão dos falsos positivos, dividiremos os falsos negativos em inevitáveis e evitáveis. Os inevitáveis são aqueles inerentes ao método usado, ou seja, limitações na sensibilidade do método. Os evitáveis são aqueles que poderiam ter sido diagnosticados se o exame tivesse sido feito com uma melhor qualidade.

Falsos negativos inevitáveis

Métodos de diagnóstico por imagem na mama apresentam limitações na sua sensibilidade. Estima-se que a sensibilidade da mamografia gira em torno de 85% em um cenário de rastreamento, o que significa que 15% dos cânceres existentes não serão diagnosticados. Essa sensibilidade é maior em mulheres com mamas gordurosas e menor em mulheres com mamas densas.

No cenário de nódulos palpáveis, a sensibilidade é próxima a 100%, mas sempre associada à ultra-sonografia.[5]

A ressonância magnética possui uma sensibilidade enorme para o carcinoma ductal invasivo (cerca de 100%) e uma sensibilidade menor para o carcinoma ductal *in situ* (20 a 95%).[6]

A sensibilidade da mamografia é limitada por alguns fatores. O principal deles é a densidade radiológica. Densidade radiológica quer dizer que a mama aparece branca à mamografia, ou seja, uma grande quantidade do feixe de raios X foi absorvida pela mama e não a atravessou. Isso correlaciona-se com um grau pequeno de substituição gordurosa. Como as lesões mamárias são densas, elas ficam camufladas em mamas com alta densidade. Uma outra limitação da sensibilidade da mamografia diz respeito, especificamente, ao carcinoma lobular invasivo. Essa variedade de carcinoma tende a crescer na forma de cordões celulares dispostos em fila indiana e entremeados ao parênquima mamário, em uma disposição não nodular. A forma de disposição mais difusa dessa neoplasia dificulta a sua demonstração mamográfica. Esses fatores são os principais problemas da mamografia e as principais causas de falsos negativos inevitáveis.

Duas providências podem melhorar a sensibilidade da mamografia em mamas densas. Um estudo[7] mostrou que a mamografia digital tem maior sensibilidade justamente em casos de mamas densas. A Figura 12-7 mostra a diferença entre uma mamografia convencional (de filme) e uma mamografia digital em mamas densas.

A inespecificidade do sinal biológico também pode ser causa de falso-negativo. A Figura 12-8 mostra calcificações BI-RADS®3 que evoluíram para calcificações suspeitas (BI-RADS®4C).

Na ultra-sonografia, a maior causa de falsos negativos inevitáveis é a sua incapacidade de diagnosticar o carcinoma ductal *in situ* pela demonstração de microcalcificações não-associadas a um nódulo. Um fator técnico de dificuldade na ultra-sonografia são as mamas de composição heterogênea. Nessas mamas, uma lesão focal pode se misturar ao parênquima e ser camuflada.

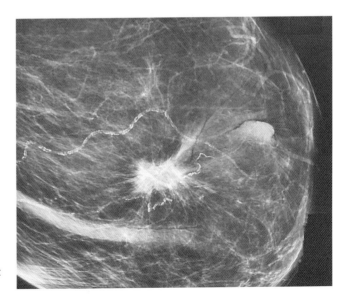

Fig. 12-6. Lesão espiculada e retração do mamilo em cicatriz de quadrantectomia.

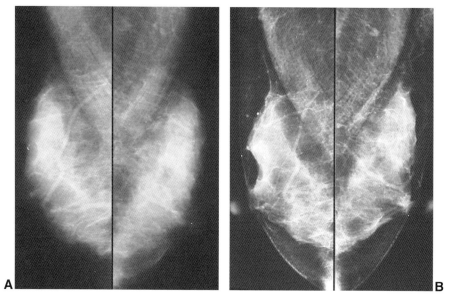

Fig. 12-7. (A) Mama densa em mamografia convencional. (B) Mesma mama densa em mamografia digital.

Também na ultra-sonografia, o carcinoma lobular invasivo pode, pelas mesmas características descritas anteriormente, apresentar dificuldade na sua demonstração.

Na ressonância magnética, a maior limitação da sensibilidade está no diagnóstico do carcinoma ductal *in situ*, cujos sinais são menos evidentes que os carcinoma ductal invasivo.

Falsos negativos evitáveis

São aqueles que ocorrem por algum tipo de deslize técnico. Muitas são as causas que podem levar à não percepção de uma lesão que deveria ter sido percebida. O Capítulo 3 descreve o controle de qualidade da mamografia, e qualquer das etapas descritas de controle de qualidade que não seja seguida poderá ser causa de falso-negativo. Por exemplo, um pequeno tremor na radiografia por movimentação da paciente poderá impedir totalmente o aparecimento de microcalcificações muito pequenas. Um mal funcionamento da grade antidifusora pode ter o mesmo efeito. Um posicionamento inadequado da mama pode deixar uma lesão fora do campo radiografado (Fig. 12-9). Um problema de revelação pode produzir uma radiografia de baixa resolução e baixo contraste, podendo esconder uma

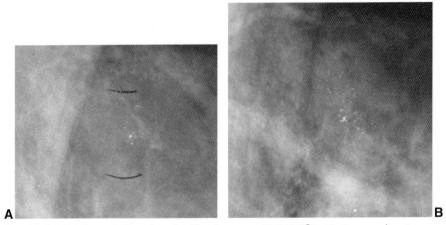

Fig. 12-8. (A) Microcalcificações classificadas como BI-RADS®3. (B) Um ano depois, as calcificações são francamente suspeitas (BI-RADS®4C).

lesão (Fig. 12-10). Se a radiografia for analisada em um negatoscópio de baixa luminescência ou em um ambiente muito iluminado ou intranqüilo, corre-se o risco de não perceber a lesão. Um sinal sutil de câncer de mama pode estar na radiografia e passar despercebido (Figs. 12-11 e 12-12).

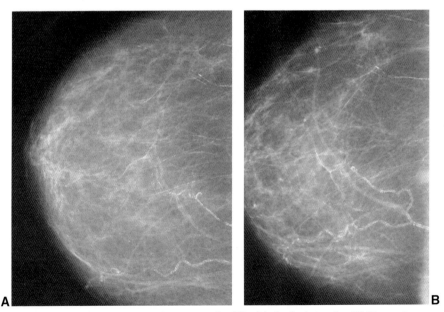

Fig. 12-9. (A) Posicionamento ruim, causando dificuldade de detecção. (B) Detecção possibilitada pelo posicionamento correto.

Capítulo 12 • FALSOS POSITIVOS E FALSOS NEGATIVOS | 169

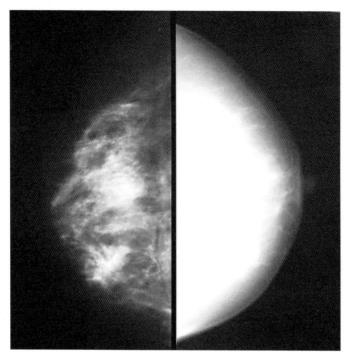

Fig. 12-10.
A radiografia do lado direito apresenta sérios problemas de revelação em comparação à do lado esquerdo, diminuindo a sensibilidade da mamografia.

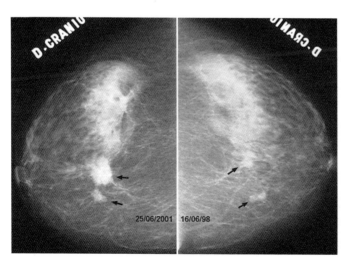

Fig. 12-11.
Dois pequenos nódulos não foram percebidos na radiografia inicial (lado direito), tornando-se bem mais conspícuos 3 anos depois.

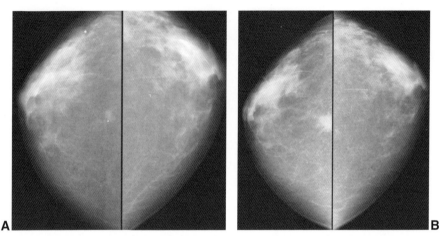

Fig. 12-12. (A) Tênue densidade na linha média da mama direita não foi valorizada. (B) Um ano depois, desenvolveu-se um nódulo espiculado de 0,7 cm, que correspondeu a um carcinoma ductal invasivo.

Na ultra-sonografia, uma causa de falso-negativo é o uso de aparelhos de baixa resolução. Os nódulos ultra-sonográficos podem ser sutis e difíceis de ser diferenciados do parênquima adjacente. Outra causa de falsos negativos é o exame de mamas muito volumosas, nas quais pode ser difícil assegurar que todos os segmentos da mama tenham sido examinados. Deve-se ter uma sistemática em dividir a mama em partes, sejam elas regiões radiais, quadrantes ou faixas horizontais ou verticais, e assegurar que todas as porções foram examinadas, sempre com uma faixa de sobreposição entre faixas.

A ressonância magnética também pode apresentar falsos negativos, principalmente relacionados com a inexperiência do examinador ou com problemas na absorção do contraste. Como a ressonância magnética mamária procura lesões que são realces do parênquima e há um tempo para que isso ocorra, é necessário que o tempo seja controlado e que a injeção do contraste seja segura. Uma demora na injeção ou o extravasamento para o espaço extravascular podem interferir com o realce. Uma demora para realizar a seqüência pode localizar a lesão quando ela já está depurando o contraste (*washout*), e o restante do parênquima está lentamente se contrastando, diminuindo a conspicuidade da lesão.

CONCLUSÃO

O radiologista mamário trabalha em uma situação difícil, pois a diminuição dos casos de falsos positivos está associada a um aumento dos carcinomas em intervalo (falsos negativos).

Capítulo 12 • FALSOS POSITIVOS E FALSOS NEGATIVOS | **171**

Muitas vezes, o falso-positivo denuncia um despreparo do radiologista que não tem condição de assumir que determinada lesão tem risco muito baixo. Para ele, a indicação de uma biópsia que seria desnecessária passa a ser uma solução para o despreparo técnico. A boa qualificação dos serviços de radiologia mamária permite excluir muitas lesões do diagnóstico de positivo com segurança.

Mesmo em condições técnicas ideais, porém, cursaremos com uma determinada taxa de falsos positivos e falsos negativos própria dos métodos utilizados.

O apuro técnico, a dedicação do radiologista e a qualificação de equipamentos e profissionais podem diminuir os casos dos falsos positivos, sem comprometer a sensibilidade do método. Para minimizar os falsos positivos e falsos negativos, o radiologista deve se envolver em todos os processos do diagnóstico mamário, desde a escolha dos aparelhos e o controle da qualidade no dia-a-dia, até o acompanhamento dos resultados e a tabulação dos dados epidemiológicos. A realização de biópsias pelo próprio radiologista lhe dá, ao longo do tempo, uma experiência grande em conferir seus diagnósticos. Ele recebe um *feedback* essencial para o aperfeiçoamento da sua prática.

Minuto a minuto no seu dia de trabalho, o radiologista faz decisões sobre o que ele deve valorizar nas radiografias que analisa. Se ele desconfiar demais, vai indicar biópsias exageradamente, aumentando os falsos positivos, mas tenderá a diminuir os falsos negativos. Se ele desconfiar de menos, vai diminuir os falsos positivos, mas poderá negligenciar uma lesão e, assim, aumentar os falsos negativos. A arte é aprender a ser seletivo, andando em uma faixa estreita. Como em outras áreas médicas, o aprendizado do radiologista não termina nunca, portanto, ele sempre deve apurar seus falsos positivos e falsos negativos.

REFERÊNCIAS BIBLIOGRÁFICAS

1. Azavedo E, Svane G, Auer G. Stereotactic fine-needle biopsy in 2594 mammographically detected non-palpable lesions. *Lancet* 1989 May 13;1:1033-1036.
2. Lindfors KK, Rosenquist CJ. The cost-effectiveness of mammographic screening strategies. *JAMA* 1995 Sept 20;274:881-884.
3. Kemp C, Elias S *et al.* Estimativa de custo do rastreamento mamográfico em mulheres no climatério. *Rev Bras Ginecol Obstet* 2008;27:415-420.
4. Camargo MMAd *et al.* Reflexões sobre os custos dos programas de rastreamento do câncer de mama. *Diagn Tratamento* 2003;8:193-196.
5. Dennis MA, Parker SH, Klaus AJ, Stavros AT, Kaske TI, Clark SB. Breast biopsy avoidance: the value of normal mammograms and normal sonograms in the setting of a palpable lump. *Radiology* 2001;219:186-191.

6. Menell JH. Ductal carcinoma in situ. In: Morris E, Liberman L (Eds.). Breast MRI *Diagnosis and intervention*. New York: Springer, 2008.
7. Pisano ED, Gatsonis C *et al.* Diagnostic performance of digital versus film mammography for breast-cancer screening. *N Engl J Med* 2005 Oct 27;353:1773-1783.

Capítulo | **13**

Acompanhamento a Curto Prazo

> *"Nem todas as lesões precisam ser biopsiadas; nem todas as mamografias ou ultra-sonografias podem esperar um ano para serem repetidas; essas situações devem ser gerenciadas com bom senso e conhecimento."*

Esse capítulo trata do aspecto imagenológico e da conduta em lesões de risco mínimo, que são classificadas como BI-RADS®3 (que corresponde a um risco presumido de malignidade de até 2%). Em outras palavras, podemos descrever essas lesões como achados que **não consideramos arriscados o suficiente para merecer uma biópsia, porém não queremos esperar 1 ano para reavaliá-los**. Caso haja crescimento da lesão, ela deverá ser biopsiada (Fig. 13-1).

Essa categoria é bastante comum, presente em 5 a 15,2% dos laudos de mamografia,[1-5] o que enfatiza a sua importância.

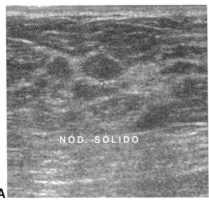 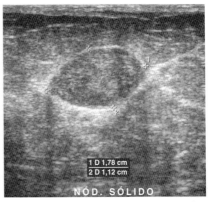

Fig. 13-1. (**A**) Nódulo BI-RADS®3 na avaliação inicial. (**B**) Nódulo BI-RADS®3 no acompanhamento. O seu crescimento exigiu realização de biópsia.

174 | Capítulo 13 ◆ Acompanhamento a Curto Prazo

Compreensivelmente, pacientes e médicos oferecem uma certa resistência em adotar uma conduta expectante frente a um achado de exame. Se do ponto de vista populacional é fácil entendermos que não há recursos para biopsiar todas as lesões de risco mínimo, e a morbidade das próprias biópsias será maior que a dos raros cânceres que serão encontrados, em uma perspectiva individual essa conduta pode não ser tão clara. Dizer a uma pessoa que ela tem algo na mama e que vamos esperar seis meses para esclarecer totalmente pode ser inaceitável para algumas pacientes e médicos. Entretanto, essa conduta tem sólidas bases científicas, como veremos a seguir.

Em 1991, foi publicada uma pesquisa envolvendo mais de 3.184 mulheres com achados classificados como BI-RADS®3.[6] Essas mulheres foram colocadas em um programa de acompanhamento semestral, ao invés de serem submetidas à biópsia imediata. Cerca de 200 dessas lesões cresceram e foram submetidas à biópsia. Nem todas as lesões que cresceram eram câncer; na verdade, apenas 17 lesões eram malignas, e todas eram cânceres iniciais, ou seja, o retardo no seu diagnóstico não trouxe potencial prejuízo ao prognóstico das pacientes. Note que, mesmo entre as lesões que cresceram, a taxa de positividade das biópsias foi baixa, menos de 10%.

Um dado interessante é que algumas biópsias foram realizadas por indicação fora do protocolo do estudo, isto é, sem crescimento das lesões, por imposição da paciente ou de um médico não participante do estudo. Dessa biópsias fora do protocolo, todas foram negativas.

Numerosos outros estudos confirmaram a baixa taxa de malignidade em lesões classificadas nessa categoria[7-11] e a segurança do acompanhamento semestral.

Microcalcificações foram cerca de 58% dos casos de classificação III na pesquisa anterior, com taxa de câncer de 0,1 a 0,2% (praticamente a incidência de câncer nos programas de rastreamento). Uma autora sugeriu que, com risco de câncer tão baixo, tais pacientes deveriam ser acompanhadas apenas anualmente, evitando o estresse e a despesa adicional do acompanhamento semestral.[12] Esse raciocínio foi contestado por Sickles,[13] o que gerou uma estimulante discussão.

Outra polêmica que se estabeleceu foi se o acompanhamento teria mais importância que a análise morfológica da lesão.[14] Ao acompanharmos uma lesão, estamos investigando o seu comportamento biológico. Enquanto a análise morfológica julga a aparência do nódulo, o crescimento julga o seu caráter. De uma certa forma, o acompanhamento do tamanho das lesões pode, até mesmo, ter mais valor, que a própria biópsia. Sentimos que uma boa análise morfológica associada a um acompanhamento semestral cuidadoso são ferramentas complementares para a abordagem dessas lesões de baixo risco.

Lembrar que antes de classificar uma lesão na categoria 3 deve-se esgotar o uso de medidas para complementar seu estudo morfológico, como ultra-sonografia, magnificação, incidências especiais e comparação a exames anteriores.

Nos nódulos bem delimitados não-calcificados (risco de câncer de cerca de 2% nessa pesquisa), lembrar que a ultra-sonografia tem grande confiabilidade em prever a malignidade dos nódulos de mama.[10,11,15] O acompanhamento dessas pacientes pode, na maioria das vezes, ser feito à ultra-sonografia. Note que essa conduta é para nódulos não-calcificados. Isso porque em nódulos com calcificações em pipoca o risco de câncer é quase nulo, não havendo necessidade de acompanhamento em curto prazo.

SITUAÇÃO EMOCIONAL FRENTE AO ACOMPANHAMENTO A CURTO PRAZO

Algumas pacientes podem se sentir muito angustiadas frente à conduta proposta de acompanhamento semestral. Minha abordagem pessoal nesses casos é contar-lhes uma história de forma simples sobre o trabalho mencionado anteriormente. Eu lhes digo que um médico na Califórnia,[6] há mais de 15 anos, estudou quase 3.200 pacientes e evitou biópsias em 3.000 delas, sem trazer prejuízo a nenhuma delas. Caso me perguntem, sou honesto em dizer que existe o risco teórico de haver um câncer tão agressivo que em 6 meses terá crescido de forma a piorar o prognóstico, mas ressalto que isso, embora possível, é tão raro que não deveria gerar angústia. Deixamos claro para a paciente que, se no final da explicação ela optar pela biópsia, iremos acatar a sua decisão. O que tenho observado em nossa prática é que, com o passar do tempo e a experiência de rastreamento, as pacientes passam a aceitar melhor essa sugestão de conduta. Há 10 anos, as pacientes aceitavam bem menos esse tipo de recomendação, mas hoje, muitas já passaram ou tiveram alguma pessoa conhecida que passou por isso, o que as ajuda a aceitar.

Temos observado que há diferenças na abordagem do BI-RADS®3 entre diferentes especialistas. Para o radiologista, essas lesões são absolutamente do dia-a-dia. Eu pessoalmente vejo em média 5 desses casos diariamente (entre as mamografias e as ultra-sonografias do serviço). Para o ginecologista, a situação é um pouco diferente, pois ele vê um número

176 | Capítulo 13 • Acompanhamento a Curto Prazo

menor de casos. O ginecologista, porém, ainda lida com pacientes de baixo risco e da população em geral. Já o mastologista recebe pacientes mais selecionadas, de risco mais alto e nível de angústia mais alto. Compreensivelmente, notamos uma atitude mais intervencionista quando adotada pelo mastologista, uma atitude intermediária quando adotada pelo ginecologista e uma atitude mais conservadora quando recomendada pelo radiologista. Talvez o mastologista, sendo o mais especializado, também sinta maior cobrança em não deixar passar uma lesão maligna (até 2% das lesões BI-RADS®3 poderão demonstrar ser malignas na evolução).

PRAZOS DE ACOMPANHAMENTO

Classicamente, o acompanhamento a curto prazo em mamografia e ultra-sonografia é semestral. Por quanto tempo deve-se fazer o acompanhamento? Aqui entra uma diferença se estamos lidando com nódulos ou calcificações.

No caso de nódulos, o acompanhamento semestral deve ser feito 2 vezes, ou seja, 6 meses e 12 meses após o diagnóstico da lesão. No final desses 12 meses, se a lesão não cresceu, continuamos a chamar a lesão de BI-RADS®3, e marcamos o próximo acompanhamento para depois de 1 ano. Nessa oportunidade a lesão terá completado 2 anos de diagnóstico. Caso não tenha havido crescimento da lesão, ela passa a ser considerada BI-RADS®2 (ou seja, um nódulo benigno, baseado no fato de que tem aspecto imagenológico favorável e que se manteve estável por 2 anos). No decorrer desses 2 anos, a paciente fez 3 exames (6, 12 e 24 meses após o diagnóstico da lesão). Portanto, um exame a mais do que faria na sua rotina de rastreamento (na qual faria exames com 12 e 24 meses após o exame inicial).

No caso de microcalcificações, o acompanhamento também é semestral, mas será mantido por 3 anos chamando a lesão de BI-RADS®3, e só então passaremos a reclassificá-la como BI-RADS®2. Durante esses 3 anos, o acompanhamento será obrigatoriamente semestral no primeiro ano. Se faremos exames intermediários nos 2º e 3º anos (ou seja, 18 e 30 meses após o diagnóstico inicial), depende da nossa análise das microcalcificações, e a segurança que sentimos ao analisá-las. Na minha prática, tenho casos em que optei por uma conduta ainda mais personalizada, como persistir com o diagnóstico de BI-RADS®3 e o acompanhamento semestral mesmo após 3 anos. Na maior parte das vezes, faço acompanhamento aos 6, 12, 24 e 36 meses. De forma geral, porém, a diferença na conduta no acompanhamento entre nódulos e microcalcificações é que os nódulos são, em geral, acompanhados por 2 anos, e as microcalcificações, por 3 anos (Quadro 13-1).

COMO AVALIAR O CRESCIMENTO DAS LESÕES

Sabemos que nódulos benignos também crescem. Quanto seria o aceitável em termos de crescimento de um nódulo? Há poucos estudos na literatura sobre essa questão. Gordon[16] contou que um nódulo de análise favorável já submetido à biópsia de agulha fina pode ser acompanhado com segurança se o crescimento de seu volume for de até 20% em 6 meses. Esse crescimento é bastante razoável e, diante de um crescimento dessa magnitude, o médico pode não se sentir confortável em manter a conduta do acompanhamento semestral e considerar a lesão estável. Na nossa prática, procuramos abordar esses casos de forma individual. Nos casos em que a estabilização dos nódulos não é absoluta, escolhemos entre indicar biópsia percutânea tecidual ou manter o acompanhamento semestral por mais tempo (não liberar para acompanhamento anual após 1 ano). Às vezes, mantemos a classificação BI-RADS®3 por mais de 2 anos, até que nos sintamos totalmente seguros para mudar a classificação para BI-RADS®2.

O acompanhamento das microcalcificações pode trazer algumas dificuldades. Diferenças técnicas, de penetração dos raios X, de revelação e de posicionamento podem mudar o aspecto das calcificações e tornar difícil a padronização dos exames.

Quadro 13-1 Quando fazer o exame de acompanhamento

6 meses	12 meses	18 meses	24 meses	30 meses	36 meses
Nódulos					
Sim, continua como BI-RADS®3	Sim, continua como BI-RADS®3	Não	Sim, passa a BI-RADS®2		
Microcalcificações					
Sim, continua como BI-RADS®3	Sim, continua como BI-RADS®3	Eventualmente	Sim, continua como BI-RADS®3	Eventualmente	Sim, pode passar a BI-RADS®2, dependendo da análise

TAMANHO DO NÓDULO E IDADE DA PACIENTE IMPORTAM?

O tamanho inicial do nódulo BI-RADS®3 (ou também de forma análoga das microcalcificações), em nossa opinião, deve influenciar a conduta inicial. Esse assunto não é consensual, havendo opiniões contrárias.[17] Todo o raciocínio por trás do acompanhamento semestral baseia-se no fato de que os cânceres descobertos após 6 meses estavam em estágios iniciais. Ora, se esse nódulo já é um pouco volumoso no momento do diagnóstico inicial, podemos, no acompanhamento, ter um achado em estádio avançado.

Qual seria, então, o tamanho do nódulo que exigiria biópsia como abordagem inicial? Não há dados experimentais para responder a essa pergunta, portanto a resposta deve ser buscada na experiência de cada um e na interpretação mais ou menos pessoal dos dados existentes. Na nossa prática, tendemos a recomendar biópsia em nódulos de mais de 2 cm em pacientes com menos de 30 anos, e em nódulos de mais de 1 a 1,5 cm em pacientes de mais de 30 anos. Ocasionalmente, indicamos biópsias em nódulos de menos de 1 cm em pacientes na pós-menopausa com aparecimento de uma densidade radiológica que não estava presente anteriormente (o que pode ser analisado como neodensidade). Uma situação especial é a de uma paciente muito jovem, com múltiplos fibroadenomas, que pode eventualmente ser dispensada de biópsia se tiver um ou mais nódulos com mais de 2 cm.

Há uma indicação na publicação do BI-RADS® de que nódulos palpáveis, se sólidos, mesmo com análise ultra-sonográfica favorável, devem ser biopsiados. No entanto, achamos questionável indicar uma biópsia apenas por ser o nódulo palpável, independente de sua análise ou tamanho. Sabemos que os nódulos mais superficiais e em pacientes de menor massa corporal são mais facilmente palpáveis do que os nódulos mais profundos e em pacientes de maior massa corporal. Estaríamos, portanto, indicando mais biópsias em pacientes magras e com nódulos superficiais e menores do que em nódulos maiores, mais profundos, em pacientes obesas. Independente de o nódulo ser palpável ou não, o prognóstico guarda relação com o tamanho da lesão. Esse valor que a escola americana dá ao fato de o nódulo ser palpável não faz sentido para nós; talvez essa conduta tenha a ver com o ambiente médico-legal dos Estados Unidos.

CUSTOS

Naturalmente, o acompanhamento semestral representa um aumento de custos para o programa de rastreamento. No caso de nódulos, ele adiciona o custo de um exame no prazo de 6 meses. No caso de microcalcificações, ele pode adicionar um ou mais exames intercalados no semestre, de acordo com o caso.

O custo, porém, deve ser comparado ao custo de realizar biópsias nesses casos ou o custo de um retardo no diagnóstico.

ACOMPANHAR COM ULTRA-SONOGRAFIA OU MAMOGRAFIA?

O acompanhamento de microcalcificações deve, obrigatoriamente, ser feito com mamografia. O acompanhamento de um nódulo, que só foi visto à ultra-sonografia (evento freqüente), deve, obrigatoriamente, ser feito com ultra-sonografia. Caso o acompanhamento seja de um nódulo que foi visto tanto à mamografia como à ultra-sonografia, e não haja outras lesões a serem acompanhadas que tenham sido diagnosticadas em um só método, é indiferente o método de acompanhamento. A mamografia tende a ser um exame mais comparável, pois depende menos da subjetividade do examinador. No entanto, a ultra-sonografia tem a vantagem de não usar radiação ionizante. Se a documentação ultra-sonográfica for de qualidade, em geral, não há dificuldade de se encontrar o mesmo nódulo e, nesse caso, damos preferência em nosso serviço ao acompanhamento ultra-sonográfico. Existem ainda casos em que foi visto um nódulo à mamografia e um à ultra-sonografia e não há certeza de se tratar da mesma lesão. Isso pode parecer uma situação impossível, mas ela ocorre. Nesse caso, o acompanhamento terá que ser por mamografia e por ultra-sonografia.

MAMOGRAFIA UNILATERAL?

Quando a lesão for radiológica, o acompanhamento semestral pode ser feito apenas na mama que está sendo acompanhada. Essa medida é citada nos livros, mas é raramente adotada em nosso meio e particularmente em nosso serviço (exceto se especificamente solicitado pelo médico). O motivo para essa medida seria o custo adicional de se radiografar a mama não afetada e o eventual risco da radiação. Ora, entendemos que de todos os componentes do custo de um exame (agendamento, deslocamento da paciente, tempo de sala, análise médica, entre outros), o custo do filme usado em apenas 1 das mamas é um componente muito pequeno. O risco da radiação, por sua vez, é mínimo, e a mamografia de rastreamento, mesmo ultraprecoce como essa de 6 meses, oferece algum benefício que supera o risco. Além disso, há

RESSONÂNCIA MAGNÉTICA E OUTRAS FORMAS PARA ESCLARECER LESÕES BI-RADS®3

Considerando a grande sensibilidade da ressonância magnética, ocasionalmente encontramos casos em que ela é indicada para esclarecer casos de BI-RADS®3 antes do acompanhamento semestral. Seria uma alternativa à biópsia imediata e ao acompanhamento semestral. Essa indicação de ressonância magnética não está bem estabelecida. Ela pode gerar mais dúvidas, trazendo biópsia desnecessária ou outras lesões classificadas como BI-RADS®3 à ressonância magnética, exigindo um acompanhamento em prazo mais curto e com ressonância magnética. Além disso, não há dados mostrando que, se a ressonância magnética for negativa, possamos dispensar o acompanhamento semestral, embora nesse caso o risco da lesão provavelmente diminua. Nesse momento, uma pergunta se impõe: diminui para quanto, uma vez que já era tão baixo?

Pode ser interessante a indicação de ressonância magnética em pacientes de altíssimo risco com lesões BI-RADS®3. Realmente, essas pacientes teriam indicação de ressonância magnética já de base, e estaríamos apenas aproveitando sua motivação trazida pelo episódio da lesão BI- RADS®3 para tomar essa providência.

Portanto, a conclusão que chegamos é que, frente a uma lesão BI-RADS®3, não podemos fugir do acompanhamento semestral. Em casos muito selecionados, por razões emocionais e individuais, pode-se optar por biópsia imediata.

BI-RADS®3 DA RESSONÂNCIA MAGNÉTICA

Se na ultra-sonografia e na mamografia as pesquisas científicas validaram e padronizaram muito bem o que deve ser chamado de BI-RADS®3, na ressonância magnética não temos uma grande quantidade de dados a esse respeito. Em geral, na ressonância magnética, estamos lidando com pacientes de risco altíssimo ou lesões cujo comportamento biológico ainda não conhecemos muito bem. Por esse motivo, foi preconizado que o acompanhamento em curto prazo da ressonância magnética seja realizado em 4 meses, e não em 6. Além disso, uma autora encontrou que a taxa de câncer em lesões que cresceram nesse período chegou a 7%, portanto nem deveriam ser chamadas de BI-RADS®3.[18] Outros autores encontraram uma taxa de malignidade de 0,4%.[19]

Alguns serviços usam uma subdivisão em BI-RADS®3A e 3B. O 3A seria um curto prazo imediato. Essa classificação leva em conta o fato de que, se a ressonância magnética for realizada em época inadequada, como a segunda fase do ciclo menstrual, ela pode detectar realces que são devidos às alterações cíclicas do parênquima e não a lesões propriamente ditas. Dessa forma, antes de realizar qualquer conduta ativa, deve-se repetir a ressonância magnética já no próximo ciclo, porém entre o 7º e o 14º dias. No caso do BI-RADS®4B, seria uma lesão realmente para acompanhamento em 4 meses.

Quando examinamos por ressonância magnética, temos que lidar com o fato que a biópsia por ressonância magnética é mais dispendiosa, mais trabalhosa e menos acessível do que as biópsias orientadas por outros métodos.

LESÕES DE BAIXO RISCO EM PACIENTES DE ALTO RISCO

A conduta de lesões BI-RADS® em pacientes de alto risco deve ser diferente? Não há muitos trabalhos científicos disponíveis para responder a essa pergunta. Há algumas evidências de que, em pacientes de alto risco, o carcinoma tem leve tendência a se apresentar na forma circunscrita, e que a chance de que uma lesão BI-RADS®3 seja maligna é maior em pacientes de alto risco.[20] No entanto, essa tendência não seria forte o suficiente para merecer uma conduta mais agressiva. Definimos paciente de alto risco para esse fim como pacientes com risco realmente muito alto, como pacientes cuja mãe ou irmã tiveram câncer de mama, ou pacientes com mutação do BRCA, ou pacientes com biópsias mostrando hiperplasia ductal atípica ou carcinoma lobular *in situ*.

É desnecessário enfatizar o grau de angústia que acomete pacientes desse subgrupo, certamente maior que na população em geral.

Outro subgrupo particular de pacientes são as pacientes com carcinoma diagnosticado, aguardando tratamento nas quais há uma 2ª lesão classificada como BI-RADS®3. Essa é uma situação interessante, pois a paciente está na iminência de fazer uma cirurgia oncológica, e não queremos observá-la durante 6 meses e precisar fazer uma nova cirurgia oncológica após esse prazo. Desse modo, pode ser uma boa opção fazer a biópsia dessa lesão antes da cirurgia.

Não há realmente uma resposta baseada em evidências para essas perguntas, e cabem muitas condutas individualizadas dependendo do caso, e caberá ao ginecologista ou ao mastologista escolher a melhor opção para a paciente em questão.

QUALIDADE DA ULTRA-SONOGRAFIA NA ANÁLISE DOS NÓDULOS

Toda a conduta de acompanhamento semestral dos nódulos baseia-se na análise ultra-sonográfica dos nódulos. Temos acompanhado algumas discussões de casos, apresentações em reuniões e até mesmo publicações nas quais se apresenta um caso de BI-RADS®3 que mostrou ser câncer de mama. Isso seria normal, pois esperamos alguns eventos de malignidade nesses casos. Porém, o que tem nos chamado a atenção é que a fotografia das lesões, ocasionalmente, não apresenta realmente nódulos BI-RADS®3, e sim BI-RADS®4.[21] Trata-se, de fato, de um falso-negativo da análise ultra-sonográfica. Esse fato é mais comum do que gostaríamos, e o ginecologista precisa ter uma atenção forte ao serviço de ultra-sonografia mamária que atende as suas pacientes, acompanhando seus resultados até que forme uma confiança acerca dessa questão em particular. A subjetividade da ultra-sonografia piora ainda mais essa situação.

A PACIENTE QUE FOI BIOPSIADA POR ALGUM MOTIVO PRECISA DE ACOMPANHAMENTO SEMESTRAL?

Enquanto a biópsia é o padrão-ouro para a classificação de benignidade ou malignidade de uma lesão, ela está julgando o aspecto histológico da mesma. O acompanhamento do tamanho da lesão, porém, nos dá uma monitorização do comportamento biológico. Recomendamos manter o acompanhamento semestral mesmo em lesões já biopsiadas. Essa recomendação também consta no texto do BI-RADS®.[22]

ADESÃO ÀS RECOMENDAÇÕES

A segurança do acompanhamento semestral depende da adesão ao protocolo adotado. Se por algum motivo a paciente não puder realizar o exame no prazo recomendado, a indicação de biópsia percutânea ou excisional deve ser considerada. Razões para essa impossibilidade são: paciente que vai se mudar para local onde não há disponibilidade de exames; pré-operatório de cirurgia estética, após as quais não podemos garantir que encontraremos a lesão em condições de comparabilidade; perda de recursos financeiros, como convênios etc.

Há, ainda, pacientes que simplesmente não seguem as recomendações. As taxas de não-adesão às recomendações podem chegar a 12%[1] ou mais.[23]

CONCLUSÃO

É seguro realizar acompanhamento semestral de lesões de baixo risco, desde que a adesão à recomendação seja rigorosa e que a análise morfológica da lesão tenha sido bem-feita.

Finalmente, lembremos as recomendações básicas de Sickles: antes de recomendar um acompanhamento semestral, devem-se comparar as mamografias prévias, realizar ultra-sonografia e/ou radiografias em incidências especiais ou magnificações até que se esgotem todos os recursos da mamografia e da ultra-sonografia.

Devemos comunicar claramente às pacientes a recomendação que está sendo dada, orientando que as lesões que crescerem deverão ser biopsiadas. Nunca é demais enfatizar a importância do envolvimento pessoal do radiologista ou do clínico na recomendação de acompanhamento.

REFERÊNCIAS BIBLIOGRÁFICAS

1. Helvie MA, Pennes DR, Rebner M, Adler DD. Mammographic follow-up of low-suspicion lesions: compliance rate and diagnostic yield. *Radiology* 1991;178:155-158.
2. Mariano MH, Chagas CR, Koch HA, Zandonale E. Freqüência dos achados mamográficos em associação ao perfil de usuárias em um serviço de mamografia no espírito santo. *Revista Brasileira de Mastologia* 2006;16:65-71.
3. Monticciolo DL, Caplan LS. The American College of Radiology's BI-RADS 3 Classification in a Nationwide Screening Program: current assessment and comparison with earlier use. *Breast J* 2004;10:106-110.
4. Kerlikowske K, Smith-Bindman R *et al.* Breast cancer yield for screening mammographic examinations with recommendation for short-interval follow-up. *Radiology* 2005;234:684-692.
5. Vieira AV, Toigo FT. Classificação BI-RADS: categorização de 4.968 mamografias. *Radiol Bras* 2002;35:205-208.
6. Sickles EA. Periodic mammographic follow-up of probably benign lesions: results in 3,184 consecutive cases. *Radiology* 1991;179:463-468.
7. Varas X, Leborgne JH *et al.* Revisiting the mammographic follow-up of BI-RADS category 3 lesions. *AJR Am J Roentgenol* 2002;179:691-695.
8. Vizcaino I, Gadea L *et al.* Short-term follow-up results in 795 nonpalpable probably benign lesions detected at screening mammography. *Radiology* 2001;219:475-483.

184 | Capítulo 13 ◆ Acompanhamento a Curto Prazo

9. Yasmeen S, Romano PS *et al.* Frequency and predictive value of a mammographic recommendation for short-interval follow-up. *J Natl Cancer Inst* 2003 Mar 19;95:429-436.

10. Chala L, Endo E, Kim S *et al.* Gray-scale sonography of solid breast masses: diagnosis of probably benign masses and reduction of the number of biopsies. *J Clin Ultrasound* 2007;35:9-19.

11. Marussi EF. *Análise da morfologia ultra-sonográfica aliada à colordopplervelocimetria na previsão histológica dos nódulos sólidos da mama.* Tese (Doutorado apresentada à Faculdade de Ciências Médicas da Unicamp). 2001.

12. Rubin E. Six-month follow-up: an alternative view. *Radiology* 1999;213:15-18.

13. Sickles EA. Commentary on Dr Rubin's Viewpoint. *Radiology* 1999;213:19-20.

14. Hall FM. Malignancy in BI-RADS category 3 mammographic lesions. *Radiology* 2002;225:918-919.

15. Stavros AT, Thickman D *et al.* Solid breast nodules: use of sonography to distinguish between benign and malignant lesions. *Radiology* 1995;196:123-134.

16. Gordon PB, Gagnon FA, Lanzkowsky L. Solid breast masses diagnosed as fibroadenoma at fine-needle aspiration biopsy: acceptable rates of growth at long-term follow-up. *Radiology* 2003;229:233-238.

17. Sickles EA. Nonpalpable, circumscribed, noncalcified solid breast masses: likelihood of malignancy based on lesion size and age of patient. *Radiology* 1994;192:439-442.

18. Liberman L. The high risk patient and magnetic resonance imaging. In: Morris E, Liberman L. (Eds.). *Breast MRI Diagnosis and Intervention.* New York: Springer, 2008. p. 184-199.

19. Eby PR, Demartini WB, Peacock S, Rosen EL, Lauro B, Lehman CD. Cancer yield of probably benign breast MR examinations. *J Magn Reson Imaging* 2007;26:950-955.

20. Lehman CD, Rutter CM *et al.* Lesion and patient characteristics associated with malignancy after a probably benign finding on community practice mammography. *AJR Am J Roentgenol.* 2008;190[2]:511-515.

21. Ishitobi M, Tamaki Y, Yamamura J, Miyoshi Y, Monden M, Noguchi S. Bilateral breast metastases of medullary thyroid cancer. *Breast J* 2004;10:162.

22. American College of Radiology (ACR). ACR BI-RADS® – Mammography – Guidance chapter. In: ACR breast imaging reporting and data system, breast imaging atlas reston, VA. *American College of Radiology*, 2008. p. 253-259.

23. Godinho ER, Koch HA. Submissão às recomendações do BI-RADS por médicos e pacientes: análise preliminar de 3.000 exames realizados em uma clínica particular. *Radiol Bras* 2004;37:21-23.

Capítulo 14

CISTOS MAMÁRIOS

Cistos mamários são extremamente comuns, ocorrendo em cerca de 7% das mulheres, com predomínio na faixa entre 35 e 50 anos.[1] Podem ser descobertos por meio da palpação ou de um exame de imagem (em geral, a ultra-sonografia é o exame utilizado para a confirmação da presença de um cisto na mama).

A caracterização do cisto em simples, complexo e complicado é de grande importância clínica.

Serão consideradas as indicações de punção dos cistos mamários e alguns aspectos técnicos relacionados com a imagenologia mamária.

CISTOS SIMPLES

São os cistos típicos, com paredes lisas e finas, sem áreas sólidas internas. São sempre benignos, portanto, classificados como BI-RADS®2 (Fig. 14-1). Alguns autores consideram que cistos são verdadeiras variações anatômicas da mama (a mim, particularmente, essa interpretação agrada). Outros preferem classificá-los como doença cística das mamas, dando a eles um certo *status* de doença, ou alteração fibrocística da mama, inferindo um desvio do normal.[2] No entanto, todos concordam que os cistos simples são sempre benignos e não aumentam o risco de câncer de mama.

Há 3 situações clínicas em que o cisto simples tem alguma relevância:

1. No caso de ele ser doloroso (geralmente cistos que se formaram recentemente e com conteúdo sob pressão) (Fig. 14-2).
2. No caso de ser palpável: até o esclarecimento diagnóstico, geralmente pela ultra-sonografia, haverá alguma angústia associada ao fato de a paciente apresentar um nódulo palpável.
3. Quando aparece à mamografia, quase sempre como um nódulo bem delimitado ou uma densidade assimétrica: até que se esclareça tratar-se de um cisto, a mamografia é classificada como BI-RADS® zero, o que pode gerar certa angústia.

Fig. 14-1. Cisto simples.

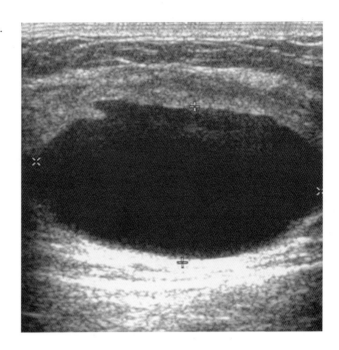

Fig. 14-2. Esse cisto é doloroso, pois seu conteúdo está sob pressão (observe sua esfericidade).

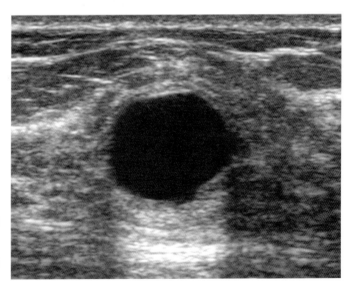

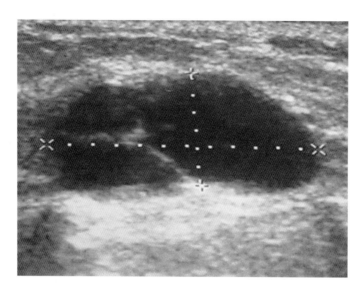

Fig. 14-3. Cisto com septo fino.

Em hipótese alguma a paciente deverá sentir que os cistos tenham possibilidade de se tornar malignos. Essa pode parecer uma informação redundante, mas não é raro a paciente ter concepções erradas como essa.

Cistos com septos finos não apresentam qualquer risco e podem ser classificados como cistos simples (Fig. 14-3).

CISTOS COMPLEXOS

São os cistos que contêm áreas sólidas internas, paredes grossas e irregulares, ou septos grossos. Ao contrário dos cistos simples, que são sempre benignos, os cistos complexos têm alguma chance de malignidade.[3,4] Na verdade, os cistos complexos têm um componente sólido e é justamente esse componente sólido, e não a parte cística, que apresenta risco.

Essa categoria inclui alguns cistos ou ductos dilatados que simulam cistos com projeções papilíferas internas (Fig. 14-4), e também lesões mistas sólido-císticas, que derivam de tumores sólidos com uma parte que sofreu necrose e liquefação (Fig. 14-5). Em ambas as situações, é necessária biópsia, mas o risco de malignidade é bem maior no caso do tumor parcialmente necrótico. Na suspeita de papiloma, a melhor opção de biópsia é a cirúrgica excisional, pois para a análise do patologista é importante ter a arquitetura da lesão preservada, o que não é possível com as técnicas percutâneas de biópsia. No caso dos tumores parcialmente necróticos, a biópsia percutânea da parte sólida do tumor em geral é bem adequada.

Fig. 14-4. Cisto com lesão papilífera interna, com fluxo sanguíneo demonstrável ao Doppler.
(Ver *Prancha* em *Cores*.)

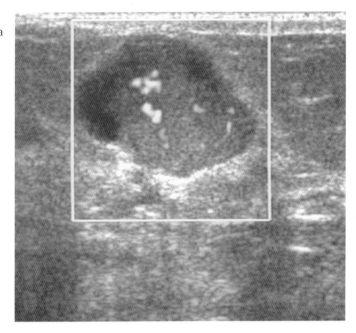

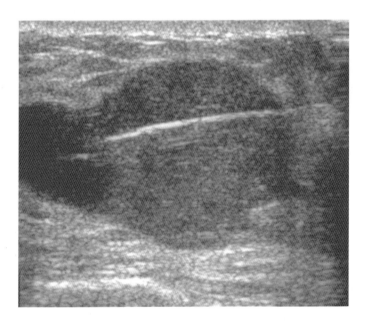

Fig. 14-5. Cisto complexo, sendo biopsiado.

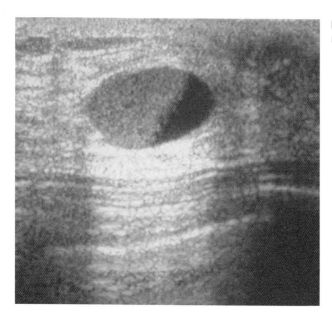

Fig. 14-6. Cisto com nível líquido–líquido.

Cistos com nível líquido–líquido, em geral, têm *status* de cistos simples, com o único problema: a parte hipoecóica poderia potencialmente esconder uma lesão sólida (Fig. 14-6).

Aglomerados de pequenos cistos são classificados como BI-RADS®3 (Fig. 14-7).[4]

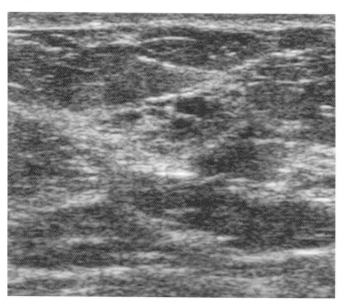

Fig. 14-7. Aglomerado de pequenos cistos.

CISTOS COMPLICADOS

São cistos que apresentam alguns sinais de infecção, como paredes grossas (Fig. 14-8) ou ecos internos (Fig. 14-9). Esse tipo de cisto pode ser sintomático (doloroso, palpável) ou não. No caso de ser doloroso, a paciente pode obter alívio na punção. Esse tipo de cisto também não apresenta risco

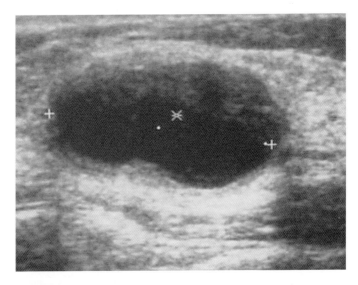

Fig. 14-8. Cisto com paredes espessas.

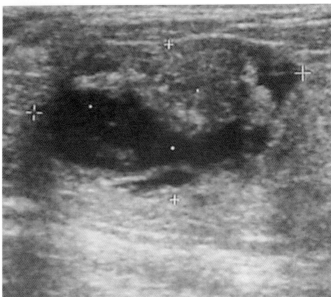

Fig. 14-9. Cisto com ecos internos.

aumentado de malignidade (desde que o espessamento inflamatório da sua parede não seja confundido com uma parede espessa de um tumor necrótico; felizmente, nas mãos de um ultra-sonografista experiente esse engano é raríssimo).

NÓDULOS HIPOECÓIDES

Nódulos hipoecóicos, também conhecidos como hipoecóides ou hipoecogênicos, são nódulos que aparecem na cor cinza à ultra-sonografia (Fig. 14-10). São achados muito comuns. Em geral, quando o ultra-sonografista os descreve assim, é porque não foi possível, por alguma razão técnica, discriminar se o nódulo era sólido ou cístico (no caso, cistos com conteúdo espesso, viscoso ou purulento). Como a classificação BI-RADS® deve ser dada pelo aspecto menos favorável, eles são classificados como se fossem sólidos. Em geral, eles têm características de análise benignas, portanto, são classificados como BI-RADS®3.

Ocasionalmente, podem provocar uma sombra acústica ou uma ter conformação mais vertical (maior diâmetro perpendicular ao plano da parede torácica), exigindo uma classificação BI-RADS®4 (Fig. 14-11).

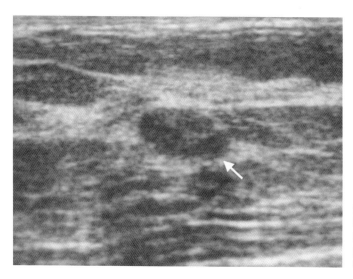

Fig. 14-10. Nódulo hipoecogênico; nesse caso, não é possível diferenciar entre cisto e sólido.

Fig. 14-11. Nódulo hipoecogênico com sombra acústica.

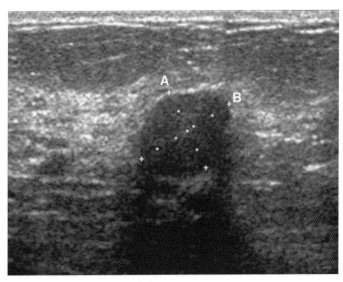

INDICAÇÕES PARA PUNÇÃO DE CISTOS MAMÁRIOS

A primeira indicação para a punção de um cisto é a análise cito ou histopatológica de cistos complexos, isto é, cistos que contenham áreas sólidas internas, paredes grossas e/ou irregulares ou septos grossos. Nesses casos, a biópsia percutânea de fragmento pode fornecer um material mais esclarecedor para a análise.

Uma outra indicação comum para punção de cistos é análise de lesões hipoecogênicas. Quando um nódulo hipoecogênico tem análise suspeita, BI-RADS®4 (veja anteriormente), exige-se análise cito ou histológica. Nesses casos, a punção aspirativa é uma ótima alternativa de abordagem, uma vez que confirma a natureza cística ou sólida da lesão.

Uma outra situação é a de se indicar uma punção aspirativa em um nódulo hipoecogênico (veja anteriormente) classificado como BI-RADS®3, como uma alternativa ao acompanhamento semestral, que seria a conduta clássica. Caso a hipótese principal seja um cisto com conteúdo espesso, pode ser uma boa alternativa realizar a aspiração da lesão. O custo da aspiração não é maior que o do exame de acompanhamento, e ele fornece uma solução imediata para o caso. No caso de um esvaziamento completo do cisto, nenhuma conduta adicional é necessária.

Ocasionalmente, uma biópsia aspirativa esvazia apenas parcialmente um nódulo hipoecogênico, persistindo uma pequena lesão hipoecogênica.[5] Nesse caso, o mais comum é que se trate apenas de uma parede espessa do cisto (um cisto complicado, portanto). No entanto, não se pode excluir que a lesão persistente seja um conteúdo sólido do cisto, anteriormente obscurecido pelo conteúdo hipoecogênico, portanto, o ultra-sonografista deve considerar a indicação de uma biópsia da lesão remanescente (ampliando-se o procedimento de biópsia de agulha fina para uma biópsia de fragmento, uma vez que a paciente já está posicionada junto ao aparelho de ultra-sonografia no momento em que se realiza a biópsia de agulha fina).

A 3ª indicação para a aspiração de um cisto é terapêutica e não diagnóstica. Trata-se da punção realizada em cistos dolorosos. Em geral, os cistos que provocam dor são os cistos de formação recente, cujo conteúdo está sob pressão. Eles tendem a ter uma forma bem arredondada (Fig. 14-2), enquanto os cistos mais antigos tendem a ser mais flácidos e de forma mais ovalada, achatada (Fig. 14-1).

É preciso ser criterioso para se definir se a dor sentida pela paciente é mesmo relacionada com o cisto. Mastalgia e cistos mamários são 2 eventos muito comuns, que podem coexistir sem uma relação direta de causa e efeito. É mais provável que o cisto seja a causa da dor se ela for localizada exatamente no local em que se encontra o cisto. Caso haja uma suspeita razoável de que a dor seja causada pelo cisto, considerar a aspiração desse cisto como medida terapêutica, com resultados excelentes para o alívio sintomático da paciente.

Os cistos simples (típicos) são sempre benignos e não precisam de punção para o esclarecimento do diagnóstico,[6] independente de serem palpáveis ou de seu tamanho.

ALGUNS ASPECTOS TÉCNICOS DA PUNÇÃO DE CISTOS MAMÁRIOS

No caso de cistos palpáveis, a punção pode ser realizada dirigida pela palpação (colocando-se um dedo da mão auxiliar em cada lado do cisto para fixá-lo).[7] É possível realizar esse procedimento até mesmo sem possuir a confirmação ultra-sonográfica de que se trata de um cisto. A punção servirá como teste diagnóstico: se a lesão palpável desaparecer, fica demonstrado que se tratava de um cisto. Se não, supõe-se tratar de um nódulo sólido (embora esse resultado possa também significar um erro no posicionamento da agulha ou um conteúdo do cisto muito espesso para ser aspirado pelo calibre da agulha utilizada).

Em que pese os argumentos do parágrafo acima, defendemos fortemente a realização de uma ultra-sonografia antes de qualquer punção, e também que as punções sejam feitas sempre sob orientação ultra-sonográfica.[8] O custo baixo e a grande disponibilidade da ultra-sonografia hoje permitem que se adote essa conduta como rotina. Em outras épocas, a mamografia foi usada como forma de orientação para a punção de cistos, mas hoje essa prática está totalmente abandonada em favor da ultra-sonografia.

Se for intenção do médico realizar uma mamografia para a avaliação da lesão, essa deve, preferencialmente, preceder a punção, para evitar que um eventual hematoma causado pela punção atrapalhe a avaliação mamográfica.

A maneira mais usual de se realizar a punção de cisto mamário hoje é a punção guiada por ultra-sonografia pela técnica da mão livre, em que a agulha é introduzida obliquamente ao longo de um dos lados menores do transdutor de forma a que ela comece a aparecer a partir de um dos cantos da imagem e possa ser monitorizada até sua chegada à lesão em tempo real. A Figura 14-12 demonstra esse procedimento.

É conveniente que sempre se utilize anestesia local ao se realizar punção de cistos mamários. Os que defendem a realização da punção sem a anestesia local argumentam que a anestesia apenas troca uma picada pela outra ainda mais dolorida, por causa da sensação de queimação resultante da injeção do anestésico. Na prática, ocorre que muitas punções requerem mais de uma passagem de agulha, ou a troca da agulha por uma mais grossa. Outras vezes, o conteúdo espesso passa muito lentamente pela agulha, e o procedimento pode demorar alguns longos minutos. Nesses casos, traz grande conforto à paciente já estar anestesiada previamente. Além disso,

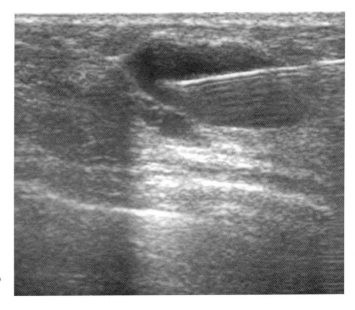

Fig. 14-12. Punção de cisto mamário.

temos que considerar o efeito psicológico positivo que tem, sobre a paciente, o uso da anestesia local. Também é reconfortante, para a paciente, saber que o médico se importa com o seu bem-estar, a ponto de usar anestesia local. Para diminuir o desconforto da anestesia local, utilizamos uma agulha muito fina, como de insulina. Utilizamos lidocaína sem vasoconstritor, pois o procedimento é rápido e quase nunca provoca sangramento significativo. A quantidade de anestésico usada é entre 0,7 e 1 ml. É suficiente a infiltração apenas junto ao orifício de entrada da agulha de punção. Apenas um pequeno grupo de pacientes tem sensibilidade dolorosa em planos mais profundos da mama. Nesses casos, optamos por fazer uma infiltração maior de anestésico à medida do necessário, ou explicar à paciente a dificuldade de anestesiar aquele local profundo e solicitar a sua tolerância por alguns instantes. Nesses casos, é freqüente que, quando a paciente informa estar sentindo dor, a punção já está muito perto do término. Se não conseguirmos aliviar totalmente a dor dessas poucas pacientes, pelo menos estaremos transmitindo a elas nossa firme intenção de estar fazendo o melhor para assegurar o seu conforto.

Quando não se usa orientação ultra-sonográfica, não são incomuns os casos em que não se obtém líquido à punção. Isso pode refletir 3 situações: cisto com conteúdo espesso, cisto localizado diferentemente de onde se supôs pela palpação (Fig. 14-13) ou um nódulo sólido que foi con-

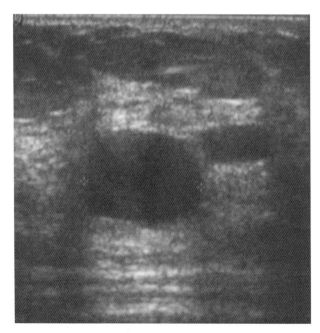

Fig. 14-13. Cisto que era mais profundo do que parecia, o que causou a falha de punção.

fundido com um cisto. Na ausência da monitorização ultra-sonográfica, o médico não tem como saber o que está realmente acontecendo. Nesse ponto, ele pode realizar múltiplas passagens da agulha em várias direções para tentar atingir a lesão ou utilizar uma agulha mais grossa, situações que aumentam o desconforto da paciente. Com a monitorização ultra-sonográfica, ao se perceber que a agulha está bem posicionada dentro do cisto e não se obtém qualquer material, já sabemos que se trata de um cisto de conteúdo espesso e procedemos imediatamente à troca da agulha por uma agulha de maior calibre (nessa situação, é muito útil que se tenha administrado anestesia local). A Figura 14-14 mostra a secreção que foi aspirada da lesão, muito espessa, requerendo a utilização de uma agulha 18 G.

A punção realizada com anestesia local e a monitorização ultra-sonográfica reduzem o desconforto associado ao procedimento a um grau mínimo. Devemos levar em consideração que os cistos dolorosos muitas vezes são recidivantes, e essas pacientes poderão precisar de várias punções esvaziadoras ao longo de suas vidas. É comum, em nossa clínica, recebermos pacientes nas quais já foram realizadas tentativas mal sucedidas de punção sem monitorização ultra-sonográfica. O que vemos geralmente é uma paciente portadora de pequena equimose causada por repetidas passagens da agulha e em que o cisto não foi aspirado, e que manifesta um desagrado em relação à abordagem escolhida de início, que, às vezes, nos perguntam por que não foi realizada sob monitorização ultra-sonográfica e anestesia local já da primeira vez.

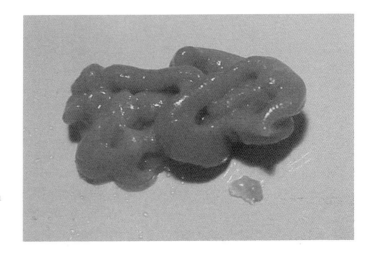

Fig. 14-14.
Secreção aspirada de um cisto de conteúdo hipoecogênico.

Em algumas pacientes, a lesão que parecia cística revela-se sólida no momento da punção. Nesse caso, a monitorização ultra-sonográfica permite que já se faça uma punção-biópsia de agulha fina do nódulo sólido, permitindo uma amostragem adequada ao estudo citológico. No caso de nódulos sólidos, é de praxe realizar várias passagens. Em nosso serviço, fazemos pelo menos 3 punções diferentes com aspiração em múltiplas direções do nódulo, elaborando 6 lâminas a partir dessas 3 punções. Nesses casos, também é de grande valia a anestesia antes do procedimento.

Já foi preconizada a injeção de ar na cavidade do cisto após a aspiração do seu conteúdo líquido, como medida terapêutica, pois diminui a recidiva dos cistos.[9] Em nosso serviço, raramente usamos essa técnica, mas em casos de pacientes que apresentam cistos dolorosos e recidivantes, essa técnica pode ser uma boa opção.

REFERÊNCIAS BIBLIOGRÁFICAS

1. Baichev G, Gorchev G, Daskalova I. Breast cysts-diagnostic and therapeutic management and risk for subsequent development of breast carcinoma. *Akush Ginekol (Sofiia)* 2003;42:29-31.
2. Calas MJG. Cistos mamários – qual o seu significado? *Femina* 2007;35:707-712.
3. Berg WA. Sonographically depicted breast clustered microcysts: is follow-up appropriate? *AJR Am J Roentgenol* 2005;185:952-959.
4. Venta LA, Kim JP, Pelloski CE, Morrow M. Management of complex breast cysts. *AJR Am J Roentgenol* 1999;173:1331-1336.
5. Louie L, Velez N, Earnest D, Staren ED. Management of nonpalpable ultrasound-indeterminate breast lesions. *Surgery* 2003;134:667-673.
6. Parker SH, Jobe WE. *Percutaneous breast biopsy.* New York: Raven, 1993.
7. Lucas JH, Cone DL. Breast cyst aspiration. *Am Fam Physician* 2003;68:1983-1986.
8. Camargo MMAd *et al.* Aspectos técnicos da punção de cistos mamários. *Femina* 2004;32:663-667.
9. Gizienski TA, Harvey JA, Sobel AH. Breast cyst recurrence after postaspiration injection of air. *Breast J* 2002;8:34-37.

Capítulo **15**

Avaliação Imagenológica dos Linfonodos

Os linfonodos têm uma relação íntima com a patologia mamária. Basta lembrar que o comprometimento linfonodal axilar é o fator prognóstico mais importante no câncer de mama. Por muito tempo, a dissecção axilar rotineira foi a regra no tratamento cirúrgico da paciente com carcinoma invasivo. Hoje, essa conduta está mais seletiva, pelo uso do linfonodo-sentinela.

Qual será o papel dos métodos de imagem na avaliação dos linfonodos em mastologia? Antes de discorrermos sobre o papel de cada método em particular, vamos estabelecer alguns paradigmas iniciais: de maneira geral, nenhum método de imagem possui especificidade para diferenciar linfonodos benignos dos malignos. As eventuais anomalias nos linfonodos são inespecíficas. No entanto, os métodos de imagem podem indicar um linfonodo anormal para que ele seja investigado. Se a imagenologia mamária apresenta limitações na detecção e análise de linfonodos, há casos em que ela apresenta achados determinantes na condução do caso e não pode ser dispensada do arsenal de atendimento à paciente.

Vejamos a seguir especificamente o que cada método pode nos oferecer nesse campo.

MAMOGRAFIA

A mamografia pode detectar linfonodos anormais nas axilas ou dentro das mamas. Linfonodos normais podem ser identificados pelo seu centro gorduroso (Fig. 15-1). Eles podem ser bastante grandes (até mais de 5 cm), portanto a condição de anormalidade dos linfonodos à mamografia não é dada pelo seu tamanho (Fig. 15-2). Não há trabalhos que mostrem que a mamografia possua maior sensibilidade que a palpação na detecção de linfonodos axilares.

Fig. 15-1.
Linfonodo típico. Observe o centro radiotransparente representando o hilo.

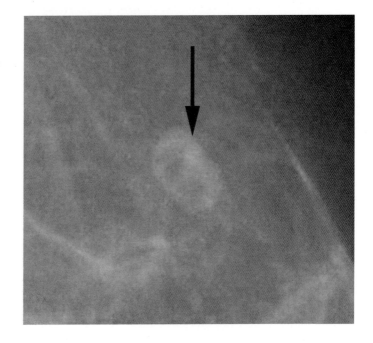

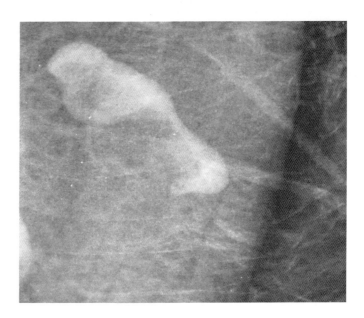

Fig. 15-2.
Linfonodo axilar normal volumoso.

Uma questão particular é a da mamografia normal com linfonodo axilar anormal. Esse achado não é incomum. Há várias causas extramamárias de linfadenomegalia axilar, como artrite reumatóide e vários tipos de doenças infecciosas. Muitas vezes é difícil saber se devemos valorizar ou não à mamografia uma linfadenomegalia axilar, especialmente se a alteração for bilateral (Fig. 15-3). Nas linfadenopatias unilaterais (Fig. 15-4) ficamos mais inclinados a indicar uma biópsia, com a hipótese de um carcinoma oculto. Não há um protocolo de acompanhamento ou abordagem de linfadenopatias axilares. A decisão tem que ser tomada caso a caso. Em nosso serviço, quando a linfadenomegalia é unilateral, somos mais inclinados a uma forma de biópsia (considerar biópsia de fragmento, biópsia de agulha fina ou exérese, todas elas apropriadas com ressalvas às suas limitações próprias). Caso a linfadenomegalia seja bilateral e não haja uma causa infecciosa ou artrite reumatóide, o acompanhamento semestral pode ser apropriado. Na suspeita de doenças linfoproliferativas, deve-se dar preferência às biópsias excisionais. Mesmo a biópsia de fragmento pode ter alto índice de falsos negativos nesses casos.

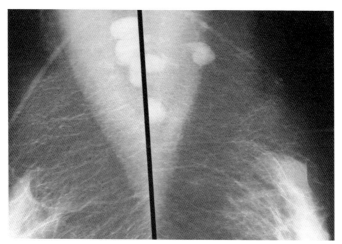

Fig. 15-3. Linfadenomegalia axilar bilateral.

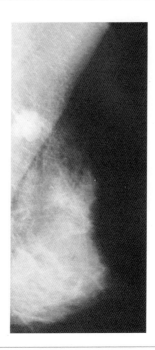

Fig. 15-4. Linfonodo axilar anormal com mamografia normal.

ULTRA-SONOGRAFIA

É o método mais útil na avaliação dos linfonodos. Há trabalhos mostrando maior sensibilidade da ultra-sonografia que da palpação no diagnóstico e estadiamento da axila. Foi demonstrado que a sensibilidade da palpação na detecção das linfadenomegalias axilares foi de 45%, enquanto a sensibilidade da ultra-sonografia foi de 72,7%.[1] Da mesma forma que à mamografia, os sinais à ultra-sonografia não são específicos. A demonstração do hilo tende a indicar um linfonodo normal (Fig. 15-5). O apagamento do hilo (Fig. 15-6) e o espessamento da cortical (Fig. 15-7) indicam linfonodo anormal. A ultra-sonografia apresenta a vantagem de examinar, além da axila, as fossas infra e supraclavicular e alguns trechos da região paraesternal (cadeia mamária interna). A ultra-sonografia oferece também uma demonstração muito precisa dos 3 níveis da axila (Figs. 15-8 e 15-9).

Muitas vezes, os mastologistas dispensam a ultra-sonografia, uma vez que eles irão fazer de qualquer forma uma abordagem cirúrgica da axila, freqüentemente orientada pelo linfonodo sentinela. De qualquer maneira, acho extremamente útil que o radiologista relate ao mastologista a presença de linfonodos de aspecto anormal. No caso de o linfonodo anormal à ultra-sonografia não ser o mesmo que o sentinela, o mastologista poderá optar pela retirada de ambos. No caso de linfonodos francamente anormais, o médico pode optar pelo esvaziamento axilar sem a técnica do linfonodo sentinela.

Capítulo 15 ◆ Avaliação Imagenológica dos Linfonodos | 203

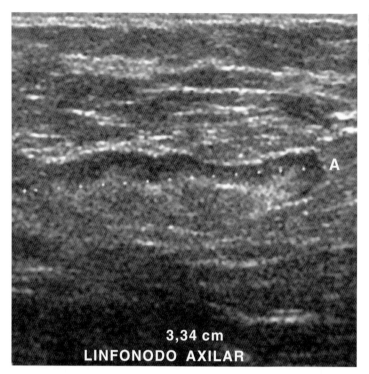

Fig. 15-5. Linfonodo normal à ultra-sonografia.

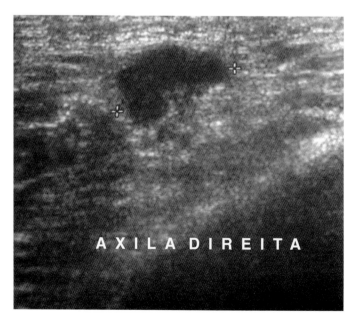

Fig. 15-6. Linfonodo com apagamento do hilo.

Fig. 15-7.
Linfonodo com espessamento da cortical.

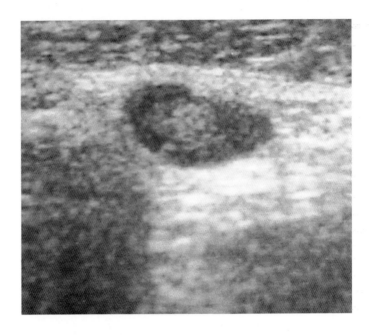

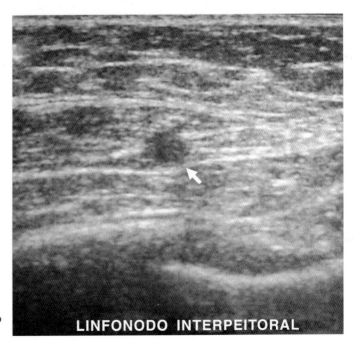

Fig. 15-8. Linfonodo no nível 2.

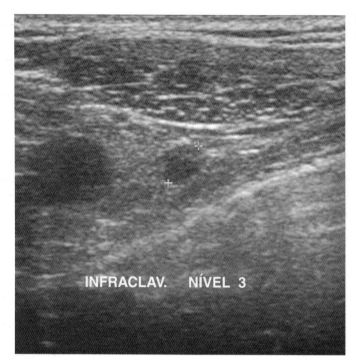

Fig. 15-9. Linfonodo no nível 3.

RESSONÂNCIA MAGNÉTICA

Dos 3 métodos, a ressonância magnética é o que tem menor utilidade na avaliação dos linfonodos em mastologista. Por 2 motivos: os linfonodos normais geralmente apresentam realce que pode ser suspeito (Fig. 15-10), e, além disso, há partes da axila que não são incluídas no exame de ressonância magnética, tornando o exame insuficientemente abrangente. Ocasionalmente, pode-se detectar um linfonodo anormal à ressonância insuspeito aos outros métodos (Fig. 15-11). Dessa forma, os linfonodos podem ser causa de falsos positivos na ressonância magnética.

Fig. 15-10. Linfonodo normal à ressonância magnética.

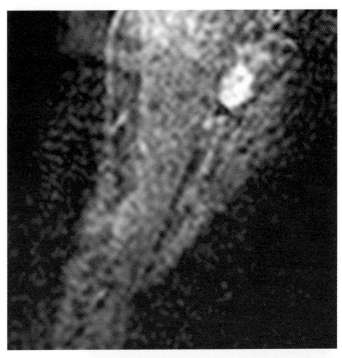

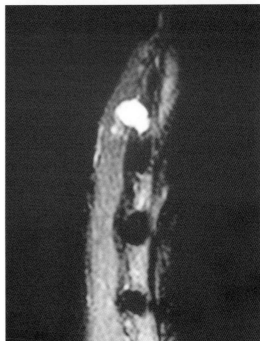

Fig. 15-11. Linfonodo paraesternal detectado à ressonância magnética.

BIÓPSIAS

A imagenologia mamária tem íntima relação com a realização de biópsias percutâneas, e na questão dos linfonodos não é diferente. Lembrar que os linfonodos tendem a sangrar mais que nódulos mamários comuns. Além disso, a axila tende a apresentar uma sensibilidade maior que a mama, portanto a anestesia deve ser mais cuidadosa. O ultra-sonografista que faz a biópsia na axila deve estar acostumado a trabalhar nessa região, pela possibilidade de lesão inadvertida de estruturas, como a artéria axilar. Convém também conferenciar com o patologista para ver com que tipo de biópsia ele prefere trabalhar. Na nossa experiência, alguns patologistas preferem a biópsia de agulha fina, e outros, a biópsia de fragmento. Ter sempre em mente que o comprometimento linfonodal no câncer de mama pode ser apenas de parte do gânglio, e a amostragem da biópsia pode não ser representativa.

A maioria dos mastologistas que trabalha com nosso serviço não solicita que biopsiemos os linfonodos axilares suspeitos antes da cirurgia oncológica. Eles querem a biópsia da lesão índice da mama, mas fazem o estudo do linfonodo no intra-operatório, com biópsia de congelação do linfonodo sentinela.

LINFONODO SENTINELA

A técnica do linfonodo sentinela é uma alternativa minimamente invasiva para a dissecção axilar que, como se sabe, possui morbidade considerável. A técnica seleciona os linfonodos com maior probabilidade de estarem afetados, evitando uma dissecção axilar inútil.[2] O papel da imagenologia é injetar a substância ativa, geralmente um radioisótopo, mas também pode ser um corante, dentro da lesão, e observar qual a primeira estação de drenagem dessa estrutura injetada.

Essa técnica ganhou grande publicidade e ampla aceitação em nosso meio.

REFERÊNCIAS BIBLIOGRÁFICAS

1. Bruneton JN, Caramella E *et al.* Axillary lymph node metastases in breast cancer: preoperative detection with US. *Radiology* 1986;158:325-326.
2. Riccio PA, Marabini P, Seracchioli S, *et al.* The sentinel lymph node biopsy. Evolution and convalidation of the technique. *Ann Ital Chir* 2007;78:413-417.

Capítulo 16

Próteses, Implantes e Mamoplastia Redutora

Chamamos de próteses os artefatos colocados para substituir uma porção retirada do corpo e de implantes um artefato destinado a alterar ou aumentar a forma do órgão ou estrutura. Existe uma íntima relação entre o diagnóstico por imagem da mama e as próteses e implantes. São vários os pontos a serem considerados, como a interferência das próteses e dos implantes com a sensibilidade dos exames, o diagnóstico da integridade das próteses e dos implantes, o risco de ruptura dos artefatos ao realizarmos um exame.

SENSIBILIDADE DOS MÉTODOS DE DIAGNÓSTICO POR IMAGEM

É sabido que as próteses e os implantes interferem na sensibilidade da mamografia e da ultra-sonografia. Elas interferem particularmente com a mamografia e com a fase de detecção, pois são estruturas densas, que escondem as lesões mamárias localizadas na mesma projeção. Há técnicas que foram desenvolvidas para expor a maior quantidade de tecido mamário à mamografia, como a técnica de Eklund[1] (Fig. 16-1), em que se empurra a prótese no sentido do tórax e se puxa o tecido mamário para a frente. Com essa técnica, expõe-se mais tecido mamário à radiografia, mas parte do tecido ainda permanece oculto pelo implante.

Um trabalho prospectivo bem controlado mostrou que as portadoras de implantes têm o diagnóstico um pouco retardado em um programa de rastreamento, porém, a diferença de tamanho dos cânceres encontrados não foi significativa para se inferir uma piora do prognóstico.[2] Outro trabalho confirmou esse achado, mostrando que os cânceres detectados nas portadoras de implantes foram mais freqüentemente palpáveis, invasivos e com metástases linfonodais, mas não houve diferença significativa no

Fig. 16-1 A manobra de Eklund empurra os implantes na direção do tórax para demonstrar a maior quantidade possível de tecido mamário.

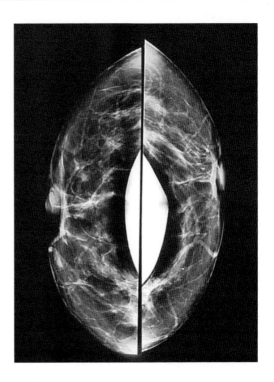

tamanho do tumor, estádio da doença, taxa de recidiva ou sobrevida na comparação com pacientes não-usuárias de implantes em um estudo com 23 anos de acompanhamento.[3]

Ginecologistas, mastologistas e radiologistas recebem muitas consultas pré-operatórias em pacientes que pretendem colocar implantes. A minha posição é sempre dizer à paciente que há a possibilidade de um eventual retardo no diagnóstico de um caso de câncer, porém, que estudos importantes mostraram que isso tende a não interferir com o prognóstico desse câncer. No estado atual do conhecimento, porém, acredito que não tenhamos condições de afirmar para as pacientes que as próteses e implantes não tenham nenhum potencial de comprometer o tratamento de um eventual câncer de mama por retardo no diagnóstico.

Um outro problema relacionado com a mamografia é que a distribuição dos raios X pela mama é mais difícil de se controlar em usuárias de próteses e implantes. A quantidade de irradiação é determinada por detectores do aparelho chamado de fotocélulas, que estão localizados junto ao chassi do filme. A presença do implante impede que a fotocélula receba uma amostra representativa da irradiação, e freqüentemente a técnica tem que operar manualmente a dose dos raios X a ser administrada, que resulta em menos precisão, com radiografias sub ou superpenetradas. Esse inconveniente é menor na mamografia digital, que tem um sistema diferente de controle da dose dos raios X.

O implante é colocado em posição retroglandular ou retromuscular (Fig. 16-2). A mamografia sofre menos interferência quando o implante é submuscular.

A ultra-sonografia sofre menos limitações que a mamografia na detecção das lesões mamárias em portadoras de implantes. De qualquer forma, muito pouco tecido fica em posição posterior ao implante, a única região realmente inacessível à ultra-sonografia. Já tivemos a oportunidade de fazer um diagnóstico de câncer de mama palpável em uma paciente que havia recém-colocado o implante, tendo tido feito uma ultra-sonografia pré-operatória poucas semanas antes com resultado negativo. Quando o implante foi colocado, ele empurrou o nódulo para a superfície, assim

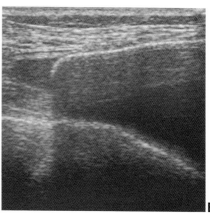

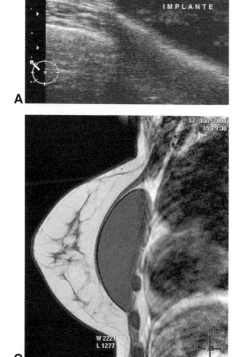

Fig. 16-2. (**A**) Implante subglandular. (**B**) Implante submuscular. (**C**) Implante submuscular à ressonância magnética.

ele tornou-se mais evidente e pode ser palpado e visto à ultra-sonografia. O implante nesse caso possibilitou o diagnóstico precoce dessa lesão. Naturalmente, esse caso é uma absoluta exceção.

A ressonância magnética, por sua vez, já não sofre qualquer limitação na detecção do câncer de mama, causada pela presença de próteses e implantes.

RISCO DE RUPTURA DO IMPLANTE

A mamografia, por exigir a compressão da mama, traz algum risco de ruptura do implante. A ultra-sonografia e a ressonância magnética não trazem qualquer risco à integridade do implante. Embora a ruptura de implante à mamografia seja bastante rara, a paciente deve ser avisada dessa possibilidade e provavelmente assinar um termo de consentimento informado (assim procedemos em nossa prática). A paciente é assegurada que a técnica será muito cuidadosa e atenta ao realizar o exame, porém o risco é inerente ao procedimento.

PESQUISA DE RUPTURA DAS PRÓTESES E DOS IMPLANTES

Poucos dias após a introdução de uma prótese ou implante o organismo já forma uma cápsula fibrosa em torno do artefato. Nesse momento, o gel de silicone estará contido pelo envelope industrial do implante e pela cápsula fibrosa biológica. As rupturas das próteses e implantes são conhecidas como intracapsulares quando houver ruptura e colabamento do envelope e extracapsulares quando houver ruptura da cápsula fibrosa, nesse caso, com extravasamento de silicone livre para os tecidos adjacentes. Há ainda a possibilidade de uma solução de continuidade da cápsula fibrosa com o envelope íntegro, provocando uma herniação de parte da prótese e implante e a possibilidade de um vazamento poroso do silicone sem a ruptura franca do envelope ou da cápsula, conhecido como transudação de silicone ou *gel bleed*.

A literatura é extremamente farta no assunto da ruptura de próteses e implantes, o que se deve a uma importância muito grande dada a esse tema por causa das suas implicações médico-legais nos Estados Unidos, país onde o uso de implantes se popularizou há mais tempo. O FDA recomenda que em qualquer caso de ruptura, o artefato seja trocado, inclusive em rupturas intracapsulares pequenas em pacientes que estão, outrossim, perfeitamente satisfeitas com o seu implante. Já presenciamos mais de uma vez casos em que o implante foi trocado por causa de uma ruptura intracapsular mínima, e o resultado estético foi bem menos satisfatório para a paciente do que o resultado prévio, por ter se desenvolvido contratura capsular que não havia antes ou por qualquer outro motivo. Acresce-se à lista de inconvenientes dessa conduta o fato de a paciente ter sido submetida a uma intervenção cirúrgica. Por isso, muitas vezes, eu me questiono, quando estou pesquisando uma pequena ruptura, se devemos acatar a norma do FDA e recomendar troca do implante. Parece-me bem mais importante saber se a prótese e o implante estão bem estruturados e como a paciente sente-se em relação ao resultado estético e ao seu bem-estar em geral.

Mamografia, ultra-sonografia e ressonância magnética podem fazer o diagnóstico de uma ruptura de implante. Pode-se dizer que esses métodos se complementam, pois há casos que só aparecem em um determinado método. No entanto, a ressonância magnética é o método de maior sensibilidade para detectar rupturas.[4,5]

O sinal mais comum de ruptura intracapsular é conhecido como sinal do linguini, termo que descreve o aspecto do envelope colabado (Fig. 16-3).

Na herniação, ocorre ruptura da cápsula com envelope íntegro, e aparece uma extensão digitiforme ou abaulada do implante (Fig. 16-4).

Na ruptura extracapsular aparecerá silicone livre entremeado ao parênquima mamário. À mamografia, o silicone aparecerá na forma de densidades características (Fig. 16-5). À ultra-sonografia, o silicone livre aparece na forma de estruturas ecogênicas com grande absorção sonora, em padrão de tempestade de neve (Fig. 16-6). Na ressonância magnética, o silicone terá o aspecto característico de cada seqüência, fora do envelope. Dobras radiais e dobras de acomodação são achados comuns e normais. Às vezes, pode ser difícil distinguir uma dobra radial de uma ruptura intracapsular precoce (dobra radial fraturada).

TIPOS DE PRÓTESES E IMPLANTES

Existem alguns tipos de próteses e implantes, alguns contendo soro fisiológico (chamados de salinos), uns com silicone e outros mistos. A luz pode ser única ou dupla. Em nosso meio, a maioria é de gel de silicone, mas temos que estar atentos para a possibilidade de a paciente usar artefatos de outros tipos, pois o seu aspecto poderá trazer alguma confusão. A mamografia e a ressonância magnética, principalmente, podem esclarecer o tipo de artefato presente.

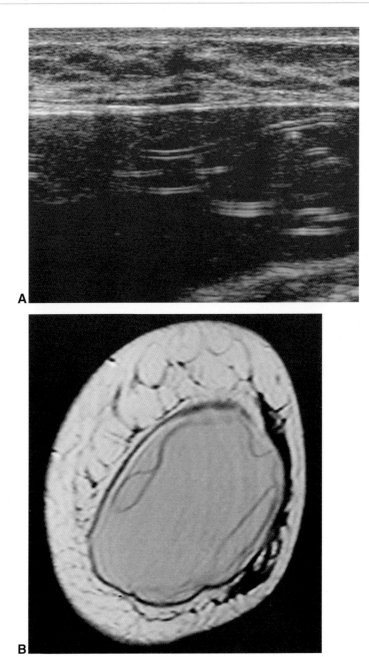

Fig. 16-3. (A) Sinal do linguini e de degraus de escada à ultra-sonografia. (B) Sinal do linguini à ressonância magnética.

Capítulo 16 ◆ Próteses, Implantes e Mamoplastia Redutora | 215

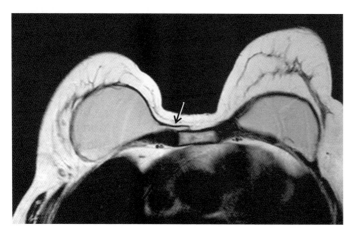

Fig. 16-4. Fina herniação medial do implante do lado direito (*seta*).

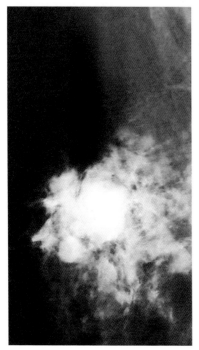

Fig. 16-5. Silicone livre na mama à mamografia.

Fig. 16-6.
Extravasamento de silicone à ultra-sonografia. Aspecto em tempestade de neve.

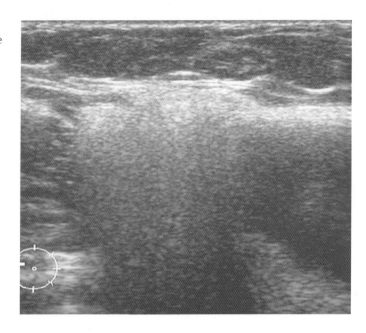

BIÓPSIAS

A presença de próteses e implantes não impede a realização de biópsias percutâneas ou cirúrgicas. No entanto, deve-se tomar extremo cuidado para preservar a integridade dos artefatos. Cada caso deve ser planejado cuidadosamente, e a escolha do método de biópsia deve ser criteriosa e individualizada para cada lesão. Deve-se discutir com o radiologista que irá realizar a biópsia se ele sente-se confortável, dentro da sua experiência, em biopsiar determinada lesão. A punção aspirativa de agulha fina é o tipo de biópsia que dá mais controle ao operador. A Figura 16-7 mostra um caso de um nódulo maligno muito junto a um implante. O diagnóstico tecidual nesse caso foi feito com biópsia de agulha fina.

CONTRATURAS CAPSULARES

Contraturas capsulares são complicações comuns e com impacto estético e no bem-estar das pacientes. Podem ser percebidas nos métodos de imagem principalmente pela deformação da prótese/implante, que se torna mais arredondado. Aumentam também o número de dobras radiais. A ultra-sonografia pode demonstrar um espessamento da cápsula fibrosa. Como há variações na espessura da cápsula fibrosa, esse achado pode ser

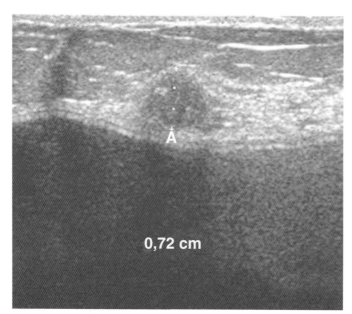

Fig. 16-7. Nódulo bem junto ao implante que mostrou ser um carcinoma ductal invasivo à punção aspirativa de agulha fina.

de difícil demonstração. Ao examinar uma paciente portadora de contratura capsular à ultra-sonografia, na maior parte das vezes eu sinto que os sinais clínicos (aumento de consistência palpatória do implante, perceptível durante o trânsito do transdutor sobre a superfície da mama) me causam mais impacto que os achados ultra-sonográficos.

EXAMES PRÉ-OPERATÓRIOS

Em geral, antes de qualquer cirurgia, o cirurgião plástico solicita que a paciente faça exames de imagem. Como muitas dessas pacientes são jovens, esse exame, freqüentemente, é a ultra-sonografia. Nessa triagem, são detectados nódulos ocasionalmente e, menos freqüentemente, microcalcificações. Se essas lesões forem classificadas como BI-RADS®4 ou 5, naturalmente elas terão que ser submetidas à análise histológica antes do procedimento estético, não existindo qualquer dúvida nesse ponto. Se as lesões encontradas forem classificadas como BI-RADS®3, elas deverão ser acompanhadas semestralmente durante algum tempo. Ocorre que há um certo potencial para que a própria cirurgia plástica modifique o local da lesão e impeça um acompanhamento apropriado da mesma. Nesse caso, pode estar indicado um esclarecimento histológico. Recomendo que essa biópsia seja realizada antes da cirurgia, e não aproveitando o mesmo procedimento. Isso porque, se o resultado da biópsia for positivo, a paciente já terá feito a sua cirurgia estética, e terá que sofrer nova intervenção cirúrgica. Esclarecendo-se o tipo histológico antes da cirurgia, pode-se permitir uma cirurgia planejada já com os dados finais da lesão. Lembrar que a biópsia percutânea dessas lesões é muito rápida, de fácil execução e pouco invasiva.

INFECÇÕES

As próteses e os implantes estão sujeitos a infecções, especialmente no período pós-operatório imediato. Os sintomas de infecção são semelhantes a sintomas comuns nessa fase, como dor e edema. A presença de um seroma, uma complicação benigna, também pode confundir com infecção.

Na presença de infecção, é importante que o diagnóstico seja precoce e o tratamento, rigoroso, pois a presença do implante dificulta a cura da infecção. A mamografia pouco ajuda nesses casos, e pode ser muito desconfortável frente ao quadro doloroso. Tanto a ultra-sonografia como a ressonância magnética podem ser úteis, mostrando a presença de líquido junto à prótese. Uma quantidade pequena de líquido é normal (Fig. 16-8). Quando a quantidade de líquido for maior, e forem observados ecos internos, a possibilidade de infecção é maior (Fig. 16-9). Em algumas ocasiões, é difícil julgar se a quantidade de líquido presente é ou não patológica.

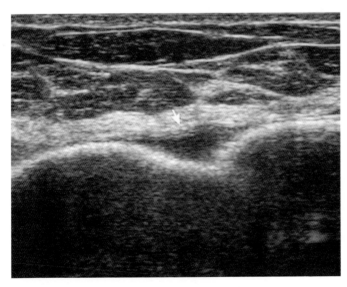

Fig. 16-8. Pequena quantidade de líquido junto ao implante, que é normal.

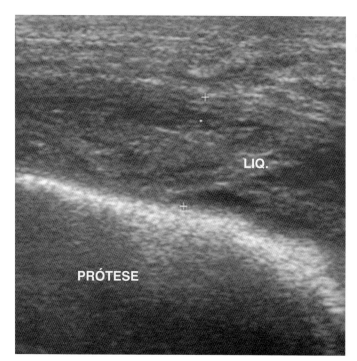

Fig. 16-9.
Quantidade maior de líquido com ecos internos periprótese.

NÓDULOS PALPÁVEIS

A presença de nódulos palpáveis deve ser investigada, inicialmente com ultra-sonografia. Em geral, se o nódulo for palpável em uma usuária de implante, ele será facilmente demonstrado à ultra-sonografia. Algumas causas de falso-nódulo palpável também podem ser identificadas à ultra-sonografia, como região de um implante mais saliente ou dobras de acomodação (Fig. 16-10).

MAMOPLASTIA REDUTORA

A mamoplastia redutora pode ser causa de falsos positivos, em função da distorção de arquitetura, assimetrias, áreas de liponecrose e calcificações distróficas que ela provoca[4-6] (Fig. 16-11). Além disso, ela pode ser causa de falsos negativos, pois uma alteração sutil pode ser julgada em um primeiro momento como se secundária à mamoplastia (Fig. 16-12). É importante ter em mente essas características da mamoplastia redutora.

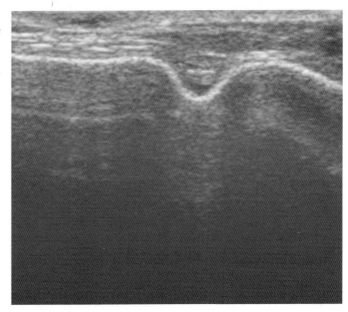

Fig. 16-10. Dobras de acomodação que se apresentaram na forma de nódulo palpável.

Capítulo 16 • Próteses, Implantes e Mamoplastia Redutora | 221

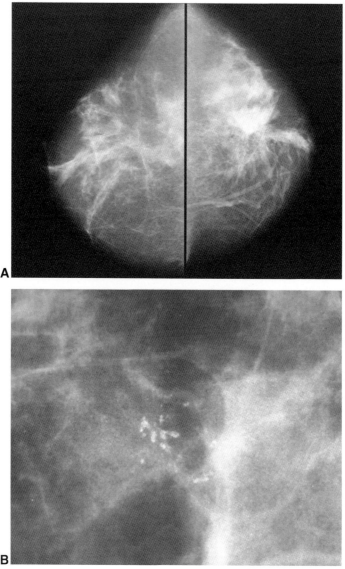

Fig. 16-11. (**A**) Retração cicatricial e densidade secundárias à mamoplastia, falso-positivo. (**B**) Microcalcificações agrupadas – o cisto oleoso adjacente fala a favor de benignidade.

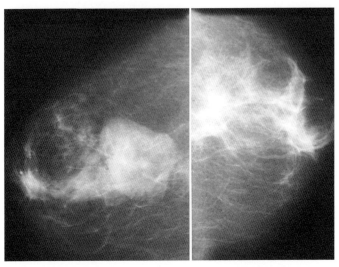

Fig. 16-12. Retração na mama esquerda, interpretada como resultado da mamoplastia, e que escondeu densidade maligna.

REFERÊNCIAS BIBLIOGRÁFICAS

1. Eklund GW, Cardenosa G. The art of mammographic positioning. *Radiol Clin North Am* 1992;30:21-53.
2. Miglioretti DL, Rutter CM, Geller BM *et al.* Effect of breast augmentation on the accuracy of mammography and cancer characteristics. *JAMA* 2004;291:442-450.
3. Handel N. The effect of silicone implants on the diagnosis, prognosis, and treatment of breast cancer. *Plast Reconstr Surg* 2007;120:81S-93S.
4. Gorczyca DP, Gorczyca SM, Gorczyca KL. The diagnosis of silicone breast implant rupture. *Plast Reconstr Surg* 2007;120:49S-61S.
5. Scaranelo AM, Marques AF, Smialowski EB, Lederman HM. Evaluation of the rupture of silicone breast implants by mammography, ultrasonography and magnetic resonance imaging in asymptomatic patients: correlation with surgical findings. *São Paulo Med J* 2004;122:41-47.
6. Camargo HSAd, Jr., Camargo MMAd, Teixeira SRC. Alterações radiológicas associadas à mamoplastia redutora. *Revista Brasileira de Mastologia* 2003;13:75-81.

Capítulo 17

FLUXO PAPILAR

O fluxo papilar é um sintoma relativamente freqüente, encontrado por um autor em 5% das queixas mamárias.[1] A abordagem imagenológica do fluxo papilar é uma situação cheia de dificuldades e freqüentemente frustrante, pois a grande maioria dos exames feitos por esse motivo tem resultado negativo. O sintoma em si pode ser relativamente ou bastante desconfortável para as pacientes. As doenças malignas estão mais relacionadas com os fluxos papilares aquosos e sanguinolentos e com os fluxos unilaterais ou uniductais. Nesses casos, portanto, a abordagem diagnóstica deve ser mais agressiva.

Na maioria das vezes, a paciente é encaminhada para estudos imagenológicos após a realização de uma citologia oncótica da secreção. Lembrar que a citologia nesses casos pode ter falsos negativos e falsos positivos, mas, com essas ressalvas, ela é uma abordagem inicial importante.

Tradicionalmente, o exame utilizado nos casos de fluxo papilar uniductal e persistente era a ductografia ou galactografia, que é uma mamografia realizada após a injeção de contraste no interior do ducto sintomático, de forma a contrastar a árvore ductal mamária (Fig. 17-1). Ela tem, no entanto, caído em desuso, e muitas clínicas radiológicas sequer têm prática para realizar esse procedimento. A canulação do ducto afetado pode ser um desafio técnico. Mesmo o uso da ductografia não garante o diagnóstico de uma lesão, pois as lesões podem ser pequenas, e a árvore ductal apresenta irregularidades próprias da sua anatomia.

A ectasia ductal é um achado bastante comum à ultra-sonografia (Fig. 17-2), tanto em portadoras de fluxo papilar, como em não portadoras. O mero achado de uma ectasia ductal não deve ser automaticamente responsabilizado pelo sintoma de fluxo papilar. Há ocasiões, porém, nas quais temos uma ectasia ductal exuberante, em local associado ao sintoma. Nesse caso, a possibilidade de que ela esteja envolvida na etiologia do sintoma deve ser considerada. É até mesmo difícil dizer o que é uma

Fig. 17-1. Ductografia.

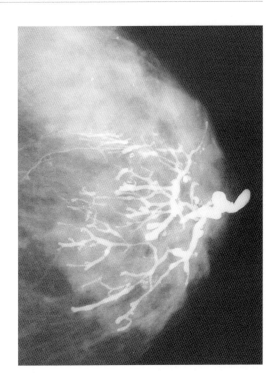

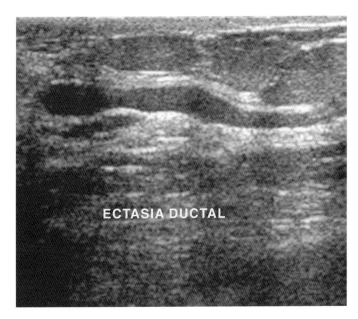

Fig. 17-2. Ectasia ductal.

ampola normal de um ducto e o que é uma ectasia ductal verdadeira. Em geral, considera-se que ductos com diâmetro de mais de 3 mm estejam ectasiados. À mamografia, a ectasia ductal aparece na forma de uma densidade retroareolar de forma tubular, em geral dirigindo-se no sentido da papila (Fig. 17-3), que às vezes pode ser bem grande (Fig. 17-4).

Um achado mais significativo, especialmente em casos de fluxo papilar uniductal, é o papiloma intraductal. Papilomas são estruturas vilosas e arboriformes com múltiplas anastomoses que, em geral, são ligados aos ductos por meio de um fino pedículo vascularizado. Eles tendem a ter localização central, mas podem ser periféricos, especialmente quando são múltiplos. É comum que haja alguma quantidade de líquido intraductal. Nesses casos, o líquido funciona como um contraste, e eles podem ser bem demonstrados à ultra-sonografia, na forma de uma lesão intraductal hipoecogênica (Fig. 17-5). Às vezes, pode ser difícil diferenciar secreção espessa de lesão sólida intraductal. O uso do Doppler colorido pode ajudar nesse caso. A demonstração de vasos com fluxo sanguíneo interno dentro da imagem intraductal prova tratar-se de uma lesão sólida (Fig. 17-6). Ocasionalmente, as lesões papilíferas podem se apresentar à ultra-sonografia na forma de um nódulo sólido (Fig. 17-7), sem que a sua natureza intraductal

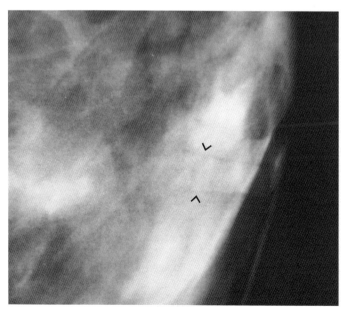

Fig. 17-3.
Densidade tubular que representa uma ectasia ductal à mamografia.

Fig. 17-4. Volumosa ectasia ductal à mamografia.

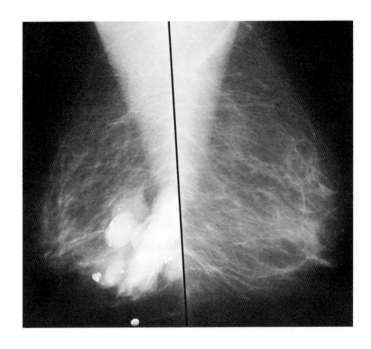

Fig. 17-5. Lesão sólida intraductal que mostrou ser um papiloma.

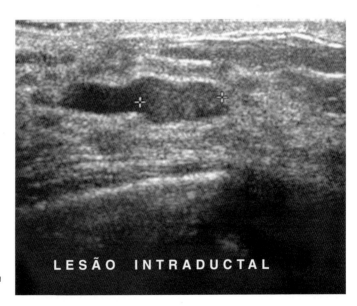

Capítulo 17 • FLUXO PAPILAR | 227

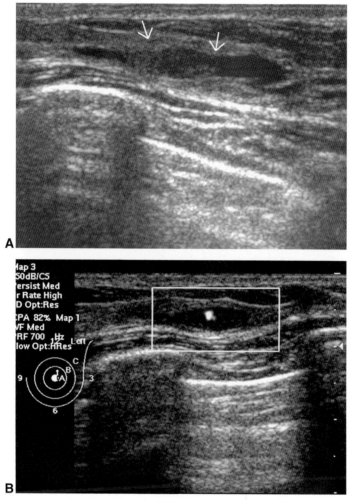

Fig. 17-6. (**A**) Esse ducto minimamente ectasiado apresentava ecos internos, que poderiam ser apenas secreção espessa. (**B**) Doppler colorido mostrou fluxo dentro dos ecos, provando tratar-se de lesão sólida.

seja observada, ou preenchendo todo um ducto, sem líquido intraluminal (Fig. 17-8).

Achados suspeitos de malignidade à ultra-sonografia da paciente portadora de fluxo papilar são: nódulos de aspecto suspeito, duto com distensão desproporcional e conteúdo sólido, espessamento irregular da parede ductal e envolvimento da região da unidade terminal duto-lobular.

Fig. 17-7. Papiloma que se apresentou como um nódulo sólido.

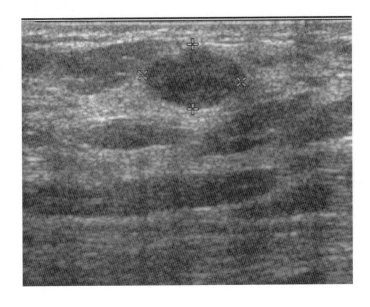

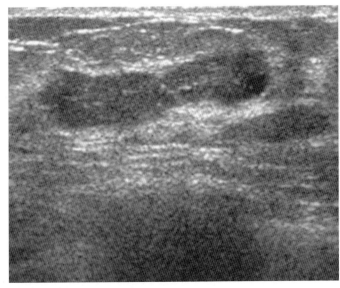

Fig. 17-8. Neste caso, todo um ducto ectasiado estava preenchido por massa sólida.

A mamografia não apresenta um aspecto específico para papilomas, e no caso de fluxo papilar basicamente procura uma lesão habitual, como microcalcificações ou nódulos.

É mais fácil investigar um fluxo papilar quando está presente o sinal do gatilho, ou seja, quando o sintoma é desencadeado pela pressão em um determinado ponto da mama (Fig. 17-9). A facilidade está justamente em que as atenções da ultra-sonografia podem ser focalizadas nesse ponto. Ao realizar-se uma mamografia, pode ser útil marcar esse ponto com um artefato radiopaco e realizar compressões seletivas e radiografias ampliadas dessa área. Ao percebermos o sinal do gatilho no início de um exame de ultra-sonografia, deve-se parar imediatamente de pressionar essa área, para não provocar o escoamento de todo o líquido presente na luz ductal, pois esse líquido pode funcionar como um contraste natural para a ultra-sonografia. Colocar uma grande quantidade de gel nessa região e continuar o exame sem contato direto entre o transdutor e a pele pode ajudar no exame de 2 formas: não espreme o líquido para fora do ducto e adequa a distância transdutor-lesão (geralmente bastante superficial) à zona de foco preferencial do transdutor.

Quando não se encontra a causa do fluxo papilar nos exames de imagem, pode-se fazer uma exérese dos ductos da região afetada até uma certa distância da borda da aréola, uma vez que a maioria dos papilomas está localizada na região periareolar. O problema dessa abordagem é que as lesões, embora mais raramente, podem ser mais periféricas e, dessa forma, estaríamos impedindo a manifestação clínica da lesão sem retirá-la.

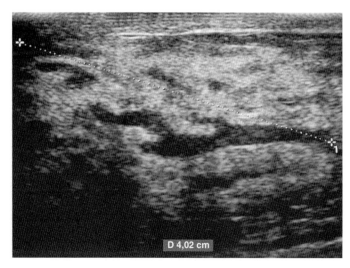

Fig. 17-9. Este ducto apresentava sinal do gatilho a 4 cm da papila.

No caso de um papiloma, isso não seria muito crítico, mas no caso de um carcinoma papilífero, essa conduta pode ser catastrófica.

A ressonância magnética tem uma promessa interessante nos casos de fluxo papilar. Trabalhos mostraram a boa sensibilidade da ressonância magnética inclusive especificamente na detecção de papilomas no cenário do fluxo papilar.[2-4] Como nossa preocupação maior nos casos em que se opta por uma cirurgia de exérese dos ductos com a possibilidade de haver uma lesão mais periférica, faz sentido aproveitarmos a excepcionalmente boa sensibilidade da ressonância (Fig. 17-10). A ressonância magnética pode demonstrar a ectasia ductal e o realce dentro do ducto.

Em face de uma lesão que se suspeite ser papilífera, a forma de biópsia escolhida deve ser a exérese (veja Capítulo 11). A biópsia percutânea deve ser reservada talvez a alguns casos de lesões grandes e, nesses casos, deve-se considerar a biópsia vácuo-assistida.[5] Como a maioria dessas lesões é sintomática, porém benignas, a biópsia excisional terminará sendo o único procedimento, já diagnóstico e terapêutico. Na localização pré-operatória nesses casos, a introdução de uma agulha marcadora pode esvaziar alguma quantidade de líquido presente e dificultar o procedimento. Considera-se, portanto, localizar a lesão apenas com uma marcação sobre a pele. Como a maioria dessas lesões é superficial e periareolar, em geral isso não trará dificuldade técnica à cirurgia.

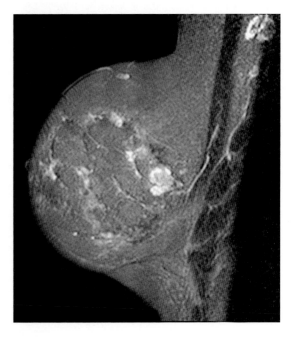

Fig. 17-10. Em um caso de descarga papilar, a ressonância magnética exibiu lesão bastante periférica, que mostrou ser um papiloma à cirurgia.

REFERÊNCIAS BIBLIOGRÁFICAS

1. Cabioglu N, Hunt KK *et al.* Surgical decision making and factors determining a diagnosis of breast carcinoma in women presenting with nipple discharge. *J Am Coll Surg* 2003;196:354-364.
2. Orel SG, Dougherty CS *et al.* MR imaging in patients with nipple discharge: initial experience. *Radiology* 2000;216:248-254.
3. Daniel BL, Gardner RW, Birdwell RL, Nowels KW, Johnson D. Magnetic resonance imaging of intraductal papilloma of the breast. *Magn Reson Imaging* 2003;21:887-892.
4. Kramer SC, Rieber A *et al.* Diagnosis of papillomas of the breast: value of magnetic resonance mammography in comparison with galactography. *Eur Radiol* 2000;10:1733-1736.
5. Bonaventure T, Cormier B, Lebas P, Bonneau C, Michenet P. Benign papilloma: is US-guided vacuum-assisted breast biopsy an alternative to surgical biopsy? *J Radiol* 2007;88:1165-1168.

em 7 pessoas (1997-1999),[1,2] que medem o risco de uma mulher desenvolver câncer de mama em toda a sua vida, supondo que ela atinja a idade de 80 ou 85 anos. Essa forma não tradicional de expressar o risco de uma doença tem o mérito de aumentar a conscientização populacional para esse problema e pode ajudar na alocação de recursos e nas políticas de rastreamento e até mesmo atitudes individuais de promoção de saúde. Ela tem o inconveniente, no entanto, de sobrevalorizar um problema com o inconveniente adicional de provocar angústia e até mesmo pânico na população.

Uma forma prática de se avaliar o risco para o câncer de mama é demonstrada a seguir:[3]

- *Leve:* 1 a 2 vezes o risco da população em geral.
- *Moderado:* risco maior que 2 e menor que 4 vezes o da população geral.
- *Alto:* risco 4 vezes ou mais que a população geral.

Segundo o projeto diretrizes (AMB, www.projetodiretrizes.org), estratifica-se o risco para câncer de mama da seguinte maneira:

- *Baixo risco:* < 15% durante a vida.
- *Médio risco:* 15-30% durante a vida.
- *Alto risco:* > 30% durante a vida.

Desenvolveram-se modelos matemáticos para a estimativa do risco de câncer de mama em determinada mulher, dos quais os mais conhecidos são os de Gail (1989, BCDDP),[5] Claus (1991, CASH) e Tyrer Cuzik (2001, IBIS I e 2006 IBIS II). Alguns dão mais peso à história familiar, outros, aos dados pessoais. Alguns desses modelos estão disponíveis na internet.

Pelo modelo de Gail, considerou-se como alto risco um risco absoluto maior que 1,7 nos próximos 5 anos, valor chamado de índice de Gail.[4]

Temos que ter em mente a dificuldade de calcular precisamente o risco para uma determinada mulher, pois alguns dados podem não estar disponíveis. No momento da avaliação, por exemplo, uma ou mais familiares da paciente que irão desenvolver a doença podem, ainda, não tê-la desenvolvido. A penetrância de um gene pode impedir que tenhamos sinais da sua expressão na genealogia da paciente. Da mesma forma, a latência entre a exposição a fatores de risco e o desenvolvimento da doença podem fazer com que a paciente esqueça de certos eventos da sua vida, como irradiações, por exemplo.

Para a apreciação dos fatores de risco, a ferramenta mais utilizada é o cálculo do risco relativo, ou seja, a incidência da doença quando o fator de risco está presente sobre o risco que o indivíduo tem de desenvolver a doença quando o fator de risco não está presente.[6]

FATORES DE RISCO

Os fatores de risco são bem detalhados no Capítulo 2. Mencionamos a seguir alguns aspectos adicionais dos principais fatores de risco:

- *Idade:* o risco para o câncer de mama aumenta com a idade. Esse aumento é maior na perimenopausa e cresce mais lentamente nos anos da pós-menopausa.

- *Antecedentes pessoais do câncer de mama:* o risco de desenvolver um 2º câncer primário na mama afetada ou na contralateral é 3 vezes maior que na população geral.[7]

- *Antecedentes hereditários:* o risco maior está em parentes de 1º grau, acometidas por câncer de mama na pré-menopausa.

- *Radiação:* o risco maior relacionado à radiação ocorre em exposições em torno da idade da menarca.

- *Fatores hormonais:* menarca precoce (menos de 12 anos de idade) é um fator de risco bem estabelecido, embora fraco. O mesmo ocorre com a menopausa tardia (mais de 52 anos de idade). Uma gestação em idade precoce é um fator significativo de diminuição de risco para o câncer de mama.

- *Mamas densas à mamografia:* vários estudos mostram que esse é um fator de risco de magnitude moderada.

- *Características demográficas:* a diferença de incidência do câncer de mama entre ocidente e oriente e entre regiões desenvolvidas e em desenvolvimento é de cerca de 5 vezes. Essa diferença vem diminuindo. Estudos em migrantes mostram que essa diferença se desfaz em 1 a 2 gerações, mostrando a importância de fatores ambientais/comportamentais.[8]

- *Doença mamária benigna:* o risco para o câncer de mama em paciente na qual uma biópsia prévia mostrou hiperplasia ductal atípica está aumentado em 4 a 5 vezes e pode chegar a 9 vezes se houver um histórico familiar de câncer de mama.[8] Outras situações benignas também associam-se a risco maior do câncer de mama, mas esse aumento de risco é pequeno, e os próprios trabalhos são contraditórios.

HEREDITARIEDADE E OUTRAS CONSIDERAÇÕES GENÉTICAS

Há que se diferenciar o câncer familiar do hereditário. No câncer familiar, existe um acúmulo aleatório de casos de câncer de mama em uma determinada família. No câncer hereditário, há uma mutação genética na família que torna seus membros mais sucetíveis a desenvolver o câncer de mama. A teoria é de que o câncer precisa de 2 mutações para se desenvolver, 1 em cada gene localizado em cada par de cromossomas. No caso do câncer herditário, a 1ª mutação é herdada geneticamente e a paciente precisaria sofrer apenas a 2ª mutação para desenvolver a doença. Nas famílias com câncer de mama hereditário, há uma incidência aumentada também de cânceres de ovário e de colo.

Como distinguir o câncer familiar do hereditário? Há maior risco de ser um câncer hereditário se a história familiar mostrar cânceres bilaterais e na pré-menopausa. Também é maior a chance de ser um câncer hereditário se a paciente apresentar um 2º câncer epitelial ou se o câncer ocorrer em idade precoce.

Estima-se que 5 a 10% dos casos de câncer de mama sejam hereditários.[9] Lembrar sempre que um câncer, que de início parece familiar ou mesmo esporádico, pode se configurar em um câncer hereditário, à medida que ocorram novos casos na família. Pelo menos 60% dos cânceres hereditários apresentam mutações nos genes BRCA 1 ou 2.[10] Esses genes têm penetrância variável.[11] Sabe-se que essas mutações ocorrem no braço longo dos cromossomos 17 (BRCA 1) e 13 (BRCA 2). A identificação laboratorial dessas mutações (seqüenciamento dos genes) já está disponível para uso clínico, mas ainda há problemas, como dificuldade de padronização desses ensaios, custo operacional desse seqüenciamento e interpretação de seus resultados. No Brasil, um estudo mostrou que 2,3% das pacientes com câncer de mama são portadoras de mutações, 6 no BRCA 1 e 3 no BRCA 2.[12]

ABORDAGEM DA PACIENTE DE ALTO RISCO

Há 3 instâncias de prevenção do câncer de mama:

- *Primária:* medidas para evitar o câncer de mama (afastar fatores de risco, quimioprevenção, mastectomia redutora de risco).
- *Secundária* (diagnóstico e tratamento em fase pré-clínica, impedindo a manifestação clínica do câncer).
- *Terciária* (tratamento das complicações da doença, diminuindo ou impedindo a sua progressão).

Capítulo 18 ◆ Estimativa de Risco para Câncer de Mama e Outras Considerações Genéticas | **237**

A prevenção terciária é o próprio tratamento do câncer de mama.

A prevenção secundária é o rastreamento. Pacientes que têm câncer hereditário e suas familiares podem ter uma abordagem diferenciada. A primeira estratégia da paciente de alto risco é planejar um rastreamento diferenciado. Recomendamos iniciar o rastreamento mamográfico 10 anos antes da idade em que a familiar teve a doença. Adicionar um rastreamento ultra-sonográfico semestral ou anual, em especial, em pacientes portadoras de mamas densas.

A *American Cancer Society* recomenda rastreamento por ressonância magnética mamária em pacientes de alto risco, com critérios baseados nas fórmulas de estimativa de risco. Esses critérios são detalhados no Capítulo 7.

Um problema no grupo de pacientes de alto risco é que não há um benefício claro do rastreamento nessas pacientes, talvez porque a taxa de duplicação do câncer nessas pacientes seja maior. Esse fato talvez justifique um rastreamento mais agressivo.[13]

A prevenção primária, além de aconselhamento quanto a fatores de risco, inclui a quimioprevenção e as cirurgias redutoras de risco.

A quimioprevenção utiliza os SERMS (tamoxifeno e o raloxifeno). A abordagem cirúrgica para pacientes de alto risco são a mastectomia e a salpingooforectomia redutoras de risco.

O uso dos SERMS apresenta como inconvenientes o risco aumentado de fenômenos tromboembólicos e de câncer de endométrio.

A mastectomia redutora de risco tem valor comprovado para reduzir a incidência de câncer de mama[12,14,15] e altas taxas de satisfação.[16]

A salpingooforectomia tem a vantagem adicional de prevenir contra o câncer de ovário.

Qualquer decisão deve levar em consideração que os cânceres hereditários apresentam tumores mais agressivos e com altas taxas de cânceres de intervalo.[9]

Um trabalho estudou a aceitação dessas estratégias por 2.677 pacientes portadoras de mutações dos BRCA 1 e 2, com e sem câncer de mama, em 9 países. Cinqüenta e sete por cento dessas mulheres optaram por salpingooforectomia profilática. Das 1.383 mulheres sem câncer de mama, 18% optaram pela mastectomia redutora de risco; das que não foram submetidas à mastectomia, 8,4% optaram pela quimioprevenção (5,5% com tamoxifeno e 2,9% com raloxifeno). Cerca de metade das mulheres fez apenas rastreamento imagenológico.[17]

Finalmente, recomenda-se às pacientes de alto risco: fazer o heredograma e estimar o risco para a paciente; em seguida, apresentar as alternativas de condutas; dar os necessários suportes ético e psicológico.

REFERÊNCIAS BIBLIOGRÁFICAS

1. Helzlsouer KJ. Epidemiology, prevention, and early detection of breast cancer. *Curr Opin Oncol* 1994 Nov;6(6):541-8.
2. Berry DA, Cronin KA, Plevritis SK, Fryback DG, Clarke L, Zelen M *et al.* Effect of screening and adjuvant therapy on mortality from breast cancer. *N Engl J Med* 2005 Oct 27;353(17):1784-92.
3. Lilienfeld DL, Stoley PD. *Foundations of epidemiology.* 1994. p. 200-1.
4. Fischer U, Kopka L, Grabbe E. Magnetic resonance guided localization and biopsy of suspicious breast lesions. *Top Magn Reson Imaging* 1998 Feb;9(1):44-59.
5. Gail MH, Brinton LA, Byar DP, Corle DK, Green SB, Schairer C *et al.* Projecting individualized probabilities of developing breast cancer for white females who are being examined annually. *J Natl Cancer Inst* 1989 Dec 20;81(24):1879-86.
6. Harris JR, Lippman ME, Veronesi U, Willett W. Breast cancer. 3th. *N Engl J Med* 1992 Aug 13;327(7):473-80.
7. McDermott F. Risk factors in breast cancer. *Aust Fam Physician* 1991 Oct;20(10):1455-60.
8. McPherson K, Steel CM, Dixon JM. Breast cancer – epidemiology, risk factors and genetics. *BMJ* 1994;309:1003-6.
9. Lynch *et al.* Breast cancer genetics. In: Bland K, Copeland EM. (Ed.) *The breast.* 2nd ed. Saunders, 1998. p. 370-99.
10. Narod SA, Feunteun J, Lynch HT, Watson P, Conway T, Lynch J *et al.* Familial breast-ovarian cancer locus on chromosome 17q12-q23. *Lancet* 1991 July 13;338(8759):82-3.
11. Chen S, Parmigiani G. Meta-analysis of BRCA1 and BRCA2 penetrance. *J Clin Oncol* 2007 Apr 10;25(11):1329-33.
12. Gomes MC, Costa MM, Borojevic R, Monteiro AN, Vieira R *et al.* Prevalence of BRCA1 and BRCA2 mutations in breast cancer patients from Brazil. *Breast Cancer Res Treat* 2007 July;103(3):349-53.
13. Bermejo-Perez MJ, Marquez-Calderon S, Llanos-Mendez A. Cancer surveillance based on imaging techniques in carriers of BRCA1/2 gene mutations: a systematic review. *Br J Radiol* 2008 Mar;81(963):172-9.
14. Hartmann LC, Schaid DJ, Woods JE, Crotty TP, Myers JL *et al.* Efficacy of bilateral prophylactic mastectomy in women with a family history of breast cancer. *N Engl J Med* 1999 Jan 14;340(2):77-84.
15. Rebbeck TR, Friebel T, Lynch HT, Neuhausen SL *et al.* Bilateral prophylactic mastectomy reduces breast cancer risk in BRCA1 and BRCA2 mutation carriers: the prose study group. *J Clin Oncol* 2004 Mar 15;22(6):1055-62.
16. Borgen PI, Hill AD, Tran KN, van Zee KJ, Massie MJ, Payne D *et al.* Patient regrets after bilateral prophylactic mastectomy. *Ann Surg Oncol* 1998 Oct;5(7):603-6.
17. Metcalfe KA, Birenbaum-Carmeli D, Lubinski J *et al.* International variation in rates of uptake of preventive options in BRCA1 and BRCA2 mutation carriers. *Int J Cancer* 2008 May 1;122(9):2017-22.

Capítulo 19

A QUESTÃO EMOCIONAL COM RELAÇÃO AO DIAGNÓSTICO POR IMAGEM

Não se pode subestimar o papel do lado emocional em todo o universo dos assuntos relacionados com a mama, desde seu papel de imagem corporal para a mulher, seu papel na alimentação dos filhos, seu papel erótico e seu papel ameaçador, sendo sede da neoplasia maligna mais mortal que acomete as mulheres. Não é escopo desse livro estudar todos os aspectos da mastologia, e assim não é escopo desse capítulo discorrer sobre todos os aspectos emocionais ligados à mama, mas sim os aspectos emocionais ligados à imagenologia mamária.

NEGAÇÃO

Todos os ginecologistas de certa experiência já se depararam com uma paciente que nos procura com uma lesão mamária muito grande, ulcerada ou em vias de ulceração, que certamente já deveria ter sido percebida há vários meses. Na consulta, a paciente comporta-se como se fosse uma consulta de rotina e menciona quase sem interesse que notou alguma pequena coisa errada em uma das mamas. Estamos diante de um processo de negação. Naturalmente, em algum ponto de seu inconsciente, a paciente sabe que potencialmente tem uma doença grave da mama. A aparente tranqüilidade dessas pacientes esconde uma grande dor emocional. Essa é a primeira das situações de negação com a qual temos que lidar. O radiologista tem que estar consciente dessa situação e participar junto com o ginecologista do atendimento dessa paciente. Não foram poucas as vezes que vi uma paciente em processo de negação que recebeu uma mamografia com resultado BI-RADS®5 e não o levou ao ginecologista. Dentro de seu comportamento disfuncional, a paciente entende que por ter feito o exame, já teria tomado a providência necessária, e identifica algum pequeno detalhe do atendimento como a dispensando de dar seqüência ao mesmo. Cabe também ao radiologista perceber sinais de negação e comunicar ao médico de origem, conferindo se a paciente foi levar o resultado do exame. Sabendo do resultado da mamografia, o médico pode, caso a paciente não o procure, convocá-la, ou conversar com um membro da família sobre o processo de negação. Ocasionalmente, não conseguimos detectar os sinais de negação em alguma paciente no breve tempo em que ela passa na clínica radiológica. Em nossa clínica, todas as pacientes que apresentam alterações graves à mamografia são vistas na mesma ocasião à ultra-sonografia. Além de estudar o caso mais a fundo, isso nos dá a oportunidade de termos um contato direto médico-paciente. Nesse contato, há uma ótima oportunidade para perceber sinais de negação. Na maioria das vezes, eles são bastante óbvios: pacientes que não perguntam porque foram chamadas à sala de ultra-sonografia ou não perguntam sobre os achados do exame, mesmo percebendo que nos detemos um tempo maior em uma determinada área da mama. Algumas pacientes, porém, não mostram sinais de uma negação presente ou não captados esses sinais. Por isso, temos por norma, em todos os diagnósticos de lesões muito suspeitas (BI-RADS®4B, 4C ou 5), avisar o médico solicitante. Nessa oportunidade, também oferecemos nossa opinião sobre a melhor forma de biópsia no caso (decisão final do ginecologista, mas freqüentemente decidida após conferenciar com o radiologista), e nos colocamos à disposição para realizá-la com agendamento rápido. Esse aviso ao ginecologista serve à função de preparar o ginecologista para o momento em que a paciente virá lhe entregar o exame. Considero essa uma situação tensa, e que é útil saber de antemão a natureza da situação e não ter que assimilá-la de imediato em frente à paciente abrindo o envelope do exame. O que o ginecologista poderá oferecer em termos de suporte emocional e planejamento das providências a serem tomadas provavelmente será maior se ele for informado previamente do resultado.

Um outro exemplo de negação está nas pequenas atitudes da paciente: não trazer exames anteriores, não comparecer a exames nas datas marcadas, não seguir orientações de acompanhamento semestral, não voltar para fazer exames adicionais quando solicitados. Essas pequenas situações são de importância menor que a descrita anteriormente, mas também devem ser lidadas com cuidado.

AGENDAMENTO DE BIÓPSIAS

O agendamento de biópsias em um serviço de diagnóstico mamário não é considerado uma urgência médica, e, portanto, não é um erro médico demorar 15 ou 20 dias para agendar uma biópsia. Caso a lesão termine sendo maligna, essa demora no diagnóstico não irá interferir com o prognóstico do caso. Em que pese a verdade da linha escrita anteriormente, nosso serviço encara biópsias de mama com *status* de urgência médica (especialmente das categorias BI-RADS®4B, 4C ou 5). Procuro conversar com o médico assistente do caso e, quando sinto que há condições para isso, com a própria paciente e coloco-me à disposição para "encaixar" a biópsia no mesmo dia ou no dia seguinte. Essa conduta de nosso serviço vem por 2 motivos. Primeiro: a biópsia de fragmento orientada por ultra-sonografia em nosso serviço é um procedimento bastante rápido, que leva em média 10 minutos, com mais 10 minutos de compressão da mama e curativo feitos pela enfermeira. Dessa forma, não é tão difícil encaixar na minha agenda, mesmo que seja no final do expediente, um procedimento de biópsia percutânea. Segundo: levamos em conta a questão emocional para a paciente. Muitas pacientes se sentem melhor, ao receberem o laudo de um exame que indica uma biópsia, quando se vêem tomando providências concretas. Uma vez realizado o procedimento, a paciente tem certa paz de espírito. Essa opção deve ser oferecida à paciente com bastante sinceridade, mas ela deve ser ouvida com cuidado. Algumas pacientes precisam de um tempo para assimilar o diagnóstico e preferem esperar alguns dias. Em nossa experiência, essa é uma minoria das pacientes, mas temos que ter a sensibilidade para percebê-las e agir de acordo com o seu melhor interesse. Nesse caso, temos que ter cuidado para discriminar se não se trata de um processo de negação. Uma vantagem adicional de se apressar o processo de biópsia é não perder o momento da situação. Quando se perde o primeiro momento de impacto, ocasionalmente a paciente perde o embalo e uma certa tendência à negação pode vir a prevalecer.

Quando se trata de biópsia orientada por estereotaxia, o agendamento de urgência é um pouco mais difícil: trata-se de um procedimento mais demorado, que exige uma equipe maior, horário de sala de estereotaxia. Entre todos os procedimentos de localizar a lesão, fazer a biópsia e as radiografias de controle, podemos precisar de 30 a 60 minutos. Precisamos de um agendamento com uma antecedência mínima, mas tentamos atender a paciente no prazo mais curto possível (geralmente em nosso serviço conseguimos esse agendamento nos próximos 3 a 5 dias).

Reconhecemos que essa agilidade não é possível no serviço público, mas todo empenho deve ser dirigido a diminuir o prazo de demora dessa biópsia, e com certeza muito pode ser conseguido nesse sentido.

DOR NA MAMOGRAFIA

É desnecessário enfatizar os muitos lados emocionais que estão envolvidos a esse sintoma. Há um capítulo específico que trata da dor na mamografia em todos os seus aspectos (veja Capítulo 24).

ASPECTOS RELACIONADOS COM A IDADE

Embora o risco do câncer de mama aumente com a idade, um fenômeno em nosso meio é que as pacientes na faixa de 40 a 50 anos são as que mais procuram os serviços de rastreamento. Temos observado que, com o próprio envelhecimento de nossa clientela, esse quadro está lentamente mudando, mas ainda é um quadro muito diferente do encontrado em outros países. A causa desse fenômeno não foi estudada, mas acredito pessoalmente que se deve a uma característica cultural. A geração de mulheres brasileiras que hoje têm entre 40 e 50 anos de idade se acostumou a usar serviços de rastreamento e exames periódicos, como a colpocitologia oncótica e a consulta ginecológica. Já pacientes com mais de 70 anos são pacientes cuja geração sempre procurou menos os ginecologistas como hábito de vida. Do ponto de vista de desenho de um programa de rastreamento, isso é totalmente inadequado: devíamos concentrar os recursos nas populações de mais alto risco. É reconhecido que o resultado do rastreamento na faixa de 40 a 50 anos é inferior em termos de custo–benefício do que o nas mulheres de mais de 50 anos. Resolvi tratar desse fato no capítulo de situações emocionais, pois, embora ele seja um fenômeno predominantemente cultural, ele tem uma questão emocional envolvida no inconsciente coletivo das mulheres mais velhas. São mulheres acostumadas a pensar que, quem procura, acha, e que se não procurarmos, não ficaremos doentes (uma atitude de onipotência e negação). Assim como em outras questões emocionais/socioculturais/educacionais, faz parte dos trabalhos do radiologista, do ginecologista e do mastologista orientar a população e fazer um papel paulatinamente educador à medida que essas informações vão se difundindo.

DIFUSÃO DE INFORMAÇÕES

Ginecologista, mastologista e radiologista compartilham do atendimento à paciente (com a titularidade do ginecologista e do mastologista). Não é segredo para ninguém que a paciente faz as mesmas perguntas para esses especialistas, especialmente no momento do exame de ultra-sonografia, no qual há um contato mais íntimo com o radiologista. É importante que o radiologista conheça a forma de trabalho e comunicação do ginecologista, para que não corra o risco de passar informações que possam parecer conflitantes. Embora o conselho mais sábio que pudéssemos deixar aqui seria para que o radiologista basicamente se calasse, sabemos que isso não é de todo possível. O radiologista deve dar o mínimo possível de informações clínicas e fazer o mínimo de comentários, porém algumas informações devem ser ditas até mesmo em nome do bom relacionamento médico-paciente. Felizmente, muitas das condutas em diagnóstico mamário e mastologia estão sendo cada vez mais padronizadas e muito publicadas. A própria classificação BI-RADS® é uma publicação internacional que está sendo maciçamente adotada. Os especialistas não errarão e não entrarão em contradição se se ativerem às condutas universalmente praticadas e à classificação BI-RADS®. Variações pessoais e individuais da conduta padronizada são aceitáveis e desejadas, mas a adesão estrita aos protocolos do BI-RADS® evitará risco de contradição de informações.

Existem situações realmente interessantes nessa verdadeira interface de relacionamento entre o clínico e o radiologista, que é a paciente. É a minha experiência que uma paciente tende a incorporar melhor informações que ela recebe de 2 fontes. Orientações de autopalpação, por exemplo. Gosto de aproveitar, algumas vezes, quando solicitado, alguns minutos durante o exame de ultra-sonografia mamária para informações a esse respeito (esse assunto vem à baila, às vezes, quando discutimos a periodicidade na repetição da mamografia e se há outras providências a serem tomadas além da mamografia; é uma boa oportunidade para o próprio radiologista ajudar a paciente a perceber o valor da clínica soberana).

ANGÚSTIA FRENTE A EXAMES ADICIONAIS, DESDE UMA SIMPLES RADIOGRAFIA ADICIONAL ATÉ UMA BIÓPSIA

Como é de amplo conhecimento, a mamografia é um exame que gera um grande número de procedimentos complementares, mais freqüentemente ultra-sonografia e radiografias especiais como compressão seletiva e magnificação. É interessante, nesse momento, voltarmos nossa atenção ao que está acontecendo com a paciente do ponto de vista emocional. Embora essa seja uma situação extremamente rotineira para nós, a paciente pode imaginar que haja algo de grave com ela. A comunicação da necessidade do exame complementar pode ser feita de várias maneiras: pode ser pelo próprio ginecologista, ao abrir a mamografia (essa é uma situação emocionalmente vantajosa, pois o ginecologista pode lidar com os aspectos emocionais), em alguns serviços de rastreamento essa notificação é feita pelo correio (situação particularmente ruim no lado emocional), em nosso serviço fazemos os exames complementares no ato da mamografia. Isso nos dá a oportunidade de conversar de imediato com a paciente e já fazer o procedimento. A comunicação é feita por uma de nossas secretárias e há a espera de alguns minutos até que o exame complementar seja feito. Notamos que mesmo esses poucos minutos podem ser torturantes para algumas pacientes. Felizmente, o contato com o médico virá logo em seguida. Nessa situação, tem ocorrido também, com o passar do tempo, uma assimilação da clientela com essa eventualidade. Muitas pacientes já passaram por isso em anos anteriores e não se angustiam mais. Outras vezes a interação na sala de espera com uma paciente que tenha passado por isso em anos anteriores traz alívio da angústia (às vezes mais alívio que a própria orientação médica). Dessa forma, estamos caminhando para termos uma população mais consciente dos potenciais e das limitações e inconvenientes do rastreamento e, assim, poder usar o rastreamento de forma mais eficiente e confortável.

PRIMEIROS DIAS APÓS UM DIAGNÓSTICO DE CÂNCER DE MAMA

O imagenologista freqüentemente é o primeiro médico junto à paciente no momento do diagnóstico. O radiologista freqüentemente faz a biópsia e, após a biópsia, exames de extensão da doença, como ultra-sonografias abdominal e pélvica, raios X de tórax, tomografia e ressonância magnética. Isso lhe dá uma posição privilegiada, com o ônus e o bônus correspondente, no relacionamento médico-paciente.

Embora o contato do imagenologista com a paciente seja de natureza mais breve que o contato do ginecologista e do mastologista, ele ocorre em um momento muito significativo. Ao receber o diagnóstico de câncer de mama, a mulher inicia um processo de assimilação, de temporalidade e qualidade diferente para indivíduos diferentes, mas sempre presente. A paciente torna-se extremamente sensível a captar, inconscientemente, nuances de atitudes de todos que estão ao redor dela. Estão em questão fantasias e realidades potencialmente catastróficas para ela.

Uma atitude verdadeira, sincera e respeitosa por parte do imagenologista pode ser fundamental ao processo de assimilação da paciente. Transmitir segurança e competência também ajudam a paciente a ter confiança nos próprios recursos da medicina. Finalmente, colocar-se disponível para a paciente pode ser fundamental para que ela não se sinta solitária na difícil jornada que ela sabe que terá que enfrentar.

Algumas pacientes nunca voltam ao radiologista inicial, "matando, em suas mentes, o mensageiro das más notícias". Outras formam um forte vínculo com o radiologista, e em todos os retornos de acompanhamento manifestam sua gratidão pela atitude compreensiva e verdadeira na época do diagnóstico inicial. Esse vínculo ajuda também nos retornos de acompanhamento, que são sempre um momento difícil para a paciente.

Capítulo **20**

Perspectiva Histórica da Imagenologia Mamária e o que Vem pelo Futuro

A saga do diagnóstico mamário é um capítulo emocionante da História da Medicina, que ainda não está terminado. Certamente, o futuro nos reserva grandes avanços que poderão aumentar nossa capacidade diagnóstica e ampliar as possibilidades terapêuticas. Segue uma breve compilação do desenvolvimento da mamografia e do diagnóstico mamário em geral.

PASSADO E PRESENTE

- *1913:* primeiros raios X de peças cirúrgicas de mastectomias por Salomon, um cirurgião trabalhando em Berlim.
- *1927:* Otto Kleischmidt menciona a mamografia em um livro de texto de cirurgia.
- *1930:* Warren, um radiologista, descreve uma técnica para mamografia *in vivo*, inclusive com grade e chassi com tela intensificadora; posteriormente, esses elementos técnicos seriam fundamentais na mamografia moderna.
- *1931:* relatos nos Estados Unidos e na Alemanha sobre a diferenciação radiológica entre nódulos benignos e malignos.
- *1949:* Raoul Leborgne, no Uruguai, descobre microcalcificações em 30% dos cânceres de mama e descreve a diferença entre calcificações benignas e malignas. Até hoje, a detecção de microcalcificações é a maior arma da mamografia para o diagnóstico do carcinoma subclínico. Esse crédito é, portanto, da escola uruguaia, que também tem muitos créditos na Obstetrícia, com os trabalhos de Caldeyro-Barcia. Ele

247

248 | Capítulo 20 • Perspectiva Histórica da Imagenologia Mamária e o que Vem pelo Futuro

ainda postulou que a mamografia deveria usar imagens de alto contraste, baixa quilovoltagem e compressão da mama.

- *1952:* Wild e Reid usam o ultra-som experimentalmente na mama.

- *1960:* Robert Egan descreve técnica de alta miliamperagem e baixa quilovoltagem, que incorpora as vantagens trazidas pelo uso do filme industrial de alta resolução, que recém-havia sido disponibilizado pela indústria.

- *1962:* Egan relata o diagnóstico radiológico de 53 casos de carcinoma oculto da mama, em 2.000 exames.

- *1963:* uma conferência no *MD Anderson*, em Houston, dá a partida para os programas de rastreamento. Nesse mesmo ano é relatada a primeira localização radiológica pré-operatória de lesão mamária não palpável. Em 1963, inicia-se também o estudo HIP (Strax, Venet, Shapiro), com 62.000 mulheres, que duraria até 1966. Esse foi o primeiro estudo randomizado a demonstrar que a mamografia pode reduzir a mortalidade por câncer de mama. Um novo estudo das mesmas pacientes após 18 anos de acompanhamento foi posteriormente publicado, confirmando esses achados.

- *1964:* a companhia francesa CGR, em cooperação com Charles Gros, desenvolve o Senographe; esse mamógrafo dedicado foi, durante anos, padrão em mamografia; essa linha hoje é produzida pela GE, que comprou a CGR. Entre as alterações introduzidas, o Senographe substituiu o tubo de alvo de tungstênio por molibdênio, criou o tubo rotatório para posicionamento, diminuiu o ponto focal, substituiu a janela de saída de vidro para berílio e introduziu uma placa compressora.

- *1966:* Wolfe apresenta a xeromamografia, um método fotoelétrico de registrar os raios X em uma placa metálica revestida por uma resina, sem usar químicos na revelação (daí o prefixo xeros, do grego, seco) que teve anos de popularidade, depois foi abandonada. A imagem é registrada em negativo e é transferida para uma mídia em papel por meio de um processo térmico.

- *1968:* Galager e Martin: estudam peças de mastectomia fazendo cuidadosa correlação radiológico-histológica e definem carcinoma mínimo.

- *1970:* a companhia Du Pont lança a primeira tela intensificadora (écran) comercial, a Eastman Kodak lança a sua tela intensificadora dentro de um compartimento a vácuo (o cassete, ou chassi). Esses recursos permitiram reduzir drasticamente a quantidade de radiação para a mama.

- *1971:* Ecklund publica "A arte do posicionamento mamográfico", chamando a atenção para os importantes aspectos técnicos relativos ao posicionamento mamário.

- *1974:* Moskowitz apresenta resultados do BCDDP (Breast Cancer Demonstration and Data Project), um grande estudo randomizado, altamente significativo no conjunto dos conhecimentos que norteiam a prática da radiologia mamária. A então primeira dama dos Estados Unidos, Sra. Betty Ford, surpreendeu a todos anunciando publicamente que havia percebido um câncer de mama pela autopalpação e estava iniciando o tratamento. Naquela época, essa atitude era rara e inspirou toda uma geração de mulheres a fazer a autopalpação, diagnosticando um grande número de cânceres em fase mais precoce. A Sra. Ford tem hoje 89 anos. No ano de 2006, encantou a todos com sua digna presença no funeral de seu marido, Sr. Gerald Ford.

- *1975:* Jellins (Austrália) apresenta os primeiros trabalhos com ultra-sonografia de mama de alta resolução.

- *1976:* Kelly-Fry (EUA) também publica trabalhos com ultra-sonografia de mama de alta resolução. Lanyi, na Alemanha, inicia a publicação de vários artigos sobre microcalcificações mamárias, que se tornariam clássicos.

- *1977:* Kobayashi (Japão): trabalhos pioneiros com ultra-sonografia de mama. A escola japonesa desenvolve o Octoson, aparelho automatizado que faz varredura de toda a mama.

- *1980:* Kopans descreve o uso de um fio-guia para a localização pré-operatória das lesões mamárias não-palpáveis. A agulha de Kopans se transformaria em um paradigma do instrumental usado para a abordagem das lesões descobertas pela radiologia. No mesmo ano, Sickles publica artigo sobre a técnica da magnificação microfocal para o estudo das microcalcificações. Heywang demonstrou que carcinomas mamários realçam à ressonância magnética com injeção de contraste paramagnético. Vários outros progressos técnicos da ressonância se seguiram, até sua aplicabilidade clínica, no final do século XX.

- *1981:* no início dos anos de 1980, o sueco Per G Lindgren e a empresa RADI Medical Systems desenvolvem um aparelho para biópsia simples e elegante, o Biopty®gun, dispositivo automático para biópsia histológica percutânea, inicialmente incorporado pelos urologistas e, em seguida, pelos mastologistas.

- *1984:* Le Gal publica excelente estudo sobre microcalcificações, que também se torna um clássico.

- *1985:* Sickles publica artigo sobre as características radiológicas de 300 cânceres de mama não palpáveis diagnosticados pela mamografia. No mesmo ano, Homer apresenta um fio de localização reposicionável, e Tabàr apresenta o resultado do estudo sueco dos 2 condados, no qual se observou 31% de redução da mortalidade por câncer de mama com o rastreamento mamográfico.
- *1989:* Ciatto descreve biópsia de agulha fina de lesões mamárias não-palpáveis orientada por estereotaxia.
- *1990:* Bruno Fornage publica no JUM "Aparência sonográfica e biópsia de agulha fina guiada por ultra-sonografia em carcinomas mamários de menos de 1 cm³", que se torna um paradigma para as biópsias percutâneas.
- *1991:* Sickles publica o acompanhamento de 3.184 lesões provavelmente benignas. Esse trabalho estabelece a base teórica do acompanhamento semestral de casos selecionados, permitindo certa padronização de condutas. No ano seguinte, os achados de Sickles foram corroborados por Varas e Leborgne. Ainda em 1991, é fundada no mês de dezembro a *International Breast Ultrasound School*, com sede na Suíça, e que tem sido importante para o progresso da ultra-sonografia mamária.
- *1992:* o ACR (*American College of Radiology*) publica a primeira versão do BI-RADS® (*Breast Imaging Reporting and Data System*), uma padronização do laudo mamográfico com forte sentido clínico, que tem servido para uniformizar e orientar a prática da radiologia mamária desde então. Outras versões foram publicadas em 1993, 1995 e 1998, inclusive versões ilustradas. O sistema do BI-RADS® ganhou aceitação mundial.
- *1994:* Fred Burbank publica no *Radiology* resultados de biópsias de fragmento percutâneas *(core biopsy)* realizadas na mama e em outros órgãos sob orientação radiológica.
- *1995:* Thomas Stavros publica o primeiro estudo prospectivo demonstrando que a ultra-sonografia tem boa confiabilidade em diferenciar nódulos benignos de malignos. Esse trabalho torna-se um clássico, pois demonstra pela primeira vez e de forma inequívoca que a ultra-sonografia serve para muito mais que diferenciar cistos de nódulos sólidos. No mesmo ano, Gordon publica 44 casos de câncer de mama diagnosticados por ultra-sonografia, não-palpáveis e não-detectados à mamografia. Ainda em 1995, é apresentado no RSNA o primeiro protótipo de mamografia digital. Christiane Kuhl, de Bonn, na Alemanha, publica alguns de seus primeiros trabalhos sobre ressonância magnética mamária, inclusive ressonância intervencionista.

Capítulo 20 ◆ Perspectiva Histórica da Imagenologia Mamária e o que Vem pelo Futuro | **251**

- *1996:* Burbank, Parker e Fogarty descrevem o Mammotomme, mecanismo a vácuo para biópsia percutânea, que aumenta substancialmente a quantidade de tecido retirado em relação à biópsia de fragmento. Posteriormente, demonstrou-se que isso reduzia a taxa de subestimativas em casos de hiperplasia ductal atípica, carcinoma *in situ* e carcinoma invasor.

- *1997:* Ferzli descreve outro aparelho de biópsia assistida por vácuo, o ABBI. Vários outros sistemas surgiriam depois, inclusive o Vacora, disponível em nosso meio. Veronesi publica no Lancet e Guiliano no *Journal of Clinical Oncology* artigos sobre o uso da biópsia do linfonodo-sentinela para evitar a dissecção axilar em pacientes com axila clinicamente normal.

- *1998:* Febrasgo, Colégio Brasileiro de Radiologia e Sociedade Brasileira de Mastologia, em reunião de consenso, adotam em conjunto uma sistematização dos laudos mamográficos, baseada no sistema BI-RADS®. Kolb publica artigo mostrando o valor da ultra-sonografia no rastreamento do câncer em pacientes com mamas densas. Outros autores posteriormente confirmam esses achados, no momento em pesquisa quanto à sua viabilidade em termos de relação custo–benefício.

- *1999:* Baker publica artigo sobre a variação intra e interobservador da ultra-sonografia mamária, mostrando o caráter subjetivo do ultra-som, que deve sempre ser levado em conta.

- *2005:* Pisano publica no NEJM um estudo mostrando que a mamografia digital tem maior sensibilidade que a mamografia de filme para o diagnóstico do câncer de mama em mulheres com mamas densas e na perimenopausa. Morris e Liberman publicam o primeiro livro-texto sobre ressonância magnética mamária.

- *2007:* Saslow publica as diretrizes da *American Cancer Society* para o rastreamento de pacientes de alto risco para câncer de mama por ressonância magnética. Lehman publica no NEJM um trabalho mostrando que a ressonância magnética mamária detecta câncer na mama contralateral em pacientes que serão submetidas à cirurgia oncológica da mama.

FUTURO

Até agora, nossa maior conquista foi a possibilidade de reduzir a mortalidade por câncer de mama em até 40-50% através do rastreamento radiológico. Outra conquista é o papel crescente da ultra-sonografia e da ressonância na propedêutica mamária e um arsenal amplo de técnicas de biópsia, cirúrgicas ou percutâneas, para abordar os casos suspeitos.

O que desejamos que progrida na mamografia? Precisamos melhorar a taxa de detecção (sensibilidade) e a capacidade de análise das lesões detectadas (especificidade). Infelizmente, na detecção, esbarramos em uma limitação: a quantidade mínima de sinais que muitas vezes o câncer de mama apresenta, particularmente o câncer da variedade lobular. Quanto à capacidade de análise, esbarramos na baixa especificidade intrínseca de muitas lesões, por exemplo, calcificações de aspecto semelhante podem representar em uma paciente um diagnóstico benigno e em outra um diagnóstico maligno, impondo a realização da biópsia mesmo sabendo que apenas 1 entre 5 calcificações biopsiadas será maligna.

Onde estamos e o que desejamos que melhore em relação à ultra-sonografia mamária? A ultra-sonografia mamária atingiu grande progresso em qualidade técnica e conhecimentos nos últimos anos, conquistando grande popularidade. Hoje temos grande confiabilidade da ultra-sonografia para avaliar lesões palpáveis, analisar nódulos radiológicos, orientar biópsias e está se testando o uso da ultra-sonografia como forma de rastreamento secundário do câncer de mama em pacientes com mamas densas (há ainda uma longa lista de indicações menos comuns da ultra-sonografia). Mas precisamos progredir mais. Há que se uniformizar a qualidade dos aparelhos (muito heterogênea, sendo que bons resultados requerem aparelhos bons) e dos ultra-sonografistas (ainda mais heterogênea, lembrando que a ultra-sonografia mamária é uma das mais difíceis que existe).

Precisamos, ainda, de um amplo controle de qualidade da mamografia em todo o território nacional, já iniciado por meio do selo de qualidade do Colégio Brasileiro de Radiologia, mas com um longo caminho a percorrer. Mais difícil será promover controle de qualidade dos serviços de ultra-sonografia mamária, pela própria natureza do método.

Desejamos também progredir na padronização dos resultados. Um enorme avanço foi conseguido com a incorporação do sistema BI-RADS®. Há, porém, que se ampliar seu uso, com bom conhecimento do sistema por radiologistas, ginecologistas e mastologistas, e se aprender a lidar satisfatoriamente com as limitações que qualquer sistema de classificação traz na prática.

As biópsias mamárias são um componente básico dos programas de rastreamento. Elas podem representar até um terço do custo desses programas. Deve-se ter em mente que racionalizar os custos significa preservar recursos para estender os benefícios dos programas a um número maior de mulheres. É desejável progredirmos no sentido de tornar os vários tipos de biópsia disponíveis a toda a população e evoluirmos para selecionar as indicações ideais de cada tipo de biópsia, otimizando, assim, a aplicação dos recursos financeiros.

Desejamos ampliar o benefício do rastreamento para um número cada vez maior de pacientes, idealmente para toda a população-alvo. Para isso, além de minimizar os custos, precisamos oferecer disponibilidade e conveniência para as pacientes. Uma boa iniciativa seria a de se criar unidades móveis de diagnóstico, para atingir locais mais remotos. Precisamos de campanhas de divulgação (o que tem ocorrido de forma satisfatória) e, principalmente, programas de rastreamento contínuos e não em mutirões e não sujeitos a interrupções por falta de verbas.

Precisamos de maior integração entre os clínicos (ginecologistas e mastologistas), os radiologistas e os patologistas. Essas especialidades precisam de rigorosa sintonia (esse livro é parte desse esforço).

Na última década, a ressonância magnética mamária passou de um método experimental para uma ferramenta clínica consolidada. A ressonância diagnostica cânceres não aparentes à mamografia e à ultra-sonografia e está apurando suas indicações. Precisamos homogeneizar a qualidade da ressonância magnética mamária e tornar a biópsia orientada por ressonância mais disponível.

Enquanto esperamos por uma era de novos e brilhantes recursos tecnológicos a serem incorporados a nosso arsenal, vamos vivendo uma era em que nossos ótimos recursos já disponíveis vão acumulando conhecimentos pelos ensaios clínicos e experiência prática e vamos aprendendo a utilizá-los de forma cada vez mais racional. A distribuição de mamógrafos por todo o território nacional, um custo inicial grande, eventualmente vai se completar, e restarão principalmente os custos operacionais. A partir desse ponto, os investimentos devem se concentrar no controle de qualidade, aperfeiçoamento da utilização dos recursos, integração das especialidades, ampliação do número de pacientes rastreadas e otimização do uso dos métodos de biópsia.

As mulheres tiveram muitas conquistas no campo do câncer de mama. Cabe a nós, médicos, ajudá-las a consolidar e ampliar essas conquistas.

Capítulo 21

ESTRUTURA MÍNIMA DE UM SERVIÇO QUE UMA CIDADE PEQUENA DEVE TER

Eis um assunto de grande importância prática. Uma pequena comunidade monta um serviço de diagnóstico mamário, geralmente por iniciativa privada de um radiologista ou um grupo de radiologistas, ou de um serviço municipal de saúde, ou ainda de uma instituição hospitalar. Além do mamógrafo propriamente dito, a comunidade precisará provisionar recursos para uma série de outras despesas. Esse capítulo descreve as principais despesas e os recursos imprescindíveis e mínimos a serem implantados. Como sabemos, há um grande avanço tecnológico na área do diagnóstico mamário, e há muitas alternativas que podem adicionar qualidade ao atendimento. O objetivo desse capítulo é apresentar o mínimo que se deve ter para um diagnóstico mamário de qualidade. Não falaremos sobre sofisticações adicionais.

Dividiremos a listagem dos itens nas seguintes categorias:

1. Recursos humanos.
2. Recursos materiais de implantação.
3. Insumos e controle de qualidade.
4. Procedimentos que devem ser realizados.

RECURSOS HUMANOS

Para que funcione um serviço de diagnóstico mamário precisamos ter um radiologista ou um médico com habilitação em mamografia. Além disso, precisamos de um médico com boa formação em ultra-sonografia mamária. É desejável, mas não imprescindível, que essas duas funções sejam desempenhadas pelo mesmo médico. O treinamento de mamografia é longo, uma vez que lida com alterações muito sutis. Uma questão que existe em toda a medicina, mas é particularmente importante nessa área, é o fato que só a experiência traz realmente uma boa qualidade. No entanto, para se adquirir experiência, o médico iniciante tem que atender. Portanto, é um misto de preparo e exposição ao trabalho que vai tornar um radiologista mamário um especialista de alta qualidade.

O mesmo ocorre com a ultra-sonografia mamária, uma das áreas da ultra-sonografia cuja curva de aprendizado é mais longa. Para os anos em que há formação teórica, mas o médico ainda não tem grande experiência, seria conveniente contar com a supervisão da um radiologista com mais experiência na área.

Além de ter capacidade de dar laudos em mamografia e ultra-sonografia mamária, a equipe deverá também ter a capacidade de realizar 2 tipos de procedimentos: biópsias percutâneas orientadas por ultra-sonografia (biópsia de agulha fina, biópsia de fragmento) e localização pré-operatória de lesões orientadas por mamografia e ultra-sonografia (agulhamento de microcalcificações e nódulos). Todas essas técnicas são bastante simples e de baixo custo de implantação e são imprescindíveis em qualquer serviço de diagnóstico mamário, com a exceção de um serviço localizado em uma grande comunidade que conte com a possibilidade de encaminhamento a um serviço próximo que faça esse tipo de atendimento de forma rotineira (não na forma de um centro terciário sobrecarregado, onde um procedimento simples possa demorar meses para ser agendado).

Existem certas certificações da qualidade médica nessas áreas, porém elas não abrangem tudo o que é necessário. Por exemplo, há uma certificação de Habilitação em Mamografia e também o título de radiodiagnóstico. Elas garantem, pois o médico foi submetido a provas, uma base de conhecimentos teóricos mínima do médico. No entanto, elas não fazem uma aferição da experiência do médico nessas áreas. Não há uma certificação, tampouco, acerca da capacidade de o médico realizar procedimentos percutâneos.

O objetivo dessa seção é fornecer ao ginecologista e ao mastologista conhecimentos para que ele possa cobrar do seu radiologista uma estrutura mínima que garanta um diagnóstico mamário de qualidade. É inaceitável uma situação em que um radiologista relata uma lesão em um determinado local da mama e não tem a capacidade de localizar essa lesão para a biópsia.

Um outro elemento fundamental dos recursos humanos é uma técnica (esse trabalho em geral é desempenhado por mulheres) com experiência em mamografia. Caso se deseje aproveitar uma das técnicas do departamento de raios X para que dedique parte do seu tempo à mamografia, ela terá que passar por um treinamento em mamografia que inclua estágio em uma clínica de mamografia de boa qualidade.

RECURSOS MATERIAIS DE IMPLANTAÇÃO

Naturalmente,são necessários recursos de infra-estrutura para o diagnóstico mamário: um mamógrafo, uma reveladora ou um sistema digital, um aparelho de ultra-sonografia e uma pistola de biópsia são as ferramentas básicas para esse trabalho, além dos insumos e consumíveis.

Mamógrafo

Existem vários fabricantes de mamógrafos, que são aparelhos de raios X exclusivos para a realização de radiografias da mama. Eles têm características do feixe de raios X, controle de exposição, placa compressora e outras características otimizadas para a radiografia da mama. Não se pode usar um aparelho de raios X genérico para radiografar a mama, pois a qualidade será inaceitável. Embora sejam padrão na maioria dos aparelhos, atualmente, mencionaremos os recursos do controle automático de exposição, que diz ao aparelho qual a dose a ser aplicada àquela mama, e a grade antidifusora, que alinha os feixes de raios X para diminuir a degradação da imagem por dispersão dos mesmos. Não é necessário adquirir o último modelo de cada empresa. Nos anos recentes, foram obtidos alguns progressos na qualidade técnica da mamografia, desde os modelos mais recentes, com filtros melhores e concepção mais avançada, até a mamografia digital. Esses saltos tecnológicos não foram tão grandes que devam ser abandonados os modelos mais antigos, que mostraram taxas de detecção bem aceitáveis. A mamografia digital oferece 15% de incremento na sensibilidade ao examinar mamas densas e mulheres na perimenopausa. Um cuidado especial é evitar adquirir um aparelho cuja linha de produção tenha sido interrompida, dificultando a reposição de peças.

Um recurso imprescindível no mamógrafo é uma placa fenestrada para permitir a localização biplanar de lesões. Dessa forma, é possível e fácil realizar a localização pré-operatória de lesões mamárias à mamografia. A aquisição de um sistema de estereotaxia permitiria a realização de biópsias percutâneas de microcalcificações. Esse, porém, é um recurso bastante caro, e a biópsia das microcalcificações é uma técnica bastante especializada para um serviço em início de funcionamento. Dessa forma, não considero imprescindível que uma clínica de pequena comunidade ofereça esse serviço. A localização biplanar, por meio da placa fenestrada, permite a abordagem da paciente portadora de microcalcificações que necessitem biópsia. Essa situação é mais rara que a situação do nódulo e freqüentemente exige a obtenção de maior quantidade de material, de forma que a biópsia de fragmento percutânea em alguns casos não seja suficiente para a análise de microcalcificações. Nesse caso, a biópsia de fragmento vácuo-assistida (mamotomia) tem a sua indicação mais precisa, porém, não é imprescindível para o início de uma prática em uma pequena comunidade.

Reveladora: como o padrão de revelação da mamografia é mais alto que das outras áreas da radiologia, é necessário que se tenha uma reveladora exclusiva para a mamografia. Isso quer dizer que não se pode aproveitar a reveladora dos raios X convencional, já presente no departamento, para mamografia, gerando o que comprometeria a qualidade da mamografia. Além da despesa inicial, os insumos (químicos) consumidos pela processadora têm que atender apenas ao departamento de mamografia. Há processadoras específicas para mama, que têm determinados ajustes que otimizam a qualidade da mamografia. Esse tempo não é tão crítico, e o serviço pode usar de uma processadora geral, desde que utilizada apenas para o departamento de mamografia. A reveladora pode ser substituída por um sistema digital (CR). O custo desse sistema é maior, mas ele oferece algumas vantagens diagnósticas.

Automixer: é um recurso que alimenta a processadora com uma quantidade de revelador e fixador específica e balanceada, incrementando a qualidade. Ocorre que as reações químicas necessárias para uma boa revelação são muito sensíveis a pequenas variações. O uso do automixer melhora o desempenho da processadora, no entanto, acrescenta custos à implantação do sistema, e o menciono aqui como recurso opcional, porém não essencial a um serviço pequeno.

Ultra-sonografia

O aparelho de ultra-sonografia para a realização de exames de mama pode ser um aparelho genérico de ultra-sonografia, mas tem que ter excelente resolução do transdutor apropriado para o exame da mama, que é o transdutor linear de alta freqüência (7,5 a 12 mHz). Esse transdutor é dedicado ao estudo das estruturas superficiais e fornece uma imagem de baixa penetração e alta resolução. Um fato que deve ser levado em consideração é que há muita diferença na qualidade do transdutor de mama de diferentes aparelhos. Em nosso serviço, já trabalhamos com múltiplos tipos de aparelhos de ultra-sonografia de várias marcas e temos os nossos preferidos. Em nossa prática, encontramos que, mesmo em aparelhos de padrão alto, pode não ter um bom desempenho para mama. Não há uma aferição da qualidade do exame de ultra-sonografia mamária. De forma geral, os aparelhos de ultra-sonografia de maior porte tendem a ter imagens de mama apropriadas.

Ao solicitarmos o catálogo de equipamentos ao fabricante, em geral ela terá várias linhas de aparelhos, desde os portáteis até os *tops* de linha, que são aparelhos de maior volume e maior custo. De forma geral, o *top* de linha e seu sucessor imediato são apropriados para o exame da mama. A única maneira de sabermos se um aparelho é bom, é trabalharmos com ele durante algum tempo, estimando o índice de falsos negativos e falsos positivos. Em uma clínica grande, com vários aparelhos, podemos fazer uma comparação direta entre vários aparelhos, examinando a mesma paciente em aparelhos diferentes na mesma ocasião. Tenho muita dificuldade, pessoalmente, em avaliar a qualidade de uma imagem de ultra-sonografia nos estandes de congressos. Os fabricantes oferecem aparelhos e modelos, no entanto, sinto que apenas no dia-a-dia, frente a uma dúvida clínica e vivendo a responsabilidade do diagnóstico, é que consigo uma boa confiança na minha aferição da qualidade do aparelho.

Como já mencionamos, de igual importância à qualidade do aparelho é podermos contar com um médico que tenha experiência em ultra-sonografia mamária. Esse médico deve saber escolher um aparelho apropriado a essa finalidade. Em geral, se o serviço de diagnóstico mamário estiver começando, ele pode estar inserido em um ambiente que já tenha um aparelho de ultra-sonografia não de 1ª linha em funcionamento. Deve-se seriamente considerar a troca desse aparelho por um de 1ª linha para assegurar a qualidade do diagnóstico mamário.

Alguns equipamentos de controle de qualidade são importantes: sensitômetro, densitômetro e *phantom* (veja Capítulo 3). Uma alternativa à aquisição desses aparelhos é realizar um contrato com uma firma de controle de qualidade que os traga à clínica para as medições. O desejável é que as medições sejam feitas diariamente, portanto, que a clínica possua seus próprios aparelhos.

Pistola de biópsia

Trata-se de um recurso barato frente a todo o investimento inicial e é essencial. É imprescindível que seja oferecido às pacientes a opção de biópsia percutânea orientada por ultra-sonografia.

Insumos e materiais consumíveis

O material do dia-a-dia inclui os filmes, os químicos da reveladora e as agulhas de biópsia. Lembrar que o químico (revelador e fixador) estraga quando fica algum tempo sem uso. Em um serviço de pouco movimento, como um serviço inicial em uma comunidade pequena, o movimento em geral é pequeno, e quando o químico for ser usado, ele não estará em condições ideais e deverá ser trocado, gerando um custo que será adicionado ao total de despesas do rastreamento. Esse é um custo por falta de escala na realização dos exames (assim como o contrato de controle de qualidade, que é um custo fixo mensal independente do número de exames, e com um número pequeno de exames passa a ser uma porcentagem significativa do custo de cada exame). Esses fatos exigem que o movimento de mamografia a ser realizado tenha um volume mínimo, que deve estar em torno de 200 exames por mês (que equivale a cerca de 10 exames por dia útil).

Um outro problema é a falta de regularidade nos pedidos de exames. Às vezes, serviços públicos em prefeituras do interior funcionam pelo sistema do mutirão: a prefeitura da determinada cidade fica vários meses sem remunerar mamografias e resolve fazer um pacote em um determinado momento quando há uma verba específica determinada para esse fim. Nos meses em que não haverá essa demanda, o químico, bem como os recursos humanos, serão subutilizados. Por outro lado, quando houver um aquecimento da demanda esporádico, não haverá pessoal treinado disponível, e a qualidade poderá ficar comprometida.

CONCLUSÃO

Um serviço de diagnóstico mamário em uma comunidade pequena precisa assegurar um mínimo de qualidade técnica. Entre contar com um serviço de diagnóstico mamário de baixa qualidade e não ter nenhum serviço, talvez a segunda opção seja a melhor. No planejamento dos custos do serviço, é fundamental levar em conta, além da compra dos aparelhos, a remuneração do pessoal técnico, a compra de insumos, os gastos com a falta de escala no início, os gastos com controle de qualidade e os gastos com biópsias e exames adicionais que serão gerados.

Ao se montar um serviço de radiologia mamária em determinada comunidade, muitos custos imediatos estão envolvidos: aquisição do mamógrafo propriamente dito, preparo da sala em termos de proteção radiológica, treinamento do pessoal médico e técnico. Com freqüência, são esquecidos vários custos, como as biópsias e cirurgias que resultarão do rastreamento, os retornos em curto prazo, o controle de qualidade, custos variáveis como insumos (filme, químico etc.), depreciação do aparelho, ultra-sonografias complementares que serão geradas etc.

Em uma cidade ou comunidade pequena, esses custos serão suportados tipicamente por uma instituição como uma Santa Casa, por iniciativa privada de um radiologista ou por uma prefeitura. Qualquer que seja a fonte dos recursos, eles serão limitados. Há uma chance grande que se tenha que estabelecer prioridades no estabelecimento dos gastos, das escolhas. Rastrear uma quantidade maior de pacientes com mamografia ou guardar dinheiro para ultra-sonografias complementares e biópsias?

Muitas vezes, as prefeituras trabalham com mutirões, adquirindo e doando à população um grande número de exames em determinada época do ano, às vezes denominando o esforço como campanhas contra o câncer de mama. Embora louváveis do ponto de vista humano e ético, essas iniciativas não são ideais do ponto de vista administrativo. A contratação da equipe e os procedimentos de manutenção e controle de qualidade criam despesas todos os meses do ano, e seria desejável que a demanda pelo serviço fosse minimamente estável ao longo dos meses do ano. A concentração das mamografias em uma semana do ano aumenta o custo.

Não é fácil estabelecer as prioridades corretas e decidir quanto é o mínimo necessário.

Esse capítulo é dedicado ao médico que pratica em uma cidade pequena e tem dificuldade em avaliar a qualidade do diagnóstico mamário oferecido e saber o que ele pode ou não exigir do seu radiologista. Esse capítulo pode, também, servir como um guia para aqueles que desejam se envolver na montagem de um serviço em uma comunidade com recursos limitados.

Capítulo | # 22

QUESTÃO DOS CUSTOS

> *Controlar custos não é apenas gastar menos, é gastar melhor e estender o benefício a mais pessoas.*

Sim, diagnóstico mamário é caro. Não se pode negar. Especialmente se falamos de rastreamento populacional. A responsabilidade em otimizar a utilização dos recursos é de todos nós envolvidos com o diagnóstico mamário, desde a própria paciente, o ginecologista, o mastologista, o radiologista, o patologista, os técnicos de raios X e as secretárias que fazem o agendamento e a orientação das pacientes.

Esse capítulo reflete sobre a questão financeira dos programas de rastreamento do câncer de mama. Por terem como população-alvo todas as mulheres de mais de 40 anos e envolver uma propedêutica dispendiosa, o aspecto dos custos é extremamente importante.

ASPECTOS FINANCEIROS DE UM PROGRAMA DE RASTREAMENTO

Pode-se ter a impressão de que estamos pondo um preço financeiro em vidas humanas, o que pode até chocar. No entanto, quando se fala de saúde pública, as decisões de custos são fundamentais. Os recursos são naturalmente limitados. Alocar recursos para um programa de rastreamento significa retirar recursos de um outro programa de saúde.

Muitas vezes, deixar de controlar custos de um dos aspectos do rastreamento pode significar deixar de estender os benefícios do rastreamento a uma população maior de mulheres. Um exemplo prático disso é o seguinte: se gastarmos muito com procedimentos de biópsias mamárias geradas pelo rastreamento, podemos não ter recursos para estender o rastreamento a um número maior de mulheres. Um outro exemplo é o que diz respeito à periodicidade das mamografias. Se aumentarmos mui-

263

to a freqüência das mamografias, poderemos não ter recursos para realizar mamografias em toda a população-alvo. Há que se encontrar a periodicidade ideal, para maximizarmos os benefícios sem perder o foco do controle dos gastos.

Dessa forma, a decisão de racionalizar os custos do programa de rastreamento não significa que estamos economizando ao tentar salvar uma vida humana, e sim que estamos distribuindo os recursos de forma a salvar o máximo de vidas humanas com a disponibilidade de recursos presente.

COMPONENTES DOS CUSTOS DOS PROGRAMAS DE RASTREAMENTO

Há vários aspectos técnicos e estratégicos com grande impacto no custo final do rastreamento. Lidamos com equipamentos e insumos importados, sujeitos, portanto, às instabilidades da nossa moeda.

Outros aspectos são: controle de qualidade, treinamento profissional, campanhas de divulgação, periodicidade dos exames de mamografia, porte do equipamento, custos dos procedimentos gerados pelo rastreamento (biópsia, acompanhamento em curto prazo, exames de ultra-sonografia). Todos esses fatores têm influência sobre o custo final do programa de rastreamento.

QUESTÃO DO CONTROLE DE QUALIDADE

A qualidade da mamografia é um determinante importantíssimo nos resultados esperados. É necessário radiografar muitas mulheres para que se detecte um câncer; se a mamografia for de má qualidade, alguns casos de câncer passarão despercebidos. Com mamografia de má qualidade podemos detectar apenas os cânceres de maior volume e perder a chance do diagnóstico precoce, que é a meta primordial de um programa de rastreamento. É muito conhecido o impacto sobre o resultado final do exame de toda a cadeia de eventos que interfere com a qualidade final da mamografia. O Capítulo 3 descreve todos os passos dessa cadeia de procedimentos.

É útil lembrarmos que os procedimentos periódicos do controle de qualidade não podem ser dispensados. Eles requerem um investimento inicial da compra de equipamentos como sensitômetros e densitômetros e um investimento contínuo na realização de testes e manutenção periódicos, além de um rigor técnico muito grande no gerenciamento desse controle. Além das despesas de filmes e materiais para a realização desses testes, há que se contabilizar o tempo dispendido e o treinamento de funcionários para tal tarefa.

Embora o controle de custos seja fundamental, ele jamais deve ser feito à custa de diminuir o controle de qualidade da mamografia, pois a redução da qualidade pode levar ao desperdício de toda a quantidade de recursos alocados para o programa de rastreamento.

TREINAMENTO PROFISSIONAL

O treinamento profissional é um elemento significativo no custo de implantação de programas de rastreamento mamográfico. Os novos conhecimentos da área requerem uma atualização dos radiologistas. Além disso, há a necessidade de atualização dos profissionais de nível técnico, tanto na realização dos exames, como posicionamento, realização de incidências especiais e outros detalhes da mamografia, como nos procedimentos de controle de qualidade.

CAMPANHAS DE DIVULGAÇÃO

A redução de mortalidade populacional por câncer de mama, que é o objetivo final dos programas de rastreamento, depende diretamente da adesão da população-alvo. Só poderão obter os benefícios do programa as mulheres que efetivamente forem radiografadas. As campanhas de divulgação e conscientização podem representar um custo significativo nos programas de rastreamento.

PERIODICIDADE DOS EXAMES MAMOGRÁFICOS

Os programas de rastreamento preconizam que se realize mamografias a intervalos regulares. Qual intervalo entre os exames mamográficos seria ideal é motivo de discordância até hoje.

A recomendação inicial da Associação Americana do Câncer, de se fazer uma mamografia inicial aos 35 anos, está abandonada.[1] As críticas que eram feitas ao rastreamento realizado entre 40 e 50 anos, hoje estão bem rebatidas com sólidos argumentos e existem fortes evidências científicas do valor da mamografia como método de rastreamento na mulher que tem entre 40 e 50 anos. Após os 50 anos, o valor da mamografia já é tradicionalmente bem estabelecido.

Mas, de quanto em quanto tempo realizar os exames mamográficos? Ao se fazer um exame mamográfico detectam-se 85%, aproximadamente, dos cânceres presentes nas mulheres radiografadas. Isto é, 15% dos cânceres não serão detectados em uma mamografia, por serem muito pequenos, ou por serem muito densos em relação ao parênquima mamário, ou por qualquer outra circunstância ou condição técnica. Além desses 15% de cânceres não diagnosticados (falsos negativos), até que se realize a próxima mamografia haverá a incidência de casos novos de cânceres naquela população.

Se aumentarmos o intervalo entre as mamografias sucessivas, diminuiremos a nossa capacidade de diagnosticar o câncer mais inicial. Dessa forma, a realização de mamografias semestrais seria mais eficiente para o diagnóstico do câncer inicial do que anuais, que seriam mais eficientes do que bianuais, que seriam mais eficientes que trianuais e assim por diante. A cada vez que se encurta o intervalo da mamografia, o custo do rastreamento sobe, mas o benefício aumenta, diagnosticando os cânceres de intervalo e corrigindo alguns falsos negativos dos estudos anteriores.

Lindfors realizou um estudo usando um modelo em computador e concluiu que a melhor relação de custo–benefício é obtida com o rastreamento bianual.[2] A maioria dos serviços em todo o mundo hoje em dia preconiza que se realizem mamografias a partir dos 40 anos até o fim da vida da mulher. Alguns serviços ou sistemas de saúde preconizam intervalos de 1 ano, outros, de 2 anos. Há autores que defendem um rastreamento mais cuidadoso entre 40 e 50 anos (rigorosamente anual). Essa é uma faixa etária em que o câncer é mais agressivo e em que as mamas tendem a ser mais densas, dificultando o diagnóstico. Assim, a faixa de benefício pode ser muito pequena caso se demore 2 anos para repetir a mamografia. Há também autores que defendem intervalos mais amplos em mulheres de idade mais avançada, pois, embora o câncer de mama seja mais freqüente nessa faixa etária, as mamas têm maior grau de substituição gordurosa, e o câncer tende a ter comportamento menos agressivo, permitindo a obtenção de bons resultados no rastreamento com intervalos maiores.

Como vimos, a decisão sobre a periodicidade do rastreamento mamográfico é uma decisão essencialmente de custo–benefício que tem que levar em conta os recursos da comunidade que está tomando essas decisões. Ela é mais uma decisão epidemiológica e de saúde pública do que uma decisão individual de cada médico, pois os recursos são limitados, e a otimização desses recursos vai permitir que se rastreie mais abrangentemente a população.

MOVIMENTO DO SERVIÇO

Um serviço de grande movimento gera economia de escala. Um estudo mostrou que a otimização dos custos precisa que sejam realizadas pelo menos 15 mamografias por dia em um serviço.[3] Os custos dos químicos, do controle de qualidade, do salário do corpo técnico, aluguel de imóvel e da implantação da infra-estrutura técnica são fixos e diluem-se, quando o movimento é maior.

EQUIPAMENTOS

O progresso tecnológico da radiologia mamária tem sido uma das áreas mais fascinantes da medicina. Hoje temos no mercado uma ampla variedade de modelos de mamógrafos dedicados. As empresas fabricantes desses aparelhos lançam periodicamente novos modelos que fazem grande alarde de suas qualidades. Hoje podem-se comprar mamógrafos dedicados com todos os principais atributos de qualidade essenciais como grade antidifusora, controle automático de exposição, filtro de molibdênio e gerador de alta freqüência, em uma faixa de preço que varia de U$ 40.000 a U$ 200.000. Portanto, um mamógrafo que faz o mesmo trabalho pode variar enormemente de preço, com pouca diferença de qualidade.

Um exemplo disso é o estudo de Gotemburgo, na Suécia, que foi publicado em 1997.[4] Envolvendo 51.611 mulheres, randomizadas, foi um dos estudos que registrou uma das maiores taxas de redução de mortalidade conhecidas hoje, 44%. Nesse estudo, foi usado um mamógrafo CGR modelo 500T. Hoje, o mesmo fabricante oferece 4 gerações de mamógrafos posteriores ao 500T. Os resultados desse estudo, porém, continuam a figurar entre os melhores, demonstrando que o ponto crítico da qualidade da mamografia não é o equipamento.

Ao contrário da ultra-sonografia mamária, em que as faixas de equipamentos mais sofisticados têm um ganho de qualidade muito grande em relação aos equipamentos mais simples, em mamografia a aquisição de aparelhos muito mais caros não traz uma vantagem de qualidade proporcional.

Acessórios, como estereotaxia, podem ser muito caros, na faixa de U$ 20.000 a U$ 25.000. Esses acessórios servem exclusivamente para dirigir biópsias de microcalcificações. Uma forma de racionalizar o custo de rastreamento é centralizar as biópsias de mama estereotáticas em alguns cen-

268 | Capítulo 22 ◆ QUESTÃO DOS CUSTOS

tros, eliminando a necessidade de que vários centros precisem adquirir acessórios para a estereotaxia.

Em resumo, qualidade nem sempre significa alto investimento, e alto investimento nem sempre significa qualidade, e a escolha de um aparelho deve ser consciente dos custos.

CUSTO DAS BIÓPSIAS MAMÁRIAS

Os valores gastos em biópsias mamárias de lesões descobertas em programas de rastreamento podem chegar a 1/3 do custo do rastreamento.[2] Um estudo de 822 mamografias de rastreamento viu necessidade de realizar um total de 59 biópsias, sendo 33 punções com agulha fina, 26 biópsias de fragmento, 6 delas orientadas por ultra-som, e 20 orientadas por estereotaxia.[5] Nesse estudo foram encontrados quatro casos de câncer de mama.

A origem do problema do grande número de biópsias é que as imagens mamográficas de condições benignas podem simular condições malignas e vice-versa (baixa especificidade). Para obtermos um diagnóstico definitivo, é necessário colher um fragmento de tecido ou algumas células a partir da lesão em questão, e então examiná-los ao microscópio. Burbank estimou em 1996 que são realizadas entre 500 mil e 1 milhão de biópsias mamárias anualmente nos Estado Unidos, grande parte delas por diagnósticos obtidos em rastreamento mamográfico.[6]

Existem várias técnicas para biópsias de lesões não-palpáveis da mama, com custos e complexidades muito distintos (veja o Capítulo 11).

Existe, ainda, a possibilidade de observação em curto prazo de lesões de risco baixo (classificadas como BI-RADS®3), com custo muito menor que a realização de biópsias, e com grande segurança.[7]

Uma análise adequada da mamografia com triagem ideal das pacientes para cada tipo de biópsia pode ter grande impacto nos custos. Por exemplo, biópsia de agulha fina em nódulos bem delimitados pode afastar com segurança a possibilidade de câncer de mama e é um procedimento mais barato que biópsia de fragmento ou a céu aberto. Para otimizar esse planejamento, contamos hoje com o sistema BI-RADS®.

É preciso, porém, focalizar em uma estratégia de biópsias consciente da necessidade de racionalizar os custos envolvidos. A realização de biópsias desnecessárias ou a escolha de procedimentos mais dispendiosos de biópsia para obter o mesmo resultado traz grande desequilíbrio para a equação dos custos.

QUANTO CUSTA UM DIAGNÓSTICO DE CÂNCER DE MAMA FEITO EM UM PROGRAMA DE RASTREAMENTO?

Por causa das variações geográficas e socioeconômicas, é muito difícil levantar exatamente qual é o custo de um caso de câncer de mama diagnosticado em um programa de rastreamento. Levando em conta as devidas limitações, alguns autores fizeram pesquisas nesse sentido e obtiveram alguns números que nos servem para balizamento.

Em nosso meio, Cláudio Kemp[5] estudou o custo do rastreamento na Escola Paulista de Medicina e relatou que o diagnóstico de 4 cânceres de mama em 1.014 mulheres exigiu um gasto com rastreamento e biópsias de cerca de R$ 76.000,00, um custo de R$ 15.318,75 por diagnóstico de câncer. Para realizar esses cálculos, ele baseou-se nos valores da tabela da Associação Médica Brasileira AMB 92.

Nos Estados Unidos, Rosenquist[8] estudou a relação custo–benefício do rastreamento mamográfico, atribuindo uma taxa de redução de mortalidade de 30% para rastreamento anual e entre 20 e 30% para rastreamento bianual, e um custo por mamografia de U$ 84. Ele encontrou um custo por ano de vida salvo de U$ 26.200 em pacientes de 40 a 49 anos de idade, U$ 18.600 para pacientes entre 40 e 85 anos e de U$ 16.800 para pacientes entre 50 e 85 anos. Ele estabeleceu ainda algumas comparações, estimando o custo de ano de vida salvo por programas de rastreamento de hipertensão arterial em homens entre 55 e 64 anos em U$ 31.000, uso de drogas anti-hipertensivas em pacientes de 40 anos com pressão arterial mínima entre 95 e 104 mmHg em U$ 32.000 e angiografia em homens com angina entre 45 e 64 anos em U$ 28.000. Segundo o mesmo modelo, o custo por ano de vida salvo pelo uso de *air bags* em veículos seria de U$ 120.000.

Devemos interpretar esses resultados com cautela, pois é muito difícil metodologicamente comparar essas grandezas. No entanto, alguns indícios são dados no sentido de que salvar algumas vidas é uma coisa muita cara, e a sociedade tem feito investimentos em muitas áreas para salvar vidas a um custo muito maior do que ao custo do rastreamento mamográfico.

Além desses custos calculados com base em tabelas de preços de serviços médicos, há custos pessoais envolvidos no rastreamento, como deslocamento e ausência do trabalho, que são difíceis de mensurar.[9]

UMA CONTRAPARTIDA NO PROBLEMA DO CUSTO

Se o rastreamento mamográfico do câncer de mama tem um custo alto, o câncer de mama avançado também. Deixando de lado o cálculo de custo de uma vida humana, que é impossível de ser feito, podemos fazer uma análise de quanto do custo financeiro de um câncer avançado de mama, que vai gerar cirurgias mais extensas, tratamentos quimioterápicos que são muito dispendiosos, mais prolongados, tratamentos radioterápicos também mais prolongados, hospitalizações mais freqüentes e mais prolongadas, e todo custo social da incapacitação das mulheres portadoras de câncer de mama vão tendo com a progressão da sua doença. O custo do tratamento do câncer de mama estádio 2 foi estimado por Kemp[5] em cerca de R$ 75.000,00, o que equivaleria, no seu material, ao custo de rastrear cerca de mil mulheres.

A queda de produtividade que as mulheres acometidas por câncer de mama avançado tem um impacto econômico de difícil mensuração, mas sem dúvida significativo para toda a sociedade. O tratamento do câncer em fase mais precoce devolve esses indivíduos à vida produtiva e gerando riquezas para a sociedade.[10] Esses benefícios econômicos amortizam parte do investimento realizado e diminuem o custo por diagnóstico e vida salva.

É muito difícil quantificar financeiramente o valor do câncer mais avançado da mama, no entanto, algum valor deve ser descontado do custo do rastreamento mamográfico.

REFERÊNCIAS BIBLIOGRÁFICAS

1. Smith RA, Saslow D *et al.* American Cancer Society guidelines for breast cancer screening: update 2003. *CA Cancer J Clin* 2003;53:141-169.
2. Lindfors KK, Rosenquist CJ. The cost-effectiveness of mammographic screening strategies. *JAMA* 1995;274:881-884.
3. Breen N, Brown ML. The price of mammography in the United States: data from the National Survey of Mammography Facilities. *Milbank* Q 1994;72:431-450.
4. Bjurstam N, Bjorneld L, Duffy SW *et al.* The Gothenburg Breast Cancer Screening Trial: preliminary results on breast cancer mortality for women aged 39-49. *J Natl Cancer Inst Monogr* 1997;53-55.
5. Kemp C, Elias S *et al.* Estimativa de custo do rastreamento mamográfico em mulheres no climatério. *Rev Bras Ginecol Obstet* 2005;27:415-420.
6. Burbank F. Stereotactic breast biopsy: its history, its present, and its future. *Am Surg* 1996;62:128-150.
7. Sickles EA. Probably benign breast lesions: when should follow-up be recommended and what is the optimal follow-up protocol? *Radiology* 1999;213:11-14.
8. Rosenquist CJ, Lindfors KK. Screening mammography in women aged 40-49 years: analysis of cost-effectiveness. *Radiology* 1994;191:647-650.
9. Suter LG, Nakano CY, Elmore JG. The personal costs and convenience of screening mammography. *J Womens Health Gend Based Med* 2002;11:667-672.
10. Camargo HSAd *et al.* Reflexões sobre os custos dos programas de rastreamento do câncer de mama. *Diagn Tratamento* 2003;8:193-196.

Capítulo 23

IATROGENIA NO DIAGNÓSTICO MAMÁRIO

INTRODUÇÃO

Esse é um difícil tema do diagnóstico por imagem da mama, que trata justamente o que queremos evitar com o que foi relatado nos capítulos anteriores. O atendimento de pacientes sintomáticas e assintomáticas na área da mama é um terreno com um potencial enorme para iatrogenias. Desde uma simples explicação mal colocada (ou bem colocada e mal entendida), até uma intervenção cirúrgica mal indicada podem ser fonte de grande sofrimento para a paciente (um tratamento ou diagnóstico malfeitos podem até levar a um desfecho letal para a paciente).

FALSOS NEGATIVOS

A pior das iatrogenias é a situação da paciente com nódulo palpável e exames radiológicos negativos. Em um cenário no qual se valoriza excessivamente a propedêutica armada em detrimento da clínica, podemos dar à paciente uma falsa sensação de segurança que na evolução se mostrará desastrosa. O Capítulo 12 trata especificamente dessa questão.

FALSOS POSITIVOS

São menos nocivos que os falsos negativos, porém, têm a sua parcela de importância. Ansiedade desnecessária, custos e sofrimento são efeitos colaterais comuns. O Capítulo 12 trata especificamente dessa questão.

INDUÇÃO DE SOFRIMENTO POR PREOCUPAÇÃO

Mesmo que a paciente tenha que passar por um procedimento invasivo, ela pode ser abordada com gentileza e sensibilidade. É inegável que, para a maioria das pacientes, a indicação de biópsia traz algum grau de sofrimento emocional. O Capítulo 19 trata diretamente desse tema. Não custa enfatizar que todos os esforços devem ser feitos para agilizar a realização da biópsia indicada, além da disponibilização do resultado para a paciente (encaminhamento ao laboratório, recebimento do resultado e agendamento com a paciente para saber o resultado), pois só o resultado definitivo irá terminar definitivamente o seu sofrimento.

ESCOLHA DE BIÓPSIAS EXCESSIVAMENTE AGRESSIVAS

O paradigma da escolha das biópsias mamárias é escolher a técnica menos invasiva e mais barata, que garanta um bom resultado. A escolha de uma biópsia cirúrgica em uma situação que seria resolvida a contento com uma biópsia percutânea expõe a paciente aos riscos e a seqüelas da cirurgia e, portanto, pode ser considerada uma iatrogenia.

CIRURGIAS EM NÓDULOS BENIGNOS

A indicação de cirurgia em lesões certamente benignas (cistos, ou nódulos que inicialmente foram classificados como BI-RADS®3, mas já estão com estabilidade nas suas dimensões constatada há pelo menos 2 anos) não deixa de ser um tipo de iatrogenia. Além dos riscos cirúrgicos (que naturalmente são muito pequenos), as cirurgias podem deixar seqüelas radiológicas, que no futuro podem trazer problemas diagnósticos (Figs. 12-4 e 12-5).

MAMOTOMIAS E BIÓPSIA DE FRAGMENTO EM NÓDULOS BENIGNOS

Da mesma forma que o que foi exposto anteriormente, no item cirurgias, a biópsia de fragmento vácuo-assistida ou a biópsia de fragmento simples em nódulos já reconhecidamente benignos pode ser considerada uma iatrogenia. Embora esses procedimentos não tenham o mesmo risco que a cirurgia, ou o mesmo potencial para provocar seqüelas radiológicas, eles têm custos e desconfortos.

NÃO-ADESÃO A PROTOCOLOS

Existem alguns protocolos de condutas baseados em evidências científicas que permitem a abordagem segura de certas lesões mamárias. Um exemplo é o de lesões classificadas como BI-RADS®3, cujo protocolo requer acompanhamento semestral. Só há segurança na abordagem expectante dessas lesões se o controle semestral for respeitado. Portanto, a não-adesão a essa recomendação expõe a paciente a um risco inaceitável.

Uma recomendação de biópsia é um fato médico muito forte. Caso o clínico não concorde, ele não está obrigado a realizá-la (e nem deve, realmente), mas ele deve estar preparado para assumir a responsabilidade pela análise do resultado do exame radiológico. Uma boa norma nesses casos é solicitar uma segunda opinião radiológica. Caso o segundo radiologista também discorde da indicação da biópsia, ele deve incluir no seu laudo uma observação sobre isso e dar a sua opinião radiológica por escrito no laudo.

FALIBILIDADE NA AMOSTRAGEM E NA ANÁLISE DE BIÓPSIAS

Após uma biópsia, o seu resultado deve ser rigorosamente analisado quanto à concordância anatomorradiológica. A não-observância dessa norma pode ser desastrosa, no caso de se aceitar inadvertidamente um resultado que não represente realmente a lesão radiológica. Na dúvida, o resultado não deve ser aceito como definitivo.

Ter sempre em mente que todas as biópsias podem apresentar erro de amostragem, mesmo as biópsias cirúrgicas. A Figura 23-1 mostra um nódulo operado com localização radiológica (agulhamento). Não só o nódulo não

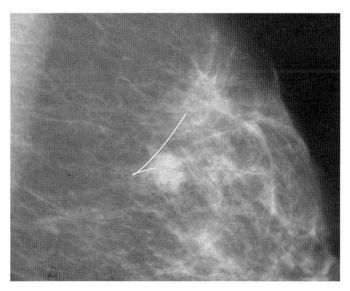

Fig. 23-1. Radiografia 1 ano após cirurgia para retirar um nódulo sob agulhamento. O nódulo permanece, junto de um fragmento do fio localizador cortado inadvertidamente.

foi retirado, como uma parte seccionada do arpão ficou na mama. Tudo isso só foi percebido um ano depois, na mamografia de rotina.

Além da falha de amostragem, considerar que os próprios métodos de citologia e anatomia patológica têm uma taxa inerente de falsos negativos e de falsos positivos. Em casos duvidosos, é imperioso discutir o caso com o patologista, no sentido de perguntar se ele está confortável com a adequação da amostra frente ao diagnóstico feito, e em relação à suspeita radiológica.

Capítulo 24
DOR NA MAMOGRAFIA

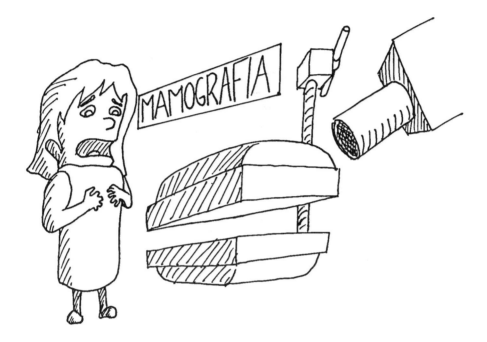

As pacientes muitas vezes manifestam preocupação com o desconforto que a mamografia pode causar. De fato, a mamografia aperta a mama, que já é naturalmente sensível. Mas há pelo menos 3 bons motivos para o uso da compressão:

1. Ela espalha as estruturas da mama, facilitando a identificação de lesões.
2. Ela diminui e torna homogênea a espessura da mama, diminuindo a radiação. Os aparelhos modernos são inteligentes e só liberam a dose de radiação necessária para o estudo da mama em questão. Como a

276 | Capítulo 24 ◆ Dor na Mamografia

mama bem comprimida é menos espessa, o aparelho automaticamente produz uma dose de radiação menor. Embora a quantidade de radiação usada nos mamógrafos modernos seja muito pequena e segura, é sempre desejável usar a menor dose possível.

3. Ela diminui os artefatos de movimento. Um pequeno tremor ou movimento da paciente durante a exposição aos raios X pode fazer desaparecer da radiografia calcificações muito pequenas.

Uma compressão adequadamente aplicada pode significar a diferença entre fazer ou não o diagnóstico de um câncer.

A técnica utilizada na arte do posicionamento da paciente pode fazer grande diferença. A mama é um apêndice cutâneo, e a maior parte da sensibilidade dolorosa causada pela mamografia deve-se à distensão da pele que é tracionada pelo aparelho. O conhecimento, pela auxiliar técnica de mamografia, dos pontos em que há uma maior mobilidade natural da pele (limites lateral e caudal da mama) permite aumentar o grau de conforto da compressão. Uma boa "negociação" com o músculo peitoral também pode ser importante. Em pacientes magras, às vezes, o músculo peitoral é inteiramente incluído na compressão, o que impede uma compressão mais vigorosa e prejudica a radiografia. Nesses casos, pode ser útil realizar nova radiografia sem incluir o músculo peitoral.

O envolvimento do médico que solicita o exame pode ser importante para que a paciente tolere melhor o desconforto da compressão das mamas. Uma forma de explicação que eu acho particularmente útil é dizer à paciente que a mamografia comporta-se como se estivéssemos procurando uma carta de baralho. Será mais fácil de encontrá-la se espalharmos todas as cartas sobre a mesa. É algo parecido com isso que a compressão mamária faz. Outras formas de motivar a paciente é lhe dizer que o procedimento é rápido e apenas 1 vez por ano.

Pode ser útil instruir a paciente a agendar o exame em uma época em que suas mamas não estejam particularmente sensíveis, geralmente o período pós-menstrual.

Na grande maioria das mulheres, o desconforto sentido à compressão da mama não chega a ser doloroso. Em nossa clínica, é muito comum ouvirmos observações de pacientes como essas:

"Só isso? Pensei, pelo que havia me contado, que seria muito pior".

Vale lembrar que parte do sofrimento relacionado com um procedimento médico desconfortável é trazido pelo sofrimento vivido pela expectativa negativa dos dias e das horas que antecedem o respectivo procedimento. Diz um dito popular que o melhor da festa é esperar por ela.

Pois podemos, analogamente, dizer que o pior do exame é esperar por ele. A paciente deve conversar com a técnica sobre seu medo. As técnicas têm experiência em lidar com as pacientes e vão saber passar a confiança de que o exame é tolerável.

Uma situação que potencializa a dor percebida à mamografia é a preocupação natural que a paciente tem com o resultado do exame, que pode se transformar em angústia para muitas pacientes. O estado de tensão gerado pode aumentar a percepção da dor. Pode ser interessante lembrar à paciente que a mamografia é um exame de rotina, e a grande maioria dos exames mostra que está tudo bem com as mamas, e encorajá-la a incorporar essa expectativa positiva nos dias que antecedem o exame, pois o medo do resultado adverso aumenta a percepção dolorosa.

Com essas medidas, a mamografia pode se tornar um exame muito bem tolerado. A atitude positiva da clínica que realiza a mamografia é importante. A mamografia é um exame realizado anualmente, e há uma grande chance que, próximo a uma paciente que irá realizar a mamografia pela 1ª vez, haja uma paciente que já fez o exame outras vezes. As pacientes interagem na sala de espera, e uma conversa entre elas pode tranqüilizar a paciente com expectativas negativas.

Há raras ocasiões em que a paciente entra em um estado de pânico, seja em relação à mamografia propriamente dita, seja a algum procedimento. O pânico é o estado de medo muito intenso, em que o sofrimento experimentado pelo organismo é tão grande que chega a interferir em outras funções da mente. Passamos a viver apenas dentro do estado de medo, atrapalhando até a nossa percepção de outros fatos ou sentimentos presentes naquele momento. É como se toda nossa vida ficasse dominada apenas por aquele medo. Algumas pessoas contam que apenas ao agendar seus exames preventivos já passam a entrar em um estado de pânico. Passam a dormir mal, a ter qualidade de vida diminuída em função do medo que estão sentindo. Esse medo é totalmente desproporcional, uma vez que são pessoas sadias que estão procurando o médico para um check-up. Todos sabem que a imensa maioria desses exames é negativa. No entanto, a pessoa passa dias em estado de grande sofrimento, apenas aguardando a data do exame.

Como podemos ajudar a paciente a superar esse pânico? Em primeiro lugar, a informação é sempre uma ajuda. Informar ou lembrar a paciente sobre a real gravidade da situação pode ser uma medida muito tranqüilizadora.

Quando a informação apenas não é suficiente, podemos usar outras técnicas. Uma característica fundamental a ser considerada é o fato que o estado de medo e a tendência de sentir medo exagerado não são características estáticas e inevitáveis de qualquer pessoa, ou seja, não há necessidade de sentir esse medo exagerado. Se uma pessoa sente pânico não é porque ela **é** assim, mas sim porque ela **está** assim. Essa vulnerabilidade à dor do medo é um estado da sua mente e não uma característica do seu organismo. Sendo estado mental, ele pode ser combatido, e muito pode ser feito. É útil tentar distrair a mente do estado dominado em que ela encontra-se com exercícios do tipo contar números ou carneirinhos (tradicional na hora de dormir) ou orar (aqui até mesmo dissociado da ajuda religiosa, pois o simples fato de rezar nos distrai a mente e pode impedir a sua dominação pelo medo). Durante a realização da mamografia, a auxiliar técnica pode introduzir vários assuntos, como perguntar sobre filhos da paciente, falar de situações coloquiais. Manter a mente ocupada com outras coisas pode trazer bastante alívio para dor e o medo. Dois sentimentos não ocupam o mesmo espaço na mente de uma pessoa e podemos distrair o sentimento pernicioso por meio da introdução de pensamentos de outras qualidades.

Capítulo 25

O QUE O RADIOLOGISTA GOSTARIA QUE O CLÍNICO SOUBESSE

INTRODUÇÃO

Em especialidades interdependentes, como a radiologia e a ginecologia, mastologia e cirurgia plástica, há vários pequenos detalhes do relacionamento que podem ser de grande importância para o resultado final. Esse capítulo discorre sobre diversas situações práticas no dia-a-dia do consultório.

EXAMES ANTERIORES

Em nossa clínica, apesar das recomendações no momento da marcação do exame, apenas cerca de 60% das pacientes que já fizeram exames de mama nos últimos 1 a 2 anos trazem esses exames para o momento da sua consulta. Paradoxalmente, esse número é ainda menor em pacientes que já tiveram câncer de mama e estão retornando para acompanhamento periódico, e que deveriam se mostrar mais motivadas para colaborar com um bom exame (talvez porque essas pacientes estejam cansadas de freqüentar muitos médicos, ou porque julguem que, por já serem conhecidas, o arquivo da clínica bastaria para essa comparação). Ora, sabidamente, a comparação a exames anteriores é muito útil ao interpretar exames de mama, principalmente mamografia. Podem-se evitar falsos negativos, percebendo uma alteração mínima só porque ela não estava presente anteriormente, ou falsos positivos, constatando a estabilidade de uma lesão e evitando classificá-la como BI-RADS® zero, por exemplo.

O médico que solicita o exame está em uma posição privilegiada para reforçar a orientação de trazer os exames anteriores.

Capítulo 25 • O que o Radiologista Gostaria que o Clínico Soubesse

Uma situação particular é a de uma paciente que, ao fazer uma mamografia, recebeu a recomendação de uma complementação com ultra-sonografia por uma classificação BI-RADS® zero. Ou seja, a ultra-sonografia será feita para esclarecer uma dúvida da mamografia. Pois há pacientes (não poucas) que, mesmo nessa situação, não trazem a mamografia que gerou a dúvida inicialmente. Nessas pacientes, é especialmente importante que o clínico enfatize a importância de levar o exame para a clínica radiológica.

TIPOS DE BIÓPSIAS

Mesmo para os médicos, a grande diversidade de biópsias mamárias e formas de orientação imagenológica (veja detalhes no capítulo de biópsias) traz confusão. Imagine para a paciente e para os responsáveis da fonte pagadora, que têm que classificar o tipo de biópsia, forma de orientação, agulha etc. Mesmo quando eles recebem orientações claras, podem ficar confusos. Se receberem orientações (pedidos de biópsias) não tão-claras, sua confusão será maior. Não esquecer que, nesse momento, a paciente está vivendo uma experiência de angústia, e assim menos tolerante e mais propensa a brigar no convênio, na recepção da clínica etc.

ACOMPANHAMENTOS SEMESTRAIS

Essa não é uma situação tão grave ou tão freqüente, mas merece ser mencionada. Ocasionalmente, o radiologista recomenda o acompanhamento de calcificações mamárias em prazo curto, digamos 6 meses, e recebe a paciente no prazo indicado para fazer um exame de ultra-sonografia (ao invés de mamografia). Ora, a ultra-sonografia não é apropriada para o acompanhamento de microcalcificações. O pedido de ultra-sonografia pode ter sido motivado por uma simples desatenção, ou por um desejo de não expor a paciente à radiação ionizante, porém, nesse caso, isso não pode ser evitado: acompanhamento de microcalcificações tem que ser por mamografia.

COORDENAÇÃO DA LOCALIZAÇÃO RADIOLÓGICA (AGULHAMENTO) COM A CIRURGIA

Quando for programada uma cirurgia de mama sob agulhamento, é necessário dedicar um tempo para programar a coordenação entre a equipe radiológica e a equipe cirúrgica. O procedimento de localização radiológica, conhecido como agulhamento, deve ser preferencialmente realizado no mesmo dia. Em situações especiais, ele pode ser feito na tarde anterior (quando é inevitável que a cirurgia deva ser feita nas primeiras horas da manhã). É importante programar um tempo suficiente para a realização do procedimento radiológico, contando com a possibilidade de atrasos, por dificuldades técnicas, ou eventualmente lipotimias que a paciente possa apresentar (deve-se programar pelo menos 1 hora para procedimentos dirigidos por ultra-sonografia e 1 hora e meia para procedimentos dirigidos por mamografia).

ENTREVISTAS PRÉ-PROCEDIMENTO

Em certos procedimentos, a clínica radiológica pode precisar de informações muito precisas sobre o caso. Por exemplo, é bem diferente, na rotina da clínica, realizar uma biópsia orientada por ultra-som ou por mamografia. O comparecimento da paciente à clínica para realizar um tipo de biópsia quando outro foi agendado pode até mesmo inviabilizar o procedimento (p. ex., por não haver guias esterilizadas para biópsia por estereotaxia ou não haver horário disponível no mamógrafo para esse procedimento, que é mais demorado). Se a documentação da fonte pagadora (convênio, cooperativa etc.) não estiver correta, a solução dessa questão no dia do procedimento pode se tornar muito inconveniente, eventualmente até mesmo atrasando a cirurgia no caso de agulhamento.

Em nossa prática, agendamos uma entrevista com a paciente antes de marcar o procedimento. Nessa entrevista, além de conferir o tipo de biópsia solicitado, temos a oportunidade de examinar a documentação da fonte pagadora e responder a alguma dúvida da paciente (mesmo quando o médico-assistente fornece uma boa explicação sobre o procedimento, muitas vezes a paciente faz perguntas também ao radiologista). A entrevista pré-procedimento pode ser percebida como um inconveniente pela paciente, que nesse ponto já compareceu a vários compromissos médicos por esse mesmo motivo, entre consultas e exames, e ainda terá outro tanto a comparecer. Pode ser uma ajuda à clínica radiológica um encorajamento da parte do médico-assistente para que a paciente compareça à entrevista e leve todos os seus exames.

CONDUTAS RECOMENDADAS/ADOTADAS

A palavra final sobre a conduta em uma alteração radiológica é do ginecologista ou do mastologista, que são os titulares do caso. O radiologista é um médico auxiliar nesse processo, e a recomendação radiológica não será necessariamente a adotada. Em várias ocasiões, quando o médico-assistente opta por uma conduta distinta da recomendada, um telefonema e uma troca de idéias direta podem ser de grande importância.

SEGUNDAS OPINIÕES RADIOLÓGICAS

Ao discordar de um laudo radiológico, é uma prática normal, ética e que não deve gerar qualquer constrangimento solicitar uma 2ª opinião sobre o exame a outro radiologista. Esse 2ª radiologista pode analisar as mesmas radiografias ou, se julgar necessário, repetir algumas radiografias ou realizar incidências complementares. Ao invés de interpretar essa solicitação de 2ª opinião como um desprestígio ao 1ª radiologista, prefiro entendê-la como um respeito à paciente, e um reconhecimento que todos nós, como médicos, podemos ter um dia de desempenho abaixo do ideal.

AVISAR QUANDO O EXAME FOR SOLICITADO PARA AVALIAR NÓDULOS PALPÁVEIS

Quando for o caso, na solicitação de exame, deve estar escrito que foi palpado um nódulo mamário, sua localização e sua impressão clínica. A abordagem radiológica é diferente nesses casos, e essa é uma informação fundamental. Lembre-se que a paciente nem sempre dá essa informação à clínica radiológica, mesmo quando perguntada especificamente.

Capítulo 26

MAMA AXILAR, GINECOMASTIA, PAGET, TRAUMAS, FILÓIDES, MONDOR, INFECÇÕES MAMÁRIAS E CARCINOMA DA MAMA MASCULINA

MAMA AXILAR

A mama naturalmente apresenta uma extensão para a axila, chamada cauda de Spence. Essa extensão é vista à mamografia e à ultra-sonografia. Assim como na clínica, pode ser difícil, na imagenologia, determinar quando é que a quantidade de tecido axilar passa a ser anormal. Quando é grande a quantidade de tecido glandular na axila (Fig. 26-1), não é difícil afirmar que se trata de um desvio do normal, mas esses casos são exceção.

Na maior parte das vezes, a discriminação entre o normal e o patológico é clínica, isto é, o quanto a alteração provoca incômodo real à paciente.

Os exames que acabam sendo solicitados nas situações limítrofes do ponto de vista clínico tendem a não ser de grande auxílio.

É muito comum que os exames sejam solicitados por uma exigência dos convênios, que exigem o que seria considerado uma "prova" da patologia, mas em nossa experiência o diagnóstico da mama axilar é eminentemente clínico.

GINECOMASTIA

Ocasionalmente, o ginecologista, mastologista ou cirurgião plástico é procurado por um paciente masculino, geralmente filho ou marido de uma paciente, com uma queixa de aumento de volume na região mamária. Os exames imagenológicos nesse caso podem ser bastante úteis.

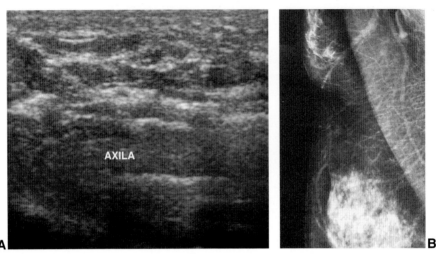

Fig. 26-1. Quantidade aumentada de tecido glandular na axila. (**A**) Ultra-sonografia. (**B**) Mamografia.

O objetivo principal do exame é descartar a presença de um nódulo mamário que possa ser maligno (funciona como na suspeita de nódulo palpável) e demonstrar, na ausência de nódulo, se o volume é causado por tecido glandular (ginecomastia) ou gorduroso (lipomastia). Assim, a primeira escolha de exame pode ser a ultra-sonografia. Na maior parte das vezes, a ultra-sonografia é capaz de discriminar entre essas 3 situações, e o diagnóstico pode ser considerado conclusivo (Fig. 26-2). Há casos de dúvidas, principalmente em função de uma quantidade de tecido hipoecogênico que se forma na região retroareolar em casos iniciais de ginecomastia, e que pode ser confundido com um nódulo mamário. Nesses casos, pode-se realizar uma mamografia (Fig. 26-3).

PAGET

Na presença de um eczema da papila, especialmente unilateral, deve-se desconfiar de doença de Paget. A mamografia e a ultra-sonografia não apresentam achados específicos, mas são utilizadas para detectar nódulos (Fig. 26-4), lesões retroareolares complexas (Fig. 26-5) ou microcalcificações (Fig. 26-6) eventualmente associadas à lesão papilar.[1] Quando se tem a intenção de realizar uma cirurgia oncológica conservadora, é recomendado que se realize também uma ressonância magnética, para afastar a possibilidade de haver extensão insuspeita da doença.[1,2]

Capítulo 26 • Mama Axilar, Ginecomastia, Paget, Traumas, Filóides, Mondor, Infecções Mamárias ... | 285

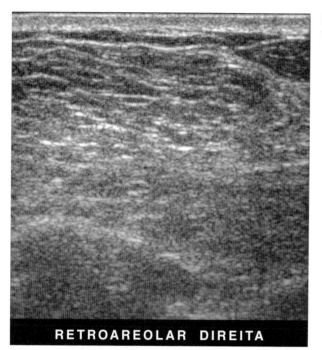

Fig. 26-2. Ginecomastia à ultra-sonografia.

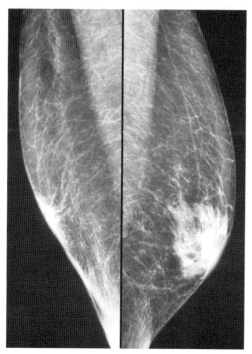

Fig. 26-3. Ginecomastia à mamografia.

Fig. 26-4. Nódulo sólido na região retroareolar em paciente com doença de Paget.

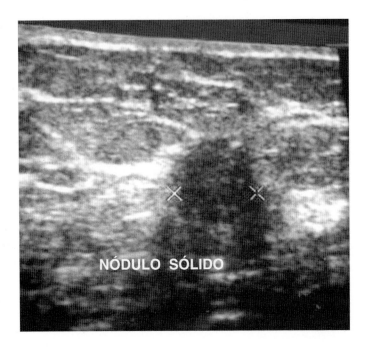

Fig. 26-5. Lesão incluindo dilatação e espessamento da parede ductal, espessamento cutâneo e edema intersticial em paciente com doença de Paget.

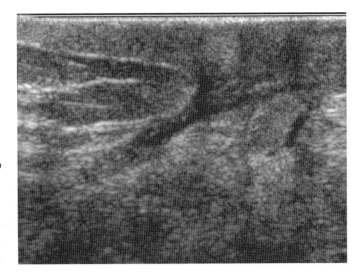

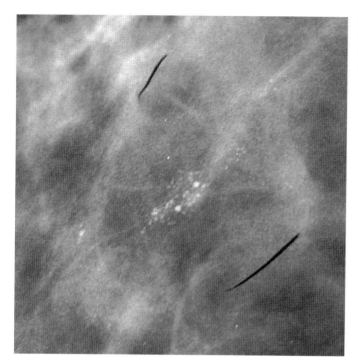

Fig. 26-6.
Microcalcificações em paciente com doença de Paget.

A escolha da biópsia na papila é a ressecção em cunha, e lesões associadas (nódulos ou calcificações) devem ser abordadas da forma habitual para essas lesões.

MONDOR

Dá-se o nome de doença de Mondor à tromboflebite de veias superficiais que ocorre na mama (e mais raramente em outros locais anatômicos), classicamente acometendo a veia toracoepigástrica e/ou suas tributárias.[3] Trata-se de uma situação rara, porém, provavelmente subdiagnosticada, provavelmente por falta de familiaridade com a doença, que pode ser uni ou bilateral, espontânea ou associada a trauma, cirurgia, biópsia, curativos compressivos, roupas apertadas, processos inflamatórios ou mesmo carcinoma. O seu tratamento é expectante, com remissão completa dos sinais e sintomas em 1 a 2 meses. A sua maior importância diz respeito ao diagnóstico. O diagnóstico da doença de Mondor é essencialmente clínico, feito pela presença de uma lesão palpável em forma em cordão de localização muito superficial no tórax, com ou sem sinais flogísticos na pele. A ultra-sonografia é muito útil para confirmar o diagnóstico e monitorizar a evolução do quadro, demonstrando estruturas tubulares anecóicas superficiais sem fluxo sanguíneo ao Doppler (Fig. 26-7). A mamografia está indicada para afastar a possibilidade de um carcinoma associado.

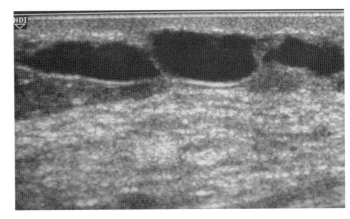

Fig. 26-7. Veia dilatada e seu fluxo interno em portadora de doença de Mondor.

TRAUMAS

A mama, pela sua posição superficial e anterior, é muito sujeita a traumas. Uma causa comum de traumas mamários atualmente é o cinto de segurança (Fig. 26-8). A ultra-sonografia é útil para diferenciar entre equimose e hematoma, avaliar o tamanho de um eventual hematoma (Fig. 26-9) e orientar punções quando necessário. A Figura 26-10 mostra o caso de uma paciente que se apresentou com nódulo palpável e visível à inspeção após trauma por estiramento, e se tratava de uma ruptura do músculo peitoral, que foi diagnosticada pela ultra-sonografia.

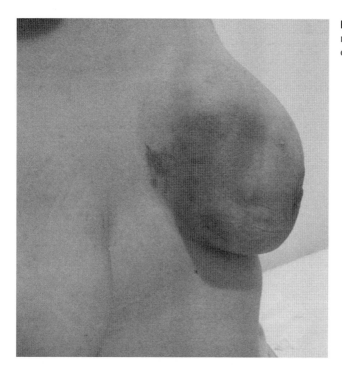

Fig. 26-8. Hematoma mamário causado por cinto de segurança.

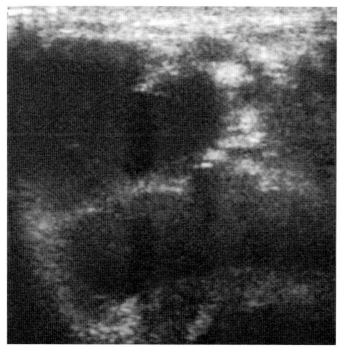

Fig. 26-9. Hematoma à ultra-sonografia.

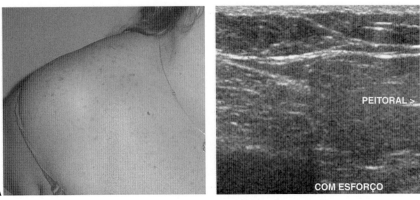

Fig. 26-10. (A) Abaulamento na porção cranial e anterior do tórax. (B) Aspecto ultra-sonográfico demonstrando ruptura do peitoral maior.

FILÓIDES

O Filóides é um tumor que se assemelha ao fibroadenoma, porém tem maior celularidade. Além de ter um comportamento mais agressivo, há uma variedade maligna do Filóides. Do ponto de vista imagenológico, ele é inespecífico às 3 modalidades: mamografia, ultra-sonografia e ressonância magnética.[4] Seu diagnóstico pode ser suspeitado quando estamos diante de uma lesão que parece um fibroadenoma à ultra-sonografia, porém tem áreas císticas internas. No entanto, o parâmetro mais importante para o seu diagnóstico é o crescimento acima do esperado para um fibroadenoma.[5] É importante lembrar que a biópsia de fragmento pode apresentar um falso-negativo. Portanto, nódulos de classificação BI-RADS®3, mesmo já biopsiados, que apresentam um crescimento agressivo, devem ser abordados levando-se em conta a possibilidade de Filóides.

INFECÇÕES MAMÁRIAS

O principal papel da imagenologia nas infecções mamárias é diferenciar infecção sem abscesso (Figs. 26-11 e 26-12) de infecção com abscesso (Figs. 26-13 e 26-14), que é função da ultra-sonografia. Essa avaliação deve ser feita seqüencialmente nos casos de evolução mais longa, pois a infecção não abscedada pode evoluir para abscesso.

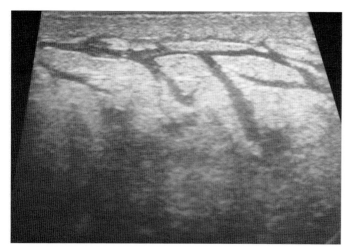

Fig. 26-11. Hiperecoginicidade na mama indicando edema. Também está presente dilatação da árvore ductal. Não há sinais de abscessos.

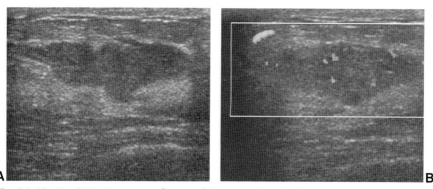

Fig. 26-12. (A e B) Lesão acentuadamente hipoecogênica. O fluxo interno mostra não haver liquefação. (Ver *Prancha* em *Cores*.)

Nas infecções que não respondem bem à antibioticoterapia e não houve formação de abscesso, deve-se considerar a possibilidade de carcinoma inflamatório. Nesse caso, todas as alterações clínicas e imagenológicas das infecções podem ser idênticas às do carcinoma inflamatório, portanto a diferenciação entre essas patologias deve ser feita por biópsia (em geral, biópsia em cunha).

No abscesso periareolar recidivante, há a formação de um tecido de granulação (Fig. 26-15). Além da pesquisa de liquefação, a ultra-sonografia, nesse caso, deve delimitar a extensão do processo nos casos em que se está considerando uma ressecção cirúrgica.

Fig. 26-13. Volumoso abscesso mamário.

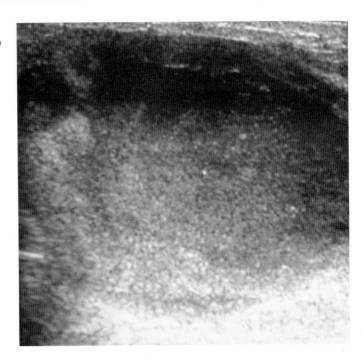

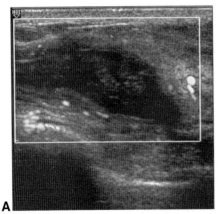
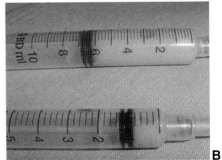

Fig. 26-14. (**A**) Abscesso mamário. (**B**) Secreção purulenta aspirada. (Ver *Prancha* em *Cores*.)

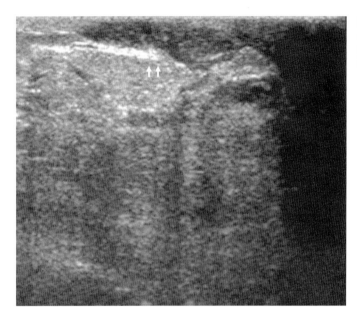

Fig. 26-15. Abscesso periareolar recidivante.

Outra possibilidade a ser considerada em casos de infecção rebelde ao tratamento é de mastopatias por bactérias específicas ou mesmo parasitoses (Fig. 26-16).

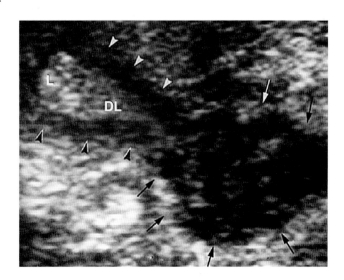

Fig. 26-16. Miíase da mama.

CARCINOMA DA MAMA MASCULINA

Da mesma forma que acontece em casos de ginecomastia, ocasionalmente o ginecologista ou o mastologista são consultados sobre um nódulo palpável em uma mama masculina, e tem que excluir a possibilidade de carcinoma. Nesse caso, a ultra-sonografia é o principal exame a ser feito, para confirmar ou não a presença de uma lesão focal (Fig. 26-17). A mamografia pode ser usada em casos de dúvidas ou, caso a ultra-sonografia seja suspeita, para avaliar a extensão da doença.

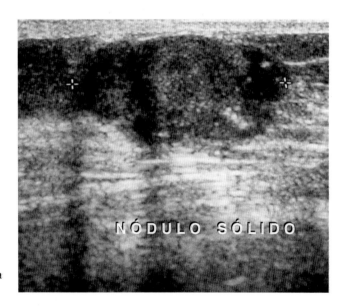

Fig. 26-17. Carcinoma da mama masculina.

REFERÊNCIAS BIBLIOGRÁFICAS

1. Barros ACSD. Doença de Paget da papila mamária. *Diagn Tratamento* 2007;12:156-158.
2. Morris E, Liberman L (Eds.) *Breast MRI Diagnosis and intervention*. New York: Springer, 2008. p. 363-365.
3. Camargo HSAd Jr, Camargo MMAd, Teixeira SRC. Doença de Mondor: apresentação de três casos com características clínicas distintas. *Revista Brasileira de Mastologia* 2003;13:175-178.
4. Franceschini G, D'Ugo D, Masetti R *et al.* Surgical treatment and MRI in phyllodes tumors of the breast: our experience and review of the literature. *Ann Ital Chir* 2005;76:127-140.
5. Foxcroft LM, Evans EB, Porter AJ. Difficulties in the pre-operative diagnosis of phyllodes tumours of the breast: a study of 84 cases. *Breast* 2007;16:27-37.

Índice Remissivo

A

Abscesso(s)
  formação de, 93
    na evolução de mastites, 93
    pesquisa de, 93
Achado(s)
  mamográficos, 84
    avaliação de, 84
Acompanhamento(s)
  da paciente tratada, 93
  de câncer de mama, 93
  em curto prazo, 173-183
    situação emocional, 175
    prazos de, 176
    crescimento das lesões, 177
      como avaliar, 177
      tamanho do nódulo no, 178
      e idade da paciente, 178
    custos, 178
    com ultra-sonografia, 179
    com mamografia, 179
      unilateral, 179
    de lesões BI-RADS®3, 180
      ressonância magnética, 180
    BI-RADS®3, 180
      da ressonância magnética, 180
    lesões de baixo risco, 181
      em pacientes de alto risco, 181
    análise dos nódulos, 182
      qualidade da ultra-sonografia na, 182
    de paciente biopsiada, 182
    recomendações, 182
      adesão às, 182
    conclusão, 183
  semestrais, 280
Agendamento
  da mamografia, 51
Amostragem
  falibilidade na, 273
Análise
  médica, 20
    na imagenologia mamária, 20

do exame mamário, 123-125
  imagenológico, 123-125
Anamnese
  na mamografia, 53
Arquitetura
  mamária, 65, 152
    distorções de, 65, 152
    biópsia de, 152
Arquivamento
  de dados
    em imagenologia mamária
      sistema de relatórios e de, *ver BI-RADS*®
Assimetria(s)
  mamárias, 66
  biópsia de, 152

B

BAF (Biópsia de Agulha Fina)
  sinonímia, 128
  vantagens, 128
  desvantagens, 128
  orientação, 128
    imagenológica, 128
    método de, 128
  técnica, 130
    descrição da, 130
Biópsia(s)
  de lesões, 109
    ressonância magnética na, 109
  mamária, 127-155, 268
    melhor forma de, 127-155
      introdução, 127
      vantagens, 128
      desvantagens, 128
      descrição das técnicas, 130
      principais lesões mamárias, 145
      nódulos, 146, 147
      sólidos, 146
        hipoecóicos, 147
      microcalcificações, 148
      cistos, 150
      distorções de arquitetura, 152

assimetrias, 152
lesões papilíferas, 153
carcinoma inflamatório, 153
doença de Paget, 153
linfonodos, 153
tumores sugestivos de câncer, 154
lipotimias, 154
custo das, 268
de agulha fina, *ver BAF*
de fragmento, 129, 132, 272
sinonímia, 129
vantagens, 129
desvantagens, 129
orientação imagenológica, 129
método de, 129
técnica, 132
descrição da, 132
em nódulos benignos, 272
auxiliada por vácuo, 129, 138
sinonímia, 129
vantagens, 129
desvantagens, 129
orientação imagenológica, 129
método de, 129
técnica, 138
descrição da, 138
cirúrgica, 130, 139
sinonímia, 130
vantagens, 130
desvantagens, 130
orientação imagenológica, 130
método de, 130
técnica, 139
descrição da, 139
de congelação, 130
vantagens, 130
desvantagens, 130
observações, 130
avaliação com, 207
dos linfonodos, 207
em pacientes, 216
com próteses, 216
com implantes, 216
com mamoplastia redutora, 216
pistola de, 259
extremamente agressivas, 272
escolha de, 272
análise de, 273
falibilidade na, 273
tipos de, 280
o clínico e, 280
BI-RADS® (Sistema de Relatórios e de
Arquivamento de Dados em Imagenologia
Mamária)
sistema, 29-45, 71
introdução, 29
fundamentos, 30

problemas, 30
categorias do, 31
condutas correspondentes, 31
1, 31
2, 31
3, 33
4, 34
5, 38
6, 39
zero, 39
tipo de mama, 41
descrição do, 41
terminologia, 43
auditoria, 44
aperfeiçoamento do, 44
e intuição clínica, 45
aplicação do, 71
na ressonância magnética, 111
Breast
imaging and reporting and data system, ver
BI-RADS®

C

Câmara
escura, 18
Campanha(s)
de divulgação, 265
questão dos custos, 265
Câncer
de mama, 5-11, 56, 91, 92, 233-238, 269
epidemiologia do, 5-11
idade, 6
história, 7
de doença prévia, 7
familiar, 7
fatores, 8, 10
hormonais, 8
ambientais, 10
índices antropométricos, 10
hábitos de vida, 10
densidade mamográfica, 11
na mamografia, 56
rastreamento do, 91
ultra-sonográfico, 91
paciente tratada de, 93
acompanhamento da, 93
estimativa de risco, 233-238
introdução, 233
fatores de risco, 235
hereditariedade, 236
considerações genéticas, 235
abordagem da paciente, 235
custo do diagnóstico, 269
em programa de rastreamento, 269
detecção do, 22
taxa de, 22

Índice Remissivo | 297

na imagenologia mamária, 22
tumores sugestivos de, 154
extremamente, 154
biópsia de, 154
Carcinoma
oculto, 109
ressonância magnética de, 109
inflamatório, 153
biópsia de, 153
da mama, 283-294
masculina, 283-294
Chassi-écran
sistema, 18
Cirurgia
oncológica, 108
margens positivas em, 108
ressonância magnética de, 108
em nódulos benignos, 272
coordenação com a, 280
da localização radiológica, 280
Cisto(s)
biópsia de, 150
mamários, 185-197
simples, 185
complexos, 187
complicados, 190
nódulos, 191
hipoecóides, 191
punção de, 192, 193
indicações para, 192
aspectos técnicos da, 193
Colégio
Brasileiro de Radiologia, 14
selo do, 14
Compressão
mamária, 51, 55
na mamografia, 51, 55
seletiva, 55
Conduta(s)
correspondentes, 31
categorias do BI-RADS® e, 31
do clínico, 281
recomendadas, 281
adotadas, 281
Confirmação
no exame mamário, 123-125
imagenológico, 123-125
Congelação
biópsia de, 130
vantagens, 130
desvantagens, 130
observações, 130
Contratura(s)
capsulares, 216
em pacientes, 216
com próteses, 216
com implantes, 216
com mamoplastia redutora, 216

Controle de Qualidade
na imagenologia mamária, 13-26
avaliação prática, 13-26
Colégio Brasileiro de Radiologia, 14
selo do, 14
parâmetros, 15, 20
técnicos, 15
epidemiológicos, 20
no dia-a-dia, 23
ultra-sonografia mamária, 24
novos métodos, 25
questão do, 264
dos custos, 264
Custo(s)
questão dos, 164, 263-270
no falso-positivo, 164
programa de rastreamento, 263, 269
aspectos financeiros do, 263
componentes dos, 264
do diagnóstico do câncer de mama, 269
controle de qualidade, 264
treinamento profissional, 265
campanhas de divulgação, 265
exames mamográficos, 265
periodicidade dos, 265
movimento do serviço, 267
equipamentos, 267
das biópsias mamárias, 268
contrapartida do, 269
no acompanhamento, 178
em curto prazo, 178

D

Densidade
mamográfica, 11
câncer de mama e, 11
Detecção
no exame mamário, 123-125
imagenológico, 123-125
Distorção(ões)
de arquitetura, 65, 152
mamária, 65
biópsia de, 152
Divulgação
campanha de, 265
questão dos custos, 265
Doença
mamária, 7
prévia, 7
câncer de mama e, 7
extensão da, 107
avaliação pré-operatória, 107
ressonância magnética na, 107
de Paget, 153, 283-294
biópsia de, 153

Índice Remissivo

Dor
  na mamografia, 275-278
Dose
  de radiação, 53
    na mamografia, 53

E

Epidemiologia
  do câncer de mama, 5-11
    idade, 6
    história, 7
      de doença prévia, 7
      familiar, 7
    fatores, 8, 10
      hormonais, 8
      ambientais, 10
      índices antropométricos, 10
      hábitos de vida, 10
      densidade mamográfica, 11
Equipamento(s)
  de imagenologia mamária, 13-26
    avaliação prática, 13-26
      introdução, 13
      Colégio Brasileiro de Radiologia, 14
        selo do, 14
      parâmetros do controle de qualidade,
        15, 20
        técnicos, 15
        epidemiológicos, 20
      no dia-a-dia, 23
      ultra-sonografia mamária, 24
      novos métodos, 25
  de mamografia, 47, 50
    convencional, 47
    digital, 50
  de ressonância magnética, 99
    custos dos, 267
Escopo
  do rastreamento, 117
    pacientes sintomáticas e, 117
    versus de rastreamento, 117
Especificidade
  na imagenologia mamária, 22
  da ressonância magnética, 105
Estadiamento
  pré-operatório, 92
    ultra-sonografia no, 92
    mamária, 92
Estrutura
  mínima, 255-261
    em cidade pequena, 255-261
      recursos, 255, 257
        humanos, 255
        materiais de implantação, 257
      conclusão, 260

Evolução
  de mastites, 93
    formação de abscessos na, 93
    pesquisa de, 93
Exame(s)
  mamário, 20, 55
    positivo, 20
    negativo, 20
    VP, 20
    VN, 22
    FN, 22
    FP, 22
    VPP, 22
    sensibilidade, 22
    especificidade, 22
    taxa de detecção do câncer, 22
    anterior, 55
      comparação com, 55
  imagenológico mamário, 123-125
    etapas do, 123-125
      detecção, 123-125
      análise, 123-125
      confirmação, 123-125
  pré-operatórios, 217
    em pacientes, 217
      com próteses, 217
      com implantes, 217
      com mamoplastia redutora, 217
  mamográficos, 265
    periodicidade dos, 265
      questão dos custos, 265
  anteriores, 279
    o clínico e, 279
  de nódulos palpáveis, 282
    avaliação de, 282
      avisar na solicitação, 282
Exposição
  controle de, 18
    automático, 18

F

Falibilidade
  na amostragem, 273
  na análise, 273
    de biópsias, 273
Falso(s) negativo(s), 157-171
  na imagenologia mamária, 22
  inevitáveis, 165
  evitáveis, 167
  conclusão, 170
  no diagnóstico mamário, 271
    iatrogenia no, 271
Falso(s) positivo(s), 157-171
  na imagenologia mamária, 22
  inevitáveis, 159
  evitáveis, 161
  custos no, 164

Índice Remissivo | 299

questão dos, 164
conclusão, 170
no diagnóstico mamário, 271
iatrogenia no, 271
Fantoma(s)
radiografia de, 20
Fator(es)
hormonais, 8
câncer de mama e, 8
ambientais, 10
câncer de mama e, 10
Filóide(s), 290
Fluxo
papilar, 93, 223-231
ultra-sonografia do, 93
mamária, 93
Fragmento
biópsia de, 129, 132, 272
sinonímia, 128
vantagens, 128
desvantagens, 128
orientação imagenológica, 128
método de, 128
técnica, 132
descrição da, 132
em nódulos benignos, 272

G

Ginecomastia, 283-294
Grade
difusora, 15
Gradeamento
na mamografia, 55

H

Hábito(s)
de vida, 10
câncer de mama e, 10
Hereditariedade
do câncer de mama, 236
considerações genéticas, 236

I

Iatrogenia
no diagnóstico mamário, 271-274
introdução, 271
falso negativos, 271
falso positivos, 271
sofrimento por preocupação, 271
indução de, 271
escolha de biópsias, 272
excessivamente agressivas, 272
nódulos benignos, 272
cirurgias em, 272
mamotomias em, 272

biópsia de fragmento em, 272
protocolos, 272
não adesão a, 272
falibilidade, 273
na amostragem, 273
na análise de biópsias, 273
Idade
câncer de mama e, 6
Identificador(es)
na mamografia, 53
Imagem
captação da, 19
digital, 19
na imagenologia mamária, 19
diagnóstico por, 209, 239-245
sensibilidade dos métodos de, 209
e próteses, 209
e implantes, 209
e mamoplastia redutora, 209
questão emocional, 239-245
negação, 239
agendamento de biópsias, 241
dor na mamografia, 242
idade, 242
difusão de informações, 242
angústia, 243
primeiros dias, 244
Imagenologia
mamária, 13-26, 247-253
avaliação da prática da, 13-26
equipamentos, 13-26
controle de qualidade, 13-26
introdução, 13
Colégio Brasileiro de Radiologia, 14
selo do, 14
parâmetros do controle de qualidade,
15, 20
técnicos, 15
epidemiológicos, 20
no dia-a-dia, 23
ultra-sonografia mamária, 24
novos métodos, 25
BI-RADS®
perspectiva histórica, 247-253
futuro, 247-253
passado, 247
presente, 247
Implante(s)
mama com, 93
avaliação da, 93
paciente com, 209-222
diagnóstico por imagem, 209
sensibilidade dos métodos, 209
ruptura do, 212
risco de, 212
pesquisa de, 212
tipos de, 213

300 | Índice Remissivo

biópsias, 216
contraturas capsulares, 216
exames pré-operatórios, 217
infecções, 218
nódulos palpáveis, 219
Índice(s)
antropométricos, 10
câncer de mama e, 10
Infecção(ões)
em pacientes, 218
com próteses, 218
com implantes, 218
com mamoplastia redutora, 218
mamárias, 283-294
Insumo(s)
consumíveis, 259
Intuição
clínica, 45
BI-RADS®, 45

L

Leitura
dupla, 56
na mamografia, 56
Lesão(ões)
mamográficas, 58
microcalcificações, 58
nódulos, 60
distorções, 65
de arquitetura, 65
assimetrias, 66
outras situações, 69
identificação de, 94
à ressonância magnética, 94
da ressonância magnética, 97
conceito da, 97
biópsias de, 109
ressonância magnética na, 109
localização de, 109
ressonância magnética na, 109
mamárias, 145
biopsiáveis, 145
principais tipos de, 145
papilíferas, 153
biópsia de, 153
crescimento das, 177
como avaliar o, 177
de baixo risco, 181
em pacientes de alto risco, 181
acompanhamento de, 181
Linfonodo(s)
avaliação de, 92, 199-207
ultra-sonografia na, 92
mamária, 92
imagenológica, 199-207
mamografia, 199

ultra-sonografia, 202
ressonância magnética, 205
biópsias, 207
biópsia de, 153
sentinela, 207
Lipotimia(s)
biópsia de, 154
Localização
de lesões, 109
ressonância magnética na, 109
radiológica, 280
coordenação da, 280
com a cirurgia, 280

M

Magnificação
microfocal, 55
na mamografia, 55
Mama
câncer de, 5-11, 56, 91, 92, 233-238, 269
epidemiologia do, 5-11
idade, 6
história, 7
de doença prévia, 7
familiar, 7
fatores, 8, 10
hormonais, 8
ambientais, 10
índices antropométricos, 10
hábitos de vida, 10
densidade mamográfica, 11
na mamografia, 56
rastreamento do, 91
ultra-sonográfico, 91
paciente tratada de, 93
acompanhamento da, 93
estimativa de risco, 233-238
introdução, 233
fatores de risco, 235
hereditariedade, 236
considerações genéticas, 235
abordagem da paciente, 235
custo do diagnóstico, 269
em programa de rastreamento, 269
tipo de, 41
descrição do, 41
no sistema BI-RADS®, 41
anatomia da, 73
ultra-sonográfica, 73
avaliação da, 93
com prótese, 93
com implante, 93
nódulo de, 113-115
abordagem a paciente com, 113-115
primeiro exame, 113
palpáveis, 115

término da avaliação, 115
axilar, 283-294
masculina, 283-294
carcinoma da, 283-294
Mamografia, 47-72
equipamentos, 47
convencional, 47
digital, 50
técnica mamográfica, 51
aspectos gerais, 51
compressão, 51, 55
mamária, 51
seletiva, 55
agendamento, 51
posicionamento, 51
identificadores, 53
anamnese, 53
dose administrada, 53
revelação, 54
gradeamento, 55
comparação, 55
com exames anteriores, 55
magnificação microfocal, 55
dupla leitura, 56
câncer de mama, 56
detecção do, 56
indicações da, 57
lesões mamográficas, 58
microcalcificações, 58
nódulos, 60
arquitetura, 65
distorções de, 65
assimetrias, 66
outras situações, 69
sistema BI-RADS®, 71
aplicação do, 71
casos difíceis à, 109
resolução de problemas em, 109
ressonância magnética na, 109
acompanhamento com, 179
em curto prazo, 179
unilateral, 179
acompanhamento com, 179
em curto prazo, 179
avaliação com, 199
dos linfonodos, 199
dor na, 275-78
Mamógrafo, 257
Mamoplastia
redutora, 209-222
pacientes com, 209-222
diagnóstico por imagem, 209
sensibilidade dos métodos, 209
biópsias em, 216
contraturas capsulares, 216
exames pré-operatórios, 217
infecções, 218
nódulos palpáveis, 219

Mamotomia(s)
em nódulos benignos, 272
Mastalgia
avaliação da, 94
ultra-sonografia na, 94
mamária, 94
Mastite(s)
evolução de, 93
formação de abscessos na, 93
pesquisa de, 93
Material(ais)
consumíveis, 259
Microcalcificação(ões)
mamárias, 58
ultra-sonografia de, 94
mamária, 94
biópsia de, 148
Mondor, 283-294
Monitor(es)
na imagenologia mamária, 19

N

Negatoscópio, 19
Nódulo(s)
mamários, 60
palpável, 83, 219, 282
suspeita de, 83
em pacientes, 219
com próteses, 219
com implantes, 219
com mamoplastia redutora, 219
avaliação de, 282
e solicitação do exame, 282
benignos, 85, 272
e malignos, 85
diferenciação entre, 85
cirurgia em, 272
mamotomias em, 272
biópsia de fragmento em, 272
de mama, 113-115
abordagem a paciente com, 113-115
primeiro exame, 113
palpáveis, 115
término da avaliação, 115
biópsia de, 146, 147
sólidos, 146
hipoecóicos, 147
tamanho do, 178
no acompanhamento, 178
em curto prazo, 178
análise dos, 182
ultra-sonografia na, 182
qualidade da, 182
hipoecóicos, 191

O

Opinião(ões)
  radiológicas, 282
    segundas, 282

P

Paciente(s)
  tratada, 93
    de câncer de mama, 93
      acompanhamento da, 93
    de alto risco, 107, 120, 181, 236
      ressonância magnética de, 107
      rastreamento de, 120
        por ressonância magnética mamária, 120
      lesões de baixo risco em, 181
        acompanhamento de, 181
      para câncer de mama, 236
        abordagem da, 236
    com nódulo de mama, 113-115
      abordagem a, 113-115
        primeiro exame, 113
        palpáveis, 115
        término da avaliação, 115
    sintomáticas, 117
      versus de rastreamento, 117
      e escopo do rastreamento, 117
    com mamas densas, 120
      rastreamento em, 120
        por ultra-sonografia, 120
    idade da, 178
      no acompanhamento, 178
        em curto prazo, 178
    biopsiada, 182
      acompanhamento da, 182
        semestral, 182
    com próteses, 209-222
      diagnóstico por imagem, 209
        sensibilidade dos métodos, 209
      ruptura das, 212
        pesquisa de, 212
      tipos de, 213
      biópsias, 216
      contraturas capsulares, 216
      exames pré-operatórios, 217
      infecções, 218
      nódulos palpáveis, 219
    com implantes, 209-222
      diagnóstico por imagem, 209
        sensibilidade dos métodos, 209
      ruptura do, 212
        risco de, 212
        pesquisa de, 212
      tipos de, 213
      biópsias, 216
      contraturas capsulares, 216
      exames pré-operatórios, 217
      infecções, 218
      nódulos palpáveis, 219
    com mamoplastia redutora, 209-222
      diagnóstico por imagem, 209
        sensibilidade dos métodos, 209

Paget
  doença de, 153, 283-294
    biópsia de, 153
Parâmetro(s)
  na imagenologia mamária, 15, 20
    técnicos, 15
      cadeia de eventos, 15
    epidemiológicos, 20
      exame, 20
        positivo, 20
        negativo, 20
      VP, 20
      VN, 22
      FN, 22
      FP, 22
      VPP, 22
      sensibilidade, 22
      especificidade, 22
      taxa de detecção do câncer, 22
Periodicidade
  do rastreamento, 120
Phantons, 20
Phyllodes, 283-294
População-Alvo
  do rastreamento, 120
Posicionamento
  na imagenologia mamária, 18
  na mamografia, 51
    mediolateral oblíqua, 51
    craniocaudal, 52
Prazo(s)
  de acompanhamento, 176
Procedimento(s)
  percutâneos, 86
    orientação de, 86
Prótese(s)
  mama com, 93
    avaliação da, 93
  paciente com, 209-222
    diagnóstico por imagem, 209
      sensibilidade dos métodos, 209
    ruptura das, 212
      pesquisa de, 212
    tipos de, 213
    biópsias, 216
    contraturas capsulares, 216
    exames pré-operatórios, 217
    infecções, 218
    nódulos palpáveis, 219
Punção
  de cistos mamários, 192, 193
    indicações para, 192
    aspectos técnicos da, 193

Índice Remissivo | 303

Q

Questão Emocional
  do diagnóstico por imagem, 239-245
    negação, 239
    agendamento de biópsias, 241
    dor na mamografia, 242
    idade, 242
    difusão de informações, 242
    angústia, 243
    primeiros dias, 244

R

Radiação
  dose administrada de, 53
    na mamografia, 53
Radiografia
  de fantomas, 20
Radiologista
  o que gostaria, 279-282
    que o clínico soubesse, 279-282
      introdução, 279
      exame anteriores, 279
      tipos de biópsias, 280
      acompanhamento semestral, 280
      coordenação da localização radiológica, 280
      entrevistas pré-procedimento, 281
      condutas, 281
        recomendadas, 281
        adotadas, 281
      segundas opiniões radiológicas, 282
Raio
  X, 15
    mamário, 15
Rastreamento, 117-122
  ultra-sonográfico, 93
    do câncer de mama, 93
  introdução, 117
  pacientes de, 117
    pacientes sintomáticas *versus*, 117
      escopo do, 117
  validação do, 119
  mamográfico, 119, 164
    eficácia do, 119
    questão dos custos no, 164
  em mamas densas, 120
    com ultra-sonografia, 120
  de pacientes de alto risco, 120
    ressonância magnética como forma de, 120
  periodicidade, 120
  população-alvo, 120
  programa de, 263, 264
    aspectos financeiros do, 263
    custos dos, 264
      componentes dos, 264

Recomendação(ões)
  adesão às, 182
  de acompanhamento, 182
    em curto prazo, 182
Recurso(s)
  humanos, 255
    em cidade pequena, 255
  materiais, 257
    de implantação, 257
      mamógrafo, 257
      ultra-sonografia, 258
      pistola de biópsia, 259
      insumos consumíveis, 259
      consumíveis, 259
Relatório(s)
  sistema de
    e de arquivamento de dados em
      imagenologia mamária, *ver BI-RADS*®
Ressonância
  magnética, 94, 97-112, 180, 205
    identificação à, 94
    de lesões, 94
    introdução, 97
    conceito da lesão, 97
    equipamentos, 99
    técnica, 100
    análise, 104
    sensibilidade da, 105
    especificidade da, 105
    principais indicações, 106
      avaliação pré-operatória, 107
      pacientes de alto risco, 107
      margens em cirurgia oncológica, 108
      carcinoma oculto, 109
      resoluções em casos difíceis, 109
    biópsias de lesões, 109
    localização de lesões, 109
    BI-RADS® na, 111
    para esclarecer lesões, 180
      BI-RADS®3, 180
      BI-RADS®3 da, 180
    avaliação com, 205
      dos linfonodos, 205
Revelação
  qualidade da, 18
  na mamografia, 54
Ruptura
  do implante, 212
    risco de, 212
    pesquisa de, 212
  das próteses, 212
    pesquisa de, 212

S

Sensibilidade
  na imagenologia mamária, 22

304 | Índice Remissivo

da ressonância magnética, 105
dos métodos, 209
de diagnóstico por imagem, 209
e próteses, 209
e implantes, 209
e mamoplastia redutora, 209
Sistema
chassi-écran, 18
BI-RADS®, 29-45, 71
introdução, 29
fundamentos, 30
problemas, 30
categorias do, 31
condutas correspondentes, 31
1, 31
2, 31
3, 33
4, 34
5, 38
6, 39
zero, 39
tipo de mama, 41
descrição do, 41
terminologia, 43
auditoria, 44
aperfeiçoamento do, 44
e intuição clínica, 45
aplicação do, 71
Sofrimento
por preocupação, 271
indução de, 271
na iatrogenia, 271
no diagnóstico mamário, 271

T

Trauma(s), 283-294
Treinamento
profissional, 265
custos do, 265
Tumor(es)
sugestivos de câncer, 154
extremamente, 154
biópsia de, 154

U

Ultra-Sonografia, 258
mamária, 24, 73-95
qualidade da, 24

introdução, 73
anatomia, 73
aspectos técnicos, 80
indicações, 82
suspeita de nódulo, 83
avaliação de achados, 84
diferenciação entre nódulos, 85
procedimentos percutâneos, 86
rastreamento do câncer, 91
aplicações, 82, 92
fundamentais da, 82
pontuais, 92
menos freqüentes, 92
casos difíceis à, 109
resolução de problemas em, 109
ressonância magnética na, 109
como ferramenta de rastreamento, 120
em mamas densas, 120
acompanhamento com, 179
em curto prazo, 179
qualidade da, 182
na análise dos nódulos, 182
avaliação com, 202
dos linfonodos, 202

V

Vácuo
biópsia auxiliada por, 129, 138
sinonímia, 129
vantagens, 129
desvantagens, 129
orientação imagenológica, 129
método de, 129
técnica, 138
descrição da, 138
Validação
do rastreamento, 119
Valor
preditivo-positivo, *ver VPP*
Vida
hábitos de, 10
câncer de mama e, 10
VN (Verdadeiro-Negativo)
na imagenologia mamária, 22
VP (Verdadeiro-Positivo)
na imagenologia mamária, 20
VPP (Valor Preditivo-Positivo)
na imagenologia mamária, 22